PHARMA-MAFIA

Ärzte und Patienten im Würgegriff der Arzneimittelindustrie

von

Dr. h.c. Peter Echevers H.

„Pharma-Mafia" Erstveröffentlichung 2014
Lektorat Christian Reitmaier, Rio de Janeiro
Verlag: independently published

E-Book: ISBN 978-1-291-90310-2
Paperback: ISBN 978-1-511-51184-1
Hardcover: ISBN 979-8-497-59375-4

PSE Publications Service Echevers Ltda.
Ladeira da Colina, 2 Geribá
28950-000 Armação dos Búzios, RJ

Widmung

Für die Zwillinge Michael und Andreas

Index

Einleitung

Etwa Mitte des Jahres 1997 lernte ich die Pharma-Referentin Iris Bojarski kennen. Sie lebte in einer luxuriösen Wohnung in Köln und war – wie ich – wieder einmal auf der Suche nach einem neuen Lebensabschnittsgefährten. Die Flamme der großen Liebe entfachte sich bei uns beiden leider nicht, aber es begann eine wundervolle Freundschaft. Eigentlich hatte ich damals überhaupt nichts mit Pharma-Konzernen, Medikamenten oder gar chirurgischen Instrumenten und künstlichen Organteilen zu tun. Das war ausschließlich das Spezialgebiet von Iris B.

Aber im Zuge meiner jahrelangen Recherchen erinnerte ich mich neulich an Iris, wie sie mir einmal beiläufig sagte:

„Ich stand heute wieder im OP neben einem Chirurgen und sah zu, wie eine unserer Herzklappen eingepasst wurde. Die Dinger kosten uns in der Herstellung vielleicht 5,00 Dollar. Aber wenn sie einmal im Patienten eingesetzt sind, wird den Kassen pro Klappe ein reiner Materialbetrag von 1.000, -- DM in Rechnung gestellt, zuzüglich des ganzen OP-Brimbamboriums."

„Toller Schnitt. So kann ich nicht kalkulieren. Im Handwerk sagen sie ‚Kippe-Reibach', aber als Architekt bin ich an eine Gebührenordnung gebunden".

„Armer schwarzer Kater", meinte sie nur darauf.

Die Zeit verging, wir verloren uns etwas aus den Augen, sie hatte endlich eine neue Flamme gefunden und auch ich war wieder in Sachen Frau auf eine orientiert. Ich erfuhr allerdings, dass es gegen sie zu einem Prozess wegen Arztbestechung gekommen sein soll. Wie der ausgegangen ist, weiß ich nicht mehr. Vielleicht ist sie mit einem guten Anwalt – gestellt vom Hauskonzern – mit einem blauen Auge davon gekommen oder alles ist im Sande verlaufen. Wovon eher auszugehen ist.

Heute, zwanzig Jahre später, fallen mir diese Einzelheiten wieder ein und sie reihen sich lückenlos in die Ergebnisse meiner Recherchen ein, in welchem Maße wir Gesunden, wir Kranken, wir Patienten von riesigen Aktiengesellschaften abhängig gemacht worden sind, die sogar die Ärzte unseres Vertrauens völlig korrumpiert haben.

Weder den großen Medikamenten- und Impfstoffherstellern noch den ärztlichen Verabreichern geht es noch um unser Wohl, um unsere Gesundheit oder gar um unsere völlige Wiederherstellung. Es dreht sich nur noch um Dividenden, Profit und die Maximierung der Quartalsabrechnungen. Wenn Sie nach Lesen dieses Buches immer noch meinen, ich würde übertreiben, schreiben Sie mir!

Man sagt mir ein wenig den Hang zur Dramatik nach. Gut, vielleicht – aber nur vielleicht – stimmt das ... ein wenig. Aber es kann auch sein, dass ein Schriftsteller diese Portion Dramatik braucht, um überhaupt mit Interesse an eine Arbeit zu gehen, mit der er nicht nur empörend aufdecken will, sondern vor allem und in erster Linie seine Leser mit Informationen und Wissen versorgen möchte, damit diese zu einer besseren Lebensqualität finden. Nur wer gewarnt ist, hat die Möglichkeit, sich anderweitig umzusehen, sich besonnener zu entscheiden.

Wie ist es denn heute? Sind wir alle nicht viel zu schnell bereit, eben in eine Schachtel zu greifen, uns eine der in allen Farben und Formen vorkommenden kleinen Pillen zu schlucken? Egal ob Kopfschmerzen, Halsweh, Prüfungsangst oder Schlaflosigkeit, immer stehen die kleinen Helfer griffbereit um uns herum.

Laut einer Studie des industriewissenschaftlichen Instituts der Wirtschaftsuniversität Wien wurden im Jahr 2005 allein in Deutschland insgesamt 29 000 Tonnen Arzneimittel verkauft. Dazu kommen noch 2.320 Tonnen Tierarzneimittel. Viele dieser Arzneimittel landen im Müll oder nach der Passage durch den Körper im Abwasser und in geringen Dosierungen auch in manchen Trinkwässern. Bis zum Jahr 2012 ist der Konsum um weitere 41 Prozent gestiegen. Wie es heute im Jahr 2014 aussieht, darüber gibt es noch keine zweifelsfreien Statistiken, aber zurück gegangen ist der Konsum garantiert nicht. Wir leben in Deutschland im Land der Pillenschlucker. 40.890 Tonnen fertig abgepackter Arzneimittel wurden 2012 konsumiert – oft bis zu acht verschiedenen Medikamenten gleichzeitig. Deren Zusammenwirken wurde von niemandem vorher geprüft.

Die Krankenkassen berichten aufgrund ihrer Abrechnungen, dass jeder Deutsche im Durchschnitt zu vier verschiedenen Ärzten geht. 80 bis 95 Prozent der Patienten verlassen die Arztpraxis mit einem Rezept. Dabei weiß kein Arzt vom anderen, was der Vorige gerade verschrieben hat. Es kann so zu einem Cocktail an

Arzneimittelwirkstoffen kommen, die alle auf den Beipackzetteln aufgeführten möglichen Nebenwirkungen durch weitaus gravierendere ersetzen. Dass das nicht zum Wohle des Patienten sein kann – also zu Ihrem Wohle – ist einleuchtend. Der ständig steigende Arzneimittelkonsum gereicht nur einem zum Wohle: der Pharma-Industrie.

Nahezu täglich erfahren wir in den Medien über neue Skandale aus der Pharma-Branche, mal sind es verseuchte Impfstoffe, mal neue Arzneien, die kaum mehr Wirkung zeigen als Placebos, mal werden in den AGs die Vorstände komplett ausgetauscht, weil sich die Machenschaften nicht länger vertuschen ließen.

Kapitel Nr. 1 – Die Pharma an der Börse

Die Pharma-Industrie macht keine Schlagzeilen mit bahnbrechenden Durchbrüchen in Sachen Krebsforschung oder funktionierenden Impfseren gegen AIDS.

Die großen Konzerne wie Novartis oder Glaxo-Smith-Kline – um nur zwei zu nennen – erscheinen hauptsächlich in den Mainstream-Schlagzeilen, wenn es um Übernahmen kleinerer Konzerne geht, wenn unerwartet hohe Gewinne erzielt und große Investitionen (in andere Aktienpakete) zu erwarten sind.

Seit den Zeiten der IG-Farben haben die großen Konzerne nie aufgehört, in einer nicht enden wollenden Spirale, mehr und mehr Gewinne einzufahren. Dabei ist von Abermilliarden Dollar- und Euro-Summen die Rede, wie sie sich selbst ein hartgesottener Bänker kaum noch vorstellen kann.

Aus kleinen pharmazeutischen Betrieben und Fabriken wurden Unternehmen, Aktiengesellschaften, denen es nur noch um eines ging: Gewinnmaximierung um jeden Preis. Aber es war nie genug, immer mehr Groß- und Kleinaktionäre wollten noch höhere Dividenden, es musste immer mehr Gewinn gemacht werden und das musste schließlich auf Kosten von irgendjemandem gehen - auf Kosten der Kranken, der Patienten, der Heilung suchenden, der Arztgläubigen

– auf Kosten aller Medikamenten-Konsumenten. Immer raffinierter wurden die Medikamente angepriesen und gleichzeitig die Selbstmedikation verpönt. Die Menschen liefen den Ärzten sprichwörtlich die Bude ein. Es entstand für die Krankenkassen eine wahre Kostenexplosion.

Was des einen Leid, ist des anderen Freud. Eine gewaltige Umschichtung fand statt. In einer dramatisch dynamischen Geschwindigkeit wanderte das Kapital der Krankenkassen auf die Konten der Pharma-Konzerne, deren Unternehmen sich dadurch immer brillanter am Aktienmarkt platzieren konnten.

Dass man mit Aktien Geld – sprich sehr viel Geld – schnell verdienen aber auch schnell verlieren kann – muss Ihnen keiner mehr erzählen. Wenn allerdings Pharma-Aktien in einer ständigen Aufwärtskurve am Kapitalmarkt mitspielen, kann es nur um bedeutende Gewinne gehen.

Die Geschäftsleitungen der Pharma befinden sich – abgehoben von jeder Realität - in einem Spielrausch. Unternehmensbeteiligungen, Tausch ganzer Aktienpakete, Leerverkäufe, Kurswetten – die ganze Palette der Einsatzmöglichkeiten wird von kompletten internen Abteilungen vierundzwanzig Stunden am Tag in wechselnden Schichtbesetzungen durchgespielt. Die Herstellung von Arzneimitteln für Heilung erwartende Patienten und notleidende Kranke ist de facto in den Hintergrund getreten.

Kapitel Nr. 2 - Fluor! Wie aus einem Gift ein Medikament wurde

„Im hinteren Abschnitt der linken Hirnhälfte gibt es einen kleinen Teil von Gehirngewebe, der für die Kraft eines Individuums, einer Dominierung zu widerstehen, verantwortlich ist. Wiederholte Dosen von verschwindend kleinen Mengen Fluorid werden nach einer gewissen Zeit allmählich die Kraft des Einzelnen, einer Dominierung zu widerstehen, verringern, und zwar durch die langsame Vergiftung und Narkotisierung dieses Bereiches des Gehirngewebes, und ihn unterwürfig machen gegenüber dem Willen derer, die ihn beherrschen wollen ..."

„Mir wurde dieser gesamte Plan von einem deutschen Chemiker mitgeteilt, der ein Mitarbeiter der großen chemischen Industriegesellschaft Farben (I.G.Farben) und damals in der Nazibewegung auch von Bedeutung war. Ich sage dies mit all der Ernsthaftigkeit und Aufrichtigkeit des Wissenschaftlers, der fast 20 Jahre lang mit der Erforschung auf den Gebieten Chemie, Biochemie, Physiologie und Pathologie von Fluoriden zugebracht hat – jeder, der künstlich fluoriertes Wasser für ein Jahr und länger zu sich nimmt, wird niemals mehr der gleiche sein, nicht geistig, nicht körperlich."

Hannes Holey, deutscher Sachbuchautor auf den Gebieten der Spiritualität und Esoterik. „Bis zum Jahr 2012, der Aufstieg der Menschheit"

Seit den vierziger Jahren unseres Jahrhunderts gilt Fluor als das Allheilmittel zur Kariesprophylaxe. Dabei wird leicht übersehen, dass Fluor ein gefährliches Gift ist, dessen Toxizität oberhalb der von Blei liegt und mit dem im Chemielabor nur unter ausgedehnten Sicherheitsvorkehrungen umgegangen werden darf. Der gleiche Stoff, der unserer Zahnpasta beigefügt wird - Natriumfluorid - ist zugleich auch ein sehr wirksames Insektizid bzw. Rattengift!

Es muss betont werden, dass der medizinische Nachweis für die Wirksamkeit von Fluor als Kariesprophylaxe bis heute nicht einwandfrei erbracht werden konnte.

Z. B. haben Doppelblindstudien bislang niemals einen statistisch signifikanten Vorteil von Fluorgaben erbringen können. Mehrere Feldstudien in den USA, in Kanada und Neuseeland haben ergeben, dass in Gegenden ohne Fluorisierung des Trinkwassers sogar weniger Karies auftrat.

Sicher ist Fluor als Spurenelement auch im menschlichen Körper enthalten (ca. 2-3 Gramm), doch das vom Körper benötigte Fluor ist in normaler Nahrung ausreichend enthalten, sodass praktisch nie ein Ergänzungsbedarf besteht.

Keinesfalls berechtigt ist jedenfalls die wissenschaftliche Beweislage zu einer Zwangsmedikation mit Fluor, wie es durch die Trinkwasser-Fluorisierung in weiten Teilen der USA, Kanadas und Großbritanniens der Fall ist. Dort sind CFIDS-Erkrankungen auch weltweit am häufigsten. In Deutschland sind Fluorzusätze zum Trinkwasser, wie in den meisten anderen europäischen Staaten auch, zum Glück verboten, doch schleicht sich auch in unser Leben eine Zwangsfluorisierung der Bevölkerung ein - durch Beigabe zu

Zahnpasta und zu Lebensmitteln, speziell zu Kochsalz, ja selbst Trinkwasser.

Fluorfreie Zahnpasta ist heutzutage nur noch schwer zu erhalten, aber immerhin wird diese ja auch beim Putzen der Zähne nicht oder nur in geringem Maße vom Körper aufgenommen. Bei Kochsalz sollte man darauf achten, dass Fluor nicht eine wichtige "Nahrungsergänzung" ist, sondern ein gefährliches Gift und damit nicht in den freien Lebensmittelhandel gehört. Man sollte also keinesfalls fluorisiertes Salz kaufen. Allerdings appellieren die deutschen Gesundheitsämter seit langem an
Lebensmittelhersteller, speziell Bäcker, zwecks "Hebung der Volksgesundheit" ihre Produkte möglichst unter Verwendung von fluorisiertem Salz herzustellen. Hier ist die Selbstbestimmung des Bürgers komplett ausgehebelt, zumal auf Verpackungen keine Kennzeichnungspflicht besteht.

Neben der vollständigen Ausschaltung des freien Willens des mündigen Bürgers - ein in der Medizingeschichte wohl einmaliger Vorgang - ist auch die Medikation selbst problematisch, da auf diese Weise eine kontrollierte Dosierung praktisch unmöglich ist. Untersuchungen in den USA haben ergeben, dass die meisten Menschen täglich Fluormengen oberhalb der Toxizitätsgrenze zu sich nehmen.

Die Folgen sind verheerend. Fluor ist stark krebserzeugend, es löst Osteoporose aus oder verstärkt diese zumindest und ist damit für einen Anstieg der Knochenbrüche verantwortlich.

Noch alarmierender ist jedoch die Wirkung auf die menschliche Psyche. Fluor schaltet langsam, aber sukzessive den freien Willen des

Menschen aus. Dies ist keineswegs Ausgeburt einer "Verschwörungstheorie", sondern einwandfrei beweisbar durch die Tatsache, dass weltweit etwa 60 Psychopharmaka Fluor als wichtigsten Bestandteil enthalten:

Der von der Firma Roche vertriebene Tranquilizer Rohypnol enthält als Wirkstoff eine Abwandlung des bekannten Beruhigungsmittels Diazepam ("Valium") - Flunitrazepam. Durch die Fluorisierung des Wirkstoffs wird die Wirkung laut Auskunft des Herstellers verzehnfacht. Neben der beruhigenden, aktivitätshemmenden Wirkung kommt es noch zu Nebenwirkungen, wie erniedrigtem Blutdruck, Gedächtnisstörungen, Benommenheit, Sehstörungen, Verwirrung, gastrointestinalen Störungen und Oligurie, also alles klassische CFIDS-Symptome.

Wesentlich beunruhigender ist es, dass Fluor auch ein wichtiger Bestandteil von Neuroleptika ist, die in der Psychiatrie zur Behandlung von Psychosen eingesetzt werden, mit teilweise katastrophalen Nebenwirkungen. Ein Beispiel ist Stelazine, das in den USA von der Firma GlaxoSmithKline hergestellt und vertrieben wird. Sein Wirkstoff ist Trifluorperazin-HCl, und es wird hauptsächlich bei Patienten mit Psychosen und starken Angststörungen eingesetzt, wo es wiederum stark bewusstseinsdämpfend wirkt. Die Nebenwirkungen sind verschiedene Formen der Dyskinesie bis hin zu ParkinsonSymptomen, dauerhaft veränderte Bewusstseinszustände, Muskelstarre, Herzrhythmus- und Pulsstörungen, Tachykardie etc., also wiederum typische CFIDS-Symptome.

Warum verfügen Regierungen in aller Welt, der Bevölkerung zwangsweise eine Substanz zu verabreichen, die nachweisbar Krebs erzeugt, Knochenbrüche fördert und das Bewusstsein und die menschliche Willenskraft schwächt? In Diktaturen könnte man an den Versuch einer kollektiven Manipulation denken (und solche Versuche soll es in der Sowjetunion und in Nazideutschland auch gegeben haben).

Fluor ist in großen Mengen ein Abfallprodukt bei der Aluminiumherstellung, und als gefährliches Gift müsste es durch teure Sonderbehandlung umweltgerecht entsorgt werden. Durch den ständigen Bedarf der Kosmetik- und Lebensmittelindustrie an Fluor wird die Großindustrie dieses gefährliche Zeug auf elegante Weise los und verdient sogar noch daran.

Fluor ist etwa 2-mal so giftig wie Arsen. Schon seit 1854 ist bekannt, dass Fluor die Schilddrüse schädigen kann und zu Kropfbildung führt. 1926 gelangte GOLDENBERG (Argentinien) durch die Untersuchung sogenannter Jodmangelgebiete zu dem Schluss, der endemische (eingewurzelte, einheimische) Kropf entstünde nicht durch Jodmangel, sondern durch die Belastung von Wasser, Nahrung und Luft mit Fluor.

Seit 1918 wird Fluor übrigens auch mit Zahnverfall in Verbindung gebracht. Studien in Städten in den USA, Finnland, Holland, Deutschland, Kanada und in der Schweiz belegen, dass, nachdem die Fluor-Prophylaxe (Wasser und Tabletten) eingestellt wurde, auch die Kariesschäden zurückgingen.

Neben der Schilddrüse werden Herz, Knochen, Zähne und ungeborene Kinder geschädigt, und zwar schon bei Aufnahme von Mengen weit unterhalb der toxischen Grenze.

Fluor wurde zuerst als Rattengift und Insektenvertilgungsmittel eingesetzt. Später, nach Erfindung des Fluormangels und der Definition von Fluor als notwendigem Nährstoff, durch Ärzte, die von der Pharmaindustrie gesponsort wurden, erschien Fluorid. Dieser Stoff sorgte in der Aluminium- Stahl- und
Düngemittelindustrie für gewinnbringenden Absatz
der Fluorabfälle.

Die meisten Menschen verwenden wie selbstverständlich fluorisierte Zahncremes. Das Fluor härtet den Zahnschmelz und kann damit Karies vorbeugen. Jedoch werden nicht nur die Zähne, sondern auch Knochen und Gewebestrukturen gehärtet. Dies führt vor allem bei älteren Menschen zu brüchigen Knochen mit der Folge, dass sich auch leichte Stürze mitunter fatal auswirken. Ältere Menschen sollten also keine fluorisierten Zahncremes verwenden. Sind Sie schon einmal darauf hingewiesen worden?

Fluorid fördert die Einlagerung von Mineralstoffen in die Knochen- und Zahnmatrix, die Zahnkaries ist allerdings keine Fluoridmangelerkrankung, sondern meist Folge schlechter Mundhygiene und einer für die Zähne schädlichen Ernährung.

Schädliche Lebensgewohnheiten, die zu Karies führen, werden durch eine Trinkwasser-Fluorisierung (TWF) nicht beseitigt, sondern eher begünstigt. Die angebliche optimale
Fluoridkonzentration von 1 mg/l kommt der Dosis sehr nahe, bei der auf Dauer schädliche Wirkungen beim Menschen nicht auszuschließen sind. Der Grenzwert für Fluorid in der TrinkwasserVO beträgt

1,5 mg/l. (...) Weniger als 1% des im Trinkwasser enthaltenen Fluorids ist prophylaktisch wirksam. Mehr als 99% werden unmittelbar mit dem Abwasser in die Umwelt entlassen. Eine solche zusätzliche Emission von Fluoriden in die Gewässer ist aus ökologischen Gründen abzulehnen.

Elementares Fluor ist für den Menschen ein starkes Gift, das ausschließlich schädliche Wirkung hat.

Auch die therapeutische Breite von Fluoriden ist gering: Die letale Dosis für Erwachsene liegt bei 32-64 mg Fluorid/kg. Bei Kindern wird die toxische Dosis auf 5 mg Fluorid/kg geschätzt. Klinische Zeichen einer akuten Intoxikation sind u.a. Übelkeit, Erbrechen, Kopfschmerzen, Schwäche, Muskelkrämpfe, Herzinsuffizienz und Koma. Fluorid ist ein kumulatives Toxin: Bei Erwachsenen kann es bei einer lang dauernden, übermäßigen Fluoridzufuhr von mehr als 8 mg/Tag zu einer chronischen Fluorvergiftung (Fluorose) kommen. Bei Kindern besteht die Gefahr der Fluorose bereits ab 2 mg Fluor/Tag. Durch eine übermäßige Fluorzufuhr kann es zu einer Dentalfluorose (Zahnschmelzveränderung) in Form von kreideweißen, gelblichen oder braunen Flecken und zu einer Sklerosierung (Verhärtung) der Knochen sowie Verkalkung von Muskel- und Sehnenansätzen kommen, die zu einer Einschränkung der Beweglichkeit führen. Bei Nierenerkrankungen wird aufgrund der eingeschränkten Nierenfunktion die Entwicklung einer Fluorose beschleunigt.

Während in Deutschland die Dentalfluorose als erstes Zeichen einer Intoxikation kritisch betrachtet wird, gilt sie in den USA, wo die TWF gängige Praxis ist, als kosmetisches Problem, das bei bis zu 13% der Bevölkerung, v.a. bei Kindern auftritt.

Kapitel Nr. 3 – Schweinegrippe

Pressemitteilung

„Schweinegrippe"- Impfstoff ist für Patienten mit chronischen Multisystemerkrankungen ungeeignet. Pandemrix® stellt wegen fehlender Sicherheitsnachweise ein erhebliches Gesundheitsrisiko bei Massenimpfungen dar. Wegen der Haftungsfreistellung des Herstellers durch die Bundesregierung liegt das Risiko von Nebenwirkungen und/oder bleibenden Schäden durch den Impfstoff letztlich beim Patienten.

Der deutsche Berufsverband der Umweltmediziner DBU hat trotz der in den Medien vonseiten der Regierung, des Paul-EhrlichInstituts wie des Herstellers, geäußerten UnbedenklichkeitsBeteuerungen, ernsthafte Bedenken gegen den von der Bundesregierung als einzigen für die breite Massenimpfung gegen die „neue Grippe" zur Verfügung gestellten Pandemie-Impfstoffes „Pandemrix®" der Fa. Glaxo-Smith-Kline (GSK).

Der DBU diskutiert an dieser Stelle weder den medizinischen

Nutzen von Impfmaßnahmen im Allgemeinen noch die Notwendigkeit solcher Maßnahmen im bisher eher milden Verlauf der "Schweinegrippe-Pandemie".

Unsere Kritik richtet sich allein gegen die Pandemie Vaccine Pandemrix®.

Es bestehen erhebliche Zweifel an der Wirksamkeit des Impfstoffes: In der Zulassungsphase wurde ein Impfstoff mit einem um 40% höheren Anteil an Virusantigen (5,25 µg) als die jetzt ausgelieferte Vaccine (3,75 µg) getestet. Es besteht noch kein eindeutiger Konsens, ob die Impfung einmalig oder zweimalig pro Saison erfolgen soll!!!

Es bestehen erhebliche Zweifel an der Unbedenklichkeit des adjuvantierten Wirkverstärkers, da dieser erstmals verwendet wird. Der Impfstoff enthält 27,4 mg AS03, eine Emulsion aus Polysorbat, Squalen (sehr problematisch!) und Tocopherol. Ausreichende Studien dazu fehlen, da in der Erprobungsphase als Surrogatkriterium lediglich der Aufbau von Antikörpertitern bestimmt wurde und nicht etwaige Nebenwirkungen.

Hersteller wie amtliche Stellen verschweigen, dass Squalen im Gegensatz zur oralen Aufnahme (Squalen ist u.a. als Naturstoff z. B. in Olivenöl enthalten) bei subkutaner oder intramuskulärer Anwendung ein proinflammatorisches immunaktivierendes Immunogen ist.

Autoimmunkrankheiten können damit provoziert, bereits bestehende aktiviert werden. Squalen wird mit der Entstehung eines Guillan-Barré-Syndroms (GBS) in Zusammenhang gebracht und gilt heute als der Auslöser des Golf-Krieg-Syndroms (GWS). In Tierversuchen hat Squalen das Krankheitsbild einer rheumatoiden Arthritis ausgelöst.

Squalen aus Nahrungsquellen wird im Organismus v.a. in Membranen eingebaut. Eine impfbedingte Bildung von Squalenantikörpern löst an den Membranen chronische Entzündungen aus, die Erkrankungen wie GWS, aber auch degenerative Nervenerkrankungen wie MS, ALS, CIDP und GBS erklären.

Die Auslieferung des Impfstoffes in Mehrfachdosenampullen ist obsolet. In Einzeldosenampullen wären Konservierungsstoffe wie das in Pandemrix® enthaltene Thiomersal überflüssig. Auch Quecksilber löst erwiesenermaßen Autoimmunkrankheiten aus.

Da der Impfstoff weder an Kleinkindern noch an Schwangeren erprobt wurde (Einspruch der Ethikkommission), stellt die Forderung, gerade diese besonders gefährdete
Bevölkerungsgruppe in der ersten Impfphase bevorzugt zu impfen, einen unzulässigen Feldversuch dar.

Für Umweltpatienten und Immunsupprimierte (z. B. AIDS) stellt der Impfstoff ein höheres Risiko als die Schweinegrippe selbst dar.

Der Hersteller GlaxoSmithKline (GSK) ist laut Vertrag mit der BRD weitgehend von der Haftung freigestellt. Im Falle eines Impfschadens wird der betroffene Impfling statt gegen GSK gegen die Regierung und somit gegen den deutschen Staat klagen müssen, ein im Regelfall aussichtsloses Unterfangen.

Um nicht selbst in die Haftungsfalle zu geraten, muss der die Impfung durchführende Arzt den Patienten über alle Risiken der Impfung und des Impfstoffes sorgfältig aufklären. Es empfiehlt sich, diese Aufklärung im Beisein einer Helferin durchzuführen und mit einer Unterschrift vom Impfling bestätigen zu lassen. Die Aufklärung sollte auch die haftungsrechtlichen Besonderheiten umfassen. Auch der Hinweis darauf, dass andere, risikoärmere Impfstoffe in Europa existieren, diese aber wegen einer Fehlentscheidung der Bundesregierung für die deutsche Bevölkerung zurzeit nicht zur Verfügung stehen, sollte in diesem Aufklärungsgespräch nicht fehlen.

Wegen der vorgenannten Gründe gibt der Vorstand des deutschen Berufsverbandes der Umweltmediziner folgende Empfehlung heraus: „Aus allgemein- und umweltmedizinischen Überlegungen heraus rät der DBU dringend von der Durchführung einer Impfung mit Pandemrix® ab!"

Gez. Dr.med. Hans-Peter Donate (Deutscher Berufsverband der Umweltmediziner, DBU) DE-12247 Berlin, Siemensstraße 26a; Tel./ Fax: 030 7715484 E-Mail: dbu(at)dbu-online.de Internet: www.dbu-online.de

Kapitel Nr. 4 – Die sieben Sünden in der Medizin

Der Chirurg Michael Imhof bringt es in seinem Artikel „Die sieben Todsünden der modernen Medizin" auf den Punkt. Er als Insider hat keinen leichten Stand seit dem Erscheinen des Interviews. „Nestbeschmutzer" ist noch eines der netteren Prädikate, die ihm nun nachgerufen werden. Lesen Sie mit freundlicher Genehmigung von Focus-Online den im März 2014 erschienenen Artikel im Wortlaut:

„Das Patientenwohl steht nicht mehr im Fokus, die Gesundheit verkommt zum Geschäftsmodell. In der modernen Medizin läuft einiges schief, findet der Chirurg Michael Imhof. Doch es gibt noch eine schlimmere Mediziner-Sünde: Geldgier

Die Todsünden Trägheit, Völlerei und Wollust sind nicht mehr zeitgemäß. Selbst Hochmut, Neid und Zorn haben mittlerweile ausgedient. Was bleibt, ist die Habgier – auch im Gesundheitswesen.

Die Vorwürfe lauten: Der Profit steht vor dem Wohl des Patienten. Ärzte und Pharmafirmen erfinden neue Krankheiten, um selbst an Gesunden noch Geld zu verdienen. In korrupten Verträgen schmieden sie ein Netzwerk, in dem sie sich gegenseitig Patientenströme zuschieben und betreiben Handel mit der Gesundheit".

Habgier im Gesundheitssystem – eine Todsünde, findet zumindest Michael Imhof, Chirurg an der Uniklinik Würzburg. In seinem Buch „Eidesbruch – Ärzte, Geschäftemacher und die verlorene Würde des Patienten“ definiert er die sieben Todsünden neu und geht mit der modernen Medizin ins Gericht.

FOCUS Online zeigt, welche Sünden Patienten dem Gesundheitswesen vorwerfen sollten.

Sünde 1: Die Kommerzialisierung von Krankheit und Leiden

Die Wirtschaftlichkeit rückt im Gesundheitswesen immer mehr in den Vordergrund, Krankheit und Leiden treten in den Hintergrund, kritisiert Michael Imhof in seinem Buch. Zwar gaukelten Werbebotschaften wie „Wir helfen Ihnen gerne“ dem Patienten Vertrauen und fachliche Qualität der Behandlung vor. In Wirklichkeit könnten Patienten aus verschiedenen Angeboten aber nicht das für sie beste auswählen.

Ein grundlegendes Umdenken in Krankenhäusern brachte im Jahr 2004 die Einführung der Fallpauschalen (DRG-Katalog). Anstelle von Tagessätzen verdienen Krankenhäuser seitdem überwiegend mit einzelnen Diagnosen. Seitdem haben sich die Verweildauern in Kliniken jährlich um durchschnittliche 2,2 Prozent auf mittlerweile 6,82 Tage im Jahr 2010 verkürzt. Patienten, die noch nicht vollständig genesen sind, werden frühzeitig nach Hause geschickt.

Hüftoperationen sind rentabel. Auf der anderen Seite lässt sich ein Trend zu Behandlungen mit höheren Sachkosten feststellen. Hüft- und Bandscheibenoperationen oder Eingriffe am Kniegelenk haben in den letzten Jahren stark zugenommen. Den Grund sieht Imhof nicht nur in der älter werdenden Gesellschaft, sondern auch in den Fallpauschalen: Knapp 7000 Euro beträgt die Pauschale gemäß DRG-Katalog, die ein Krankenhaus für Hüftoperationen abrechnen kann. Für Bandscheibenoperationen bekommen Ärzte im Schnitt rund 6600 Euro. 200 000 künstliche Hüftgelenke setzen Chirurgen in Deutschland jährlich ein. In allen anderen europäischen Ländern sind es insgesamt gerade einmal rund 300 000 künstliche Hüftgelenke im Jahr.

Für „teure" Patienten müssen Ärzte dagegen immer häufiger kämpfen, damit sie die entsprechende Behandlung erhalten. „Es wird eben nur noch das getan, was sich rechnet", ärgert sich Imhof. „Es ist ein unwürdiges und makabres Spiel, dass Ärzte und Geschäftsführer mittlerweile darum feilschen, wie viele ‚unrentable Patienten' noch stationär aufgenommen werden dürfen."

Sünde 2: Die Geldgier der Pharmaunternehmen

Pharmaunternehmen geben für ihr Marketing etwa doppelt so viel aus wie für die Forschung. Diese hohen Marketingkosten müssen sie an anderer Stelle wieder reinholen, schreibt Imhof in seinem Buch "Eidesbruch". Das sei ein Grund, weshalb Medikamente in Deutschland deutlich teurer als in vielen anderen Ländern seien.

Zum Beispiel für den Wirkstoff Acetylsalicylsäure. Das Institut für Medizinische Statistik (IMS) hat errechnet, dass der jährliche Pro-Kopf-Verbrauch an Schmerzmitteln in Deutschland bei 50 Tabletten liegt. In Frankreich und Skandinavien ist der Verbrauch mit etwa 150 Einzeldosen pro Kopf im Jahr fast dreimal so hoch.

Kein Wunder, denn während in England eine Aspirin-Tablette etwa zwei Cent kostet, müssen Deutsche pro Tablette 20 Cent auf den Tisch legen. Noch krasser fallen die Preisunterschiede bei Rheuma- oder Krebspräparaten aus, berichtet Imhof. 30 Tabletten des Krebspräparats Glivec kosteten demnach in Deutschland etwa 3500 Euro, in Schweden nur 2400 Euro. Der Preisunterschied für das Rheumamittel Humira beträgt zwischen Deutschland und Schweden sogar 67 Prozent. Imhof kritisiert: „Bis heute diktieren die Hersteller für patentgeschützte Präparate den Krankenkassen die Preise."

Auch Apotheken können sich von dem Preispush nicht freimachen. Ein Fall dreister Abzocke sorgte vor wenigen Jahren für Furore: Apotheken hatten sich über Pharmagroßhändler im Ausland die Bestandteile für verschiedene Krebsmedikamente zu Tiefstpreisen verschafft und die selbst hergestellten Medikamente in Deutschland zu den üblichen Sätzen abgerechnet.

Peter Sawicki, ehemaliger Leiter des Instituts für Qualität und Wirtschaftlichkeit im Gesundheitswesen (IQWiG) rechnete im Jahr 2009 vor: „Wenn man davon ausgeht, dass wir dreißig Prozent höhere Preise haben im Vergleich zum Europäischen Ausland, dann könnten bei Preisanpassung etwa fünf Milliarden pro Jahr eingespart werden." Bislang hat es die Pharmaindustrie jedoch immer geschafft, allen Reformbemühungen gegen überteuerte Arzneimittel entgegenzuwirken, Sawicki wurde ebenfalls Opfer. Im Januar 2010 entließ ihn das IQWIG als Leiter - auf Forderung diverser Regierungspolitiker. Sawicki hatte zuvor zahlreiche Arzneimittel negativ bewertet und damit Pharmakonzerne um Millioneneinnahmen gebracht.

Sünde 3: Die Habsucht der Ärzte

In immer mehr Praxen igelt es. Das beginne oft schon im Wartezimmer, wo die Augen auf werbewirksame Ankündigungen an den Wänden fallen, in denen für dieses und jenes ein ganz spezieller Zusatzservice angeboten wird – alles im Dienste der Gesundheit, versteht sich. Angesichts eines wachsenden Budgetdrucks und sinkender Honorare in Arztpraxen mussten neue Einkommensfelder her: die Individuellen Gesundheitsleistungen, kurz IGeL.

Diese Zusatzleistungen müssen die Patienten aus eigener Tasche zahlen. Inzwischen, schreibt Imhof, habe sich ein grauer Markt der IGeL-Leistungen etabliert, der prächtig floriere. Von Vorsorgeuntersuchungen wie der Augeninnendruckmessung, reise- und sportmedizinischen Untersuchungen, Stressbewältigungstherapien bis hin zu Raucherentwöhnungen - solange es dem Patienten nicht schadet, können Ärzte die IGeL-Leistungen beliebig häufig anbieten. Was nicht schadet, kann nicht schlecht sein!

Am Nutzen der häufigsten Angebote zweifelt der Medizinische Dienst der Krankenkassen (MDS): 26 der individuellen Gesundheitsleistungen hat der MDS im Rahmen des „IGeL-Monitors" bewertet. Zwölfmal lautete das Ergebnis: Nutzen nicht erwiesen, Schäden möglich. In elf Fällen gebe es zu wenig Studien, um klare Aussagen zu treffen - oder Nutzen und Schaden halten sich die

Waage. Nur dreimal geben die Prüfer ein eher positives Fazit: für die Akupunktur gegen Migräne, die Laserbehandlung von Krampfadern und die Lichttherapie bei saisonaler Depression.

Für Ärzte sind die Zusatzleistungen eine willkommene Möglichkeit, den Praxisumsatz aufzupolieren: Bei durchschnittlichen Kosten von 70 Euro je Leistung umfasst der IGeL-Markt rund 1,3 Milliarden Euro im Jahr 2012, schätzt das Wissenschaftliche Institut der AOK (WIdO). In einzelnen Arztpraxen liegt der IGeL-Anteil am Gesamtgeschäft mittlerweile bei zehn bis 20 Prozent.

Sünde 4: Korruption im Gesundheitswesen

Je mehr operiert wird, desto besser ist das für die Krankenhausbilanz. Je mehr Patienten Spezialbetreuung benötigen, desto besser für die niedergelassenen Fachärzte. Und je mehr Menschen ihr Lispeln in den Griff kriegen oder ihr Hörvermögen aufpolieren wollen, desto besser für die nichtmedizinischen-Leistungserbringer.

Diese drei Gruppen profitieren vom Gesundheitssystem. Für sie geht es deshalb darum, „die richtigen Patienten zu behandeln und zu operieren", schreibt Imhof. An Älteren oder Multimorbiden, die die Krankenhausbetten dem Geschäftsmodell nach viel zu lange belegen, lässt sich nicht so gut verdienen. Um die Patientenströme in die richtige Richtung zu lenken, bestehen zwischen Krankenhäusern und niedergelassenen Fachärzten deshalb oftmals Kooperationsverträge.

Das Wohl des Patienten ist zweitrangig! Die Verzahnung von ambulanter und stationärer Therapie war ursprünglich vom Gesetzgeber gewollt, weil sie Kosten einspart und den Wettbewerb fördert. „Was könnte da unter den Bedingungen des Marktes näherliegen, als Kooperationsverträge abzuschließen, von denen beide Partner profitieren?", fragt Imhof. Solche Verträge führten aber mitunter dazu, dass ein Patient nicht zu dem weiterbehandelnden Facharzt überwiesen wird, der ihm die beste Therapie ermöglicht. Sondern an den Facharzt, der mit dem Krankenhaus einen Vertrag geschlossen hat oder an den Hörgeräteakustiker, von dem das Krankenhaus eine Prämie kassiert. Das Wohl des Patienten ist an dieser Stelle zweitrangig.

Eine Studie der Universität Halle-Wittenberg zeigt, dass jede vierte Klinik (24 Prozent) solche „Fangprämien für Patienten" zahlt. Zwei Drittel der nicht-ärztlichen-Leistungserbringer wie Optiker oder Logopäden antworteten in der Befragung sogar, dass sie niedergelassenen Ärzten gelegentlich oder häufig wirtschaftliche Vorteile für Zuweisungen gewähren. Der Präsident der Bundesärztekammer, Frank Ulrich Montgomery, stufte die Ergebnisse dieser Studie auf dem 115. Ärztetag 2012 als unseriös ein. SPD-Politiker Karl Lauterbach bezeichnete diese Methode dagegen als „Mafia-Verhältnisse".

Sünde 5: Die ethischen Probleme

Jedes Jahr werden Tausende medizinische Studien veröffentlicht. Im Vergleich zu der imposanten Menge hält sich der Nutzen für Patienten aber in Grenzen, bemängeln Kritiker. Mehr als 7000 Schlaganfall-Patienten hätten zum Beispiel nicht an einer Studie zu einem

Wirkstoff teilnehmen müssen, weil Tierversuche schon vorher zeigen konnten, dass die Substanz keinen Schutz bietet.

Imhof ist sicher, dass es nicht nur viele unnötige, sondern auch viele gefälschte Studienergebnisse gibt. Unabhängige Studien zur Wirksamkeit von Medikamenten gebe es dagegen viel zu selten, denn „die Auftraggeber der Studien sind in vielen Fällen die Hersteller selbst, und diese haben natürlich ein großes Interesse daran, ihre Produkte auf dem Markt zu platzieren". Fast jede dritte Studie zum Thema Krebs gibt die Pharmaindustrie in Auftrag, berichtet der Chirurg weiter. In diesem Zuge bestimme sie auch das
Design klinischer Studien und welche Resultate in den Fachzeitschriften publiziert werden.

Der Unsinn von Scheininnovationen. Eine Studie der Arzneimittelkommission der deutschen Ärzteschaft, die die
Finanzierung von Arzneimittelstudien durch pharmazeutische Unternehmen und deren Folgen untersuchte, ergab:
Pharmafinanzierte Studien haben weitaus häufiger Resultate, die für das pharmazeutische Unternehmen günstig sind, als aus anderen Quellen finanzierte Studien. Die Studienautoren konnten allerdings nicht nachweisen, dass in von Pharmafirmen finanzierten Untersuchungen die Studienqualität leide.

Die Produktion von sogenannten Me-too-Präparaten ist meist ebenfalls nicht im Sinne der Patienten. Diese Nachahmerprodukte unterscheiden sich in ihrer Molekülstruktur marginal von bereits auf dem Markt vorhandenen Produkten und können deshalb als neues Produkt ausgewiesen werden. In ihrer Wirkung bringen diese Präparate jedoch keine besseren Effekte.

Krankenkassen und Politik kritisieren ebenso wie der Arzneiverordnungs-Report diese Mittel als Scheininnovationen. Sie brächten keinen oder nur einen unbedeutenden Zusatznutzen und würden nur auf den Markt kommen, um die gesetzlichen Regelungen zur Preissenkung von Arzneimitteln zu umgehen.

Sünde 6: Das Fehlende Mitleid der Ärzte

Gegen die Angst vor dem Tod helfen oft nur die Fürsorge und das Gespräch. Viele Krebspatienten sterben aber ohne diese Hilfen. Schon allein deshalb, weil es an ausreichendem Betreuungs- und Pflegepersonal in Krankenhäusern mangelt.

Stattdessen greifen Mediziner häufig zu Radikaltherapien, um die Lebenszeit der Krebspatienten noch etwas zu verlängern, meint Imhof. „Regelrecht pervers" sei das, wenn in den letzten Tagen des Lebens „aggressive Therapien aufgefahren werden". Nicht alles, was machbar sei, sei auch medizinisch sinnvoll. Wenn das Krebswachstum unter der Therapie mit einem modernen Antikrebsmittel um mehrere Monate verzögert wird, dann heiße das noch lange nicht, dass diese Patienten tatsächlich länger überleben.

Mediziner lernen sogar, sich bei der Behandlung nicht dazu hinreißen zu lassen, mit den Kranken zu leiden, weil sie sonst manche notwendigen Maßnahmen nicht durchführen könnten. Dazu trainieren sie die kritischen Gehirnregionen während der Arbeit an – oder auszuschalten.

Mitleid für Patienten ist physisch kontrollierbar. Jean Decety von der Universität Chicago hat zusammen mit Kollegen der Yang-MingUniversität in Taipeh untersucht, wie Mediziner mit dem Leid und den Schmerzen ihrer Patienten umgehen. „Während der Ausbildung und mit zunehmender Berufserfahrung lernen Ärzte, sich von ihren Patienten zu distanzieren", schreibt der Psychiater in seiner Veröffentlichung. Jean Decety hält die kognitive Kontrolle des Schmerzzentrums, wie sie bei den Medizinern vorhanden ist, für einen hilfreichen, wenn nicht sogar notwendigen Mechanismus. Ansonsten würden sie ständig psychischen Stress erfahren, der mit ihren professionellen Fähigkeiten kollidiere, erklärt der Psychologie-Professor.

Dennoch: Nicht bis zum Schluss alle Therapien gewinnbringend auszureizen, sei eine Herausforderung für die zunehmend ökonomisch getriebene Medizin des 21. Jahrhunderts, findet der Mediziner Imhof. Ärzte müssten auch in den letzten Tagen eines Patienten ihre Behandlungen stoppen, wenn keine Chance auf Hoffnung mehr bestehe. Stattdessen würden vor allem Krebskranke auch in hoffnungslosen Situationen „oft bis in den letzten Atemzug hinein" behandelt.

Sünde 7: Der Machbarkeitswahn der Medizin

Diagnosen sind für alle da. Und wer ist schon gesund? Niemand so richtig, irgendetwas ist ja immer. Und wenn gerade kein körperliches Leiden vorliegt, dann erfindet die Medizinwirtschaft eben neue Krankheiten oder erweitert bestehende Leiden.

Alzheimer, Burn-out, Cellulitis, ADHS, Bluthochdruck oder das Chronische Erschöpfungssyndrom. Für jeden Buchstaben des Alphabets und jedes individuelle Zipperlein sei das Entsprechende dabei, kritisiert Imhof. Auch die „Wechseljahre des Mannes“ hält der Chirurg für einen Krankheitsmythos. Wenn ältere Männer müde sind oder eine schwächelnde Libido haben, sei nach neuen ärztlichen Definitionen ein Testosteron-Mangelsyndrom daran schuld. Imhof findet das lächerlich und nennt die „Hormonmangelseuche“ als Beispiel, wie die Pharmaindustrie selbst an Gesunden verdienen möchte. Auch der Kardiologe Thomas Böhmeke aus Gladbeck spottet über die Thematik. Im Deutschen Ärzteblatt definiert er die neue Krankheit DRGitis – als eine sich infektiös ausbreitende bürokratische Dysfunktion, die „uns alle so furchtbar krank“ mache, dass „wir ab dem 55. Lebensjahr in Rente gehen müssen.“

Glatzenbildung des Mannes als Krankheit

Die Medikalisierung, meint Imhof, werde sich in Zukunft noch verstärken: Was früher als normal galt, erklärt die Medizin neuerdings für abweichend und behandlungsbedürftig. Der englische Begriff "Disease Mongering" (zu Deutsch:
Krankheitserfindung) trifft die Entwicklung noch besser und lässt sich sinnbildlich auch als „Handel mit der Krankheit“ übersetzen. In der Kritik steht in diesem Zusammenhang vor allem die Pharmaindustrie, die neue Krankheitsbegriffe prägt, bestehende Begriffe ausweitet oder bestimmte Mängel oder Symptome dramatisiert, um sich neue Absatzmärkte zu erschließen. Aber auch Wellnesseinrichtungen, Testlabore oder Buchautoren profitieren von dem Geschäft mit der Krankheit.

Nur wenige Erkrankungen sind komplette Neuerfindungen. Die ziemlich seltene, frühe Glatzenbildung des Mannes als therapiebedürftige Krankheit zu vermarkten, schlug allerdings fehl. Da half es auch nichts, dass die von der Pharmaindustrie beauftragte PR-Agentur bis zu 30 Prozent der Männer als betroffen darstellte."

Wo Ärzte sich vor Managern und Aktionären verantworten müssen, sind Behandlungsfehler ebenso wenig Zufall wie der jüngste Transplantationsskandal. In seinem Buch schreibt der Chirurg und Autor Michael Imhof über die Tücken des deutschen Gesundheitssystems und was in der modernen Medizin alles falsch läuft. Er möchte mit seinem Buch nicht pauschalisieren, aber die Patienten aufrütteln. "Eidesbruch: Ärzte, Geschäftemacher und die verlorene Würde des Patienten", erschienen im Campus Verlag.

Kapitel Nr. 5 – Pharma-Referent im ZDF-Interview

Am 28. August 2013 erschien im ZDF heute Journal im Rahmen einer Berichterstattung ein kurzer Dokumentarclip mit dem Titel „Ein Pharma-Insider packt aus“ von Rainer Fromm.

Ein Auto fährt auf einen Parkplatz, der Sprecher sagt: „Ein Rasthof in Mittelhessen, Treffen mit einem Pharma-Vertreter. Seit knapp 20 Jahren arbeitet er für unterschiedliche Unternehmen und kennt die korrupten Machenschaften seiner Branche. Jetzt will er auspacken.“

Der Pharma-Referent:

„Es ist keine Beratung, es ist ein Verkauf. Die Praxis sind die Umsatzzahlen und da geht es nicht darum, das Beste für den Patienten zu finden, das muss man ganz klar sagen.“

Der Sprecher:

„Der Informant möchte aus Angst vor Nachstellungen unerkannt bleiben. Polizei-Ermittler bestätigen, dass seine Sorgen nicht unbegründet sind.“

Experte für Wirtschaftskriminalität Uwe Dolata aus Würzburg vom Bund Deutscher Kriminalbeamter:

„Die Sorge ist berechtigt, weil die Pharma-Industrie eigentlich vor keinen und vor allem vor unlauteren Mitteln nicht zurückschreckt. Also, wir haben Bedrohungen massiver Art schon erlebt, bis hin zur Zerstörung des Autos, Drohanrufe, bis zu direkter Nachstellung."

Sprecher:

„Was der Pharma-Referent zu berichten hat, ist hochbrisant."

Pharma-Referent:

„Überall in Deutschland werden üppige Bestechungsgelder an Arztpraxen gezahlt, damit diese wunschgemäß die Medikamente der Unternehmen verschreiben."

Sprecher: „Unser Informant kennt die Bestechungstricks":

„Beraterverträge sind das einfachste Mittel, denn da geht es nur ums Geld. Der Arzt muss keine direkte Gegenleistung erbringen. Er bekommt einen Vertrag, wo er sich verpflichtet, der Firma im ‚Falle eines Falles' bzw. bei Auftritt von Nebenwirkungen zur Verfügung zu stehen als Ansprechpartner. Das heißt, der Arzt bekommt Geld und muss keine Gegenleistung bringen."

Sprecher: „Eine zweite Form fragwürdiger Zahlungen seien oft völlig nutzlose Anwendungsbeobachtungen. Alleine in Hessen lassen sich so fünftausend Ärzte von der Industrie bezahlen, wie diese interne Liste bestätigt." (Es wird eine Liste gezeigt und ein
Arzt gelb markiert.)

Die Ermittler der Krankenkasse KKH Allianz beobachten seit Jahren die Bestechung im Gesundheitssystem. Der Schaden für die Gemeinschaft sei immens.

Ingo Kailuweit, Vorstandsvorsitzender der KKH-Allianz:

„Wir schätzen, dass heute bis circa fünfzehntausend PharmaReferenten im Einsatz sind, wenn jeder davon 200.000, - Euro Budget hatte, verfügen die Pharma-Referenten schon über ein Budget von 3 Milliarden Euro. Daran kann man sehen, wie viel Geld tatsächlich investiert wird, nur um auf die Ärzte zuzugehen und ihre Medikamente verordnen zu lassen.

Sprecher: „Die Generalstaatsanwaltschaft Frankfurt am Main. Hier ist die Zentralstelle zur Bekämpfung von Korruption im Gesundheitswesen. Staatsanwalt Alexander Bade kennt die Tricks der Konzerne, mit denen Ärzte gekauft werden.:

„... und das Portfolio der Annehmlichkeiten, die von den Pharma-Unternehmen angeboten werden, ist eine sehr breite Palette. Da geht das von Einladungen zu Cart-Rennen bis hin zu Kochkursen mit einem Sternekoch bis hin zu den klassischen Karten für ein Fußballbundesligaspiel. Also es ist eine ganz breite Palette. Da existieren richtige Listen, wo jeder im Grunde ankreuzen kann, welche Zuwendung ihm genehm ist."

Sprecher: „Doch die Aussagen des Pharma-Referenten gehen weiter":

„In Einzelfällen gehört es zum Auftrag, selbst gefährliche Nebenwirkungen zu verschleiern, wenn Medikamente angeboten werden.

Wenn der Arzt uns entgegnet, „Wir haben diese Nebenwirkung" dann werden wir darauf trainiert, diese Nebenwirkungen abzuschwächen. Ganz klar."

Experte für Wirtschaftskriminalität Uwe Dolata aus Würzburg vom Bund Deutscher Kriminalbeamter:

„Also, wir haben es hier sogar mit Strukturen zu tun, von denen die Mafia noch was lernen könnte."

Sprecher: „Völlig ungeniert bedienen sich skrupellose Ärzte und geldgierige Konzerne am Gesundheitssystem und die Tricks werden immer raffinierter. Neu ist, dass Pharma-Vertreter den Mut haben, die Machenschaften offenzulegen.

Kapitel Nr. 6 – Pharmageddon

In Anlehnung an den biblischen Begriff Armageddon, welcher als die Endzeit, die letzte alles entscheidende Schlacht zwischen Gut und Böse definiert wird, hat der Schriftsteller David Healy das Wort ‚Pharmageddon' geprägt. ‚Pharmageddon' wurde definiert als "die Aussicht auf eine Welt, in der Medikamente und Medizin mehr der Krankheit und dem ständigen Siechtum dienen, als die Gesundheit wieder herzustellen; eine Welt, in der der medizinische Fortschritt mehr schadet als nützt." Es besteht meines Erachtens dringender Handlungsbedarf zu untersuchen, ob wir uns tatsächlich einer derartigen "Pharmakatastrophe" unaufhaltsam nähern. Was sind die Risiken, was die Faktoren und Merkmale, die dieses Pharmageddon beschreiben. Wie können wir identifizieren, ob wir uns tatsächlich bereits kurz vor der letzten Katastrophe – und diesmal völlig hausgemacht - wiederfinden?

In ‚Pharmageddon' umfasst der Autor David Healy nicht nur bereits bekannte Argumente des österreichisch-amerikanischen Schriftstellers Ivan Illich. Er erweitert dessen Sicht eher, und zwar nicht unerheblich. Illich prägte den Begriff der Konvivialität, wobei es ihm um einen lebensgerechten Einsatz des technischen Fortschritts ging. In seinem Werk „Selbstbegrenzung" schreibt Illich: „Unter Konvivialität verstehe ich das Gegenteil der industriellen

Produktivität. Von der Produktivität zur Konvivialität übergehen heißt, einen ethischen Wert an die Stelle eines technischen Wertes, einen realisierten Wert an die Stelle eines materialisierten Wertes setzen." Des Weiteren sieht er in der Konvivialität, die „individuelle Freiheit, die sich in einem Produktionsverhältnis realisiert, das in eine mit wirksamen Werkzeugen ausgestattete Gesellschaft eingebettet ist". Gleichzeitig will er auf die Konsequenzen eines falsch eingesetzten technischen Fortschritts aufmerksam machen: „Wenn eine Gesellschaft, ganz gleich welcher Art (Illich bezieht sich hier insbesondere auf die 1973 bestehenden und vorherrschenden Systeme Marktwirtschaft und Planwirtschaft), die Konvivialität unter ein gewisses Niveau drückt, dann wird sie dem Mangel anheimfallen; denn keiner noch so hypertrophierten Produktivität wird es jemals gelingen, die nach Belieben geschaffenen und multiplizierten Bedürfnisse zu befriedigen." Er warnte vor den Risiken der Medikalisierung, die allgemein menschenverachtenden und schädlichen Effekte von professionellen Maßnahmen: "Die medizinischen Einrichtungen haben sich zur eigentlichen, großen Bedrohung für die Gesundheit entwickelt." Neben direkten, durch Medikamente verursachte Krankheiten und Verletzungen (klinische Latrogenese – also vom Arzt oder Krankenhaus verursachte Krankheiten), sorgte sich Illich über die Folgen der durch die Medizin verursachten Krankheiten auf Kultur und Gemeinschaft. Pharma und Ärzteschaft und deren korrupte Machenschaften führen zu einer wahren „Enteignung der Gesundheit", was innerhalb unserer Gesellschaft die natürlichen Reaktionen auf die Leiden anderer manipulieren würde.
Illich führt weiter aus, die gesamte Form der Medizin habe sich verändert, sowohl die Wissensbasis als auch ihre daraus resultierenden

Anwendungen. Ebenso die Pharmaindustrie, die dazu übergegangen ist, die medizinischen Einrichtungen weltweit zu dominieren. Aus der Arzneimittelforschung hat sich nicht nur die Ethik verabschiedet, es wird auch aus völlig anderen Anlässen geforscht und entwickelt. Verschreibung, Verfügbarkeit und Nutzung der Ergebnisse der Forschung stehen längst nicht allen zur Verfügung. Über extreme Verkaufspreise und gezielte Marktbeschickung findet eine zusätzliche Regulierung statt.

Die börsenorientierten Werte am Absatzmarkt gewinnen zunehmend an Bedeutung. Jetzt sind es die führenden Unternehmen, "die Pharmas", die Einfluss auf unseren Lifestyle, unser Wohlbefinden und die gesundheitlichen Folgen ausüben. Die wirtschaftlichen Interessen und Investitionen der Pharma-Giganten nehmen direkten Einfluss auf die Art und die Verfügbarkeit von medizinischen Behandlungen und über das Wesen und Verhalten der Medizin weltweit.

Die immer stärker zunehmende Globalisierung seit den 1990er Jahren hat die Pharma-Industrie da platziert, wo sie heute steht. Die großen Konzerne konzentrieren sich in den USA, womit sie bereits die Hälfte des Weltmarktes beherrschen. Sie reflektieren daher in besonderem Maße die amerikanischen Gesundheitsvorstellungen, welche medizinischen Möglichkeiten bestehen und wie Behandlungen vorgenommen werden sollten. Die Pharma-Giganten haben sich ebenfalls zu einem wichtigen Instrument der US-Außenpolitik und ihrer Interessen entwickelt und verteidigen US-Interessen vehement.

Pharmageddon steht auch für den beklagenswerten Istzustand der Weltgesundheit, wenn man die kolossale Verschwendung von Geldmitteln und Ressourcen betrachtet. Was wäre damit in Medizin und Medikamenten nicht alles erreichbar gewesen, hätte man vorhandene Strukturen, Talente, Energie und Engagement sinnvoller genutzt. Dies alles findet aber in zunehmendem Maße genau nicht statt. Es ist weder moralisch vertretbar noch im besten Interesse für unsere Zukunft. Das jetzige Verhalten der PharmaMafia wirkt sich negativ auf die Gesundheit aller aus und beschädigt nachhaltig das Wohlbefinden jedes Einzelnen.

Pharmageddon wird durch den Kontrast gekennzeichnet, der sich aus Übermedikamentierung auf der einen und Drogenentzug auf der anderen Seite darstellt. Es impliziert auch, dass es zwischen diesen beiden Extremen eine kausale Verbindung gibt.

Unterversorgung in armen Bevölkerungsschichten und Übermedikamentierung in reichen Gesellschaften. Hier besteht die gleiche Verbindung wie zwischen Übergewicht und Unterernährung, zwei Seiten derselben Münze.

Intensives Medikamenten-Marketing und exzessiver Drogenkonsum hat eine Branche ins Leben gerufen, deren Innovationsfähigkeit und Lieferkapazität gefährdet sind. Es scheint, dass die Überlebensfähigkeit der Pharmariesen am Markt zunehmend dadurch sichergestellt werden muss, in dem die Vorteile der einzelnen Arzneimittel übertrieben dargestellt und die Beweise der Risiken, Nebenwirkungen und mögliche Schäden immer mehr unterdrückt werden. An die Stelle der Transparenz hat die Pharma-Industrie inzwischen weitgehend die Bereitstellung von

Informationen für die Öffentlichkeit, die Fachpresse und die Fachleute in die eigenen Hände genommen. Die Pharma selbst lanciert Nachrichten, was für uns in gesundheitlichen Belangen wichtig zu sein hat, welche Erwartungen wir hinsichtlich der Medikamente haben sollen und welche unserer Bedürfnisse mit Priorität gestillt werden müssen. Das Ergebnis ist ein Medikamenten-Liefer- und Kontroll-System, welches die nationalen Gesundheitssysteme aushungert und weltweit Entehrung auslöst.

Außerhalb der großen Märkte leidet und stirbt die Bevölkerung, weil Medikamente, die sie dringend brauchen, völlig unbezahlbar sind, oder weil durch die Pharmalobby ausgehandelte Handelsregeln den Zugang blockieren und dringende ZulassungsÄnderungen unterdrückt werden.

An anderer Stelle wird mit wahrer Besessenheit versucht, mit Medikamenten alles und jedes in den Griff zu bekommen, sowohl Gesundheitsbewusstsein als auch Krankheitszustände. Allerdings kommt es nicht zum gewünschten Effekt. Die USA veranschaulichen diesen Trend wie kaum ein anderes Land: Hier werden mit allen Mitteln die offensichtlichsten
Wohlstandskrankheiten wie Übergewicht und Diabetes und alle damit verbundenen Komplikationen bekämpft. Aber trotz aller Behandlungsmöglichkeiten hat nicht einmal jeder zwanzigste Bürger ein Normalgewicht, ernährt sich gesund, bewegt sich ausreichend und raucht nicht.

Trotz alledem erscheint uns die Vorstellung von Pharmageddon immer noch fast undenkbar – sie wird ebenso ignoriert, wie vor Jahren noch die Warnungen vor den Gefahren des Klimawandels. Es erscheint mir menschlich, sich diesen Risiken zu verweigern, wenn das in Aussicht gestellte Elend das Ergebnis von so viel guter Absicht und der Umsetzung großer Talente der Beteiligten sein soll. Aktienbesitzer der großen Pharmakonzerne kommen in den direkten Genuss der heute angewendeten Marktstrategien und der Produktion dieser unzähligen wertvollen Produkte. Und weil Medikamente ganz besonders wertvolle Güter darstellen, beleidigt die Idee des Begriffs „Pharmageddon" nahezu persönlich unsere Interessen. Und trotzdem scheinen Parallelen zwischen der auf uns zurollenden Gesundheitskatastrophe und der einsetzenden Umweltkatastrophe zu existieren. David Healy versucht es mit einer Metapher: Man kann beide Katastrophen in Zusammenhang bringen, wie eine sonntägliche Autofahrt ins Grüne mit dem Klimawandel. Niemand wird leugnen, dass sie unzertrennbar miteinander verbunden sind, aber sie kommen einem durchschnittlich intelligenten Autofahrer nicht ins Bewusstsein. Der Klimawandel als eine unwillkommene Art Reiseergebnis scheint undenkbar. Ebenso widersprechen auch persönliche Erfahrungen mit Medikamenten völlig der Vorstellung von Pharmageddon, und dennoch sind wir genau auf dem Weg dahin.

Als Mediziner oder als Konsument haben die meisten Menschen die wundersamen Wirkungen und Ergebnisse der Arzneimittel gesehen, gefühlt, erlebt und / oder sich auch nur eingebildet. Aber um bei der Analogie zu bleiben, jede Medikamenteneinnahme verändert wie der Ausflug ins Grüne auf lange Sicht und in direkter Weise das – nennen wir es – „Weltgesundheitsklima", selbst dann, wenn noch so viele einzelne Folgen der „Arzneimittelreise" lohnenswert erscheinen.

Sowohl wegen als auch trotz aller Vorteile der vielen guten Medikamente, scheint es wichtig zu prüfen, ob wir nicht gemeinsam immer schneller das Gefühl für unsere Gesundheit, unsere Eigenverantwortung für unsere Gesundheit verlieren. Immer mehr scheint aber genau das einzutreten. Wir geben die Verantwortung an die kleinen bunten Pillen weiter, als wären es magische Kugeln, die immer bessere Lösungen für all unsere wichtigen Lebenssituationen und Prüfungen parat halten.

Gleichzeitig müssen wir akzeptieren, dass Pharmageddon nicht einfach das Produkt von Böswilligkeit, sondern das natürliche Ergebnis von so etwas wie einer "Verschwörung des guten Willens“ ist, in einem Universum, welches von Eigeninteresse getrieben ist, aber von komplexen Organisationen beherrscht wird, die samt und sonders nur darum bemüht sind, im Wettbewerb zu überleben. Wenn uns nun ein Pharmageddon winkt, so nicht trotz allem, was wir eigentlich wollen, sondern aufgrund des Verhaltens jedes Einzelnen von uns. Das ist schwer zu verstehen und dennoch das unaufhaltsame Resultat unseres Konsums.

Das gilt auch für die Pharma-Mafia. Eigentlich könnte alles gut sein, wenn deren Produkte die ausposaunten Versprechen halten würden, und echten gesundheitlichen Bedürfnissen gerecht würden. In der Tat sind die Pharma-Konzerne aber durch eben dieses riesige Defizit in Panik geraten und versuchen nun, durch unlautere bis kriminelle Mittel dieses Manko zu kompensieren. Tatsächliche Ergebnisse auf dem Gesundheitssektor driften immer weiter weg von Hauptinteressen der Konzerne. Stattdessen werden immer öfter exzessive Förderungen von Expertisen und Untersuchungsergebnissen, Daten-Unterdrückung und DatenVerfälschung, Geheimhaltung, Bestechung, Betrug und tiefe Interessenkonflikte aufgedeckt. Ein Skandal reiht sich an den anderen. Verhängte Millionenstrafen werden aus der „Portokasse" bezahlt.

Die Folgen gehen weit über die Arzneimitteldesaster, die Schlagzeilen machen, hinaus. Pharmageddon bedeutet, dass wir jetzt an einem Wendepunkt stehen, da führende Unternehmen ihre Hauptenergien dem Marketing für Lifestyle-Produkte widmen, statt sich auf die Suche nach Lösungen echter medizinischer Bedürfnisse zu machen.

Die schöne neue Welt, die uns da immer wieder in Aussicht gestellt wird, ist leider eine Welt, in der wirtschaftliche Zwänge gesundheitliche Prioritäten übertrumpfen. Eine Welt in der die Pharma-Mafia und ihre Befürworter auf systematische Art und Weise unser Verständnis und unsere Erfahrung, was es bedeutet, ein Mensch zu sein, verändern. Gleichmacherei zwischen den Kulturen, durch dramatische Abflachung der Unterschiede, Verschlechterung des klinischen Angebotes und die Entwicklung einer wahren Medikamentenschwemme, Arzneimittel, die in überwiegender Zahl überhaupt nicht gebraucht werden, aber angeblich die besten Arzneien am Markt zu sein vorgeben. Als Folge davon erleben wir nicht nur herbe Enttäuschungen in der Therapie, es wird zusätzlich zulasten der Kassen ein Druck aufgebaut, den kein Gesundheitssystem dieser Welt überleben kann.

David Healy, Illich, viele andere Menschen und ich selbst haben ernste Bedenken, wenn es um die verschiedensten Mängel des gegenwärtigen Systems der „Pharma-Medizin“ geht. Wo muss man ansetzen, will man etwas verändern?

Die Etymologie scheint zu passen. Der Entscheidungskampf zwischen Gut und Böse im biblischen Armageddon und der Kampf zwischen „gesund“ und „gesundheitsschädlich“, zwischen richtig und falsch, zwischen der Richtung, alles zu verschlimmern oder alles besser zu machen. Es muss wieder selbstverständlich werden, dass die Fortschritte in der modernen Medizin zu einer besseren Gesundheit für alle führen.

Apocalypse (Άποκάλυψις Apokalypsis) bedeutet wörtlich das „Anheben des Schleiers ", ein Begriff, mit dem die Weitergabe von Wissen an bestimmte privilegierte Personen umschrieben werden könnte. Wissen, welches vor der breiten Masse der Menschheit verborgen bleiben soll.

Die Zeit ist mehr als reif, den Schleier zu heben! Die Risiken, die durch das jetzige System bestens verschwiegen werden, müssen auf breiter Front erforscht, aufgedeckt und allen mitgeteilt werden. Jeder, der voller Vertrauen einen Arzt aufsucht, ein Medikament zu sich nimmt oder eine Arznei in einer Apotheke kauft, muss die Informationen erhalten, wie es tatsächlich im Moment in diesem von der Pharma-Mafia abhängigen System ausschaut und welche Gefahren wir laufen, wenn Pharmageddon Realität wird. Ich meine, wir rasen auch in diesem Bereich unaufhaltsam in Richtung einer

Katastrophe von geradezu gigantischen Ausmaßen – zulasten unserer Gesundheitssysteme, zulasten unserer Gesundheit und zulasten der Natur.

Pharmageddon ist als englisches Taschenbuch von David Healy am 19. April 2013 erschienen.

Kapitel Nr. 7 – Big Pharma

Profite und Macht

Big Pharma ist ein Sammelbegriff, um die weltgrößten Pharmaunternehmen zu beschreiben, die einen enormen Einfluss auf den Handel mit Medikamenten haben und die globalen Handelsregeln und Regulierungen weitgehend beeinflussen. Dazu gehören Pfizer, Bristol-Myers Squibb, Bayer, Merck, Pharmacia, Johnson & Johnson, Abbott Laboratories, Novartis, American Home Products, Eli Lilly, Schering-Plough, Glaxo-Smith-Kline und Allergan.

Der addierte Wert der 5 größten Pharmafirmen ist doppelt so hoch wie das BIP von ganz Afrika südlich der Sahara und ihr Einfluss auf die Regeln des Welthandels ist um ein vielfaches stärker, da sie mit ihrem Reichtum direkt auf die Hebel westlicher Macht einwirken. Ihre Rolle bei der Gestaltung internationaler Patentregeln in direkter Zusammenarbeit mit der US Regierung und der Europäischen Kommission ist gut dokumentiert (Drahos und Braithwaite 2004).

Die Profite der Pharmakonzerne, ob in Prozentsatz des Unternehmensvermögens oder nach Ertrag, sind mit die höchsten aller Branchen. Die Gewinne der zehn größten US Pharmaunternehmen beliefen sich im Jahre 2002 auf $ 35.9 Mrd. Das ist mehr als die Hälfte der $ 69.6 Mrd. Gewinne aller in der Liste des Fortune Magazine aufgeführten 500 größten US Unternehmen. Allein Pfizer mehr als verdoppelte 2006 seinen Gewinn auf $ 19,3 Mrd. ($ 8,1 Mrd. in 2005), bei einem Umsatz von $ 48,4 Mrd. ($ 37,5 Mrd. in 2005). Diese Profite spiegeln sich in den unglaublichen Einkommen von Top Managern dieser Unternehmen wider. So verdiente der frühere Vorstandvorsitzende Heilbold von BristolMyers Squibb 2001 $ 74,9 Millionen, nicht eingerechnet den Wert in Höhe von $ 76,1 Millionen nicht ausgeübter Aktienoptionen (Quelle: Families, USA 2001).

Angesichts solcher Profite überrascht es nicht, dass Big Pharma enorm viel Geld ausgibt, um diese Profite zu sichern. Pharmafirmen haben die größte Lobby in Washington und finanzieren in erheblichem Maße politische Kampagnen. (Was Joseph Stiglitz veranlasst, darauf hinzuweisen, was die Korruption eines Beamten in Afrika, der von seinem spärlichen Gehalt kaum leben kann, im Vergleich zur massiven Beeinflussung/Korrumpierung der Politik durch Lobbying und Wahlspenden in der westlichen Welt sei, Anm. D.L.) Weit über 100 Millionen Dollar wurden für Anzeigen, die Anwerbung von Akademikern, das Sponsoren von Non-Profit Akteuren und andere Aktivitäten ausgegeben, um das Anliegen der Industrie in Washington voranzutreiben (Public Citizen 2003). Im Jahre 2002 beschäftigte die Pharmaindustrie 675 Lobbyisten von 138 Firmen – fast 7 für jeden US-Senator. Unter den Lobbyisten befinden sich 26 frühere Kongressmitglieder und alles in allem verfügen 342 von ihnen über ‚Drehtür' Verbindungen zur USBundesregierung.

Drei Probleme sind für den Pharmabereich in diesem Zusammenhang von Bedeutung:

- Das System internationaler Schutzrechte für geistiges Eigentum u. a. handelsbezogene Hindernisse und seine Auswirkungen auf den Zugang zu lebenswichtigen Medikamenten als Menschenrecht vor allem in der sog. Dritten Welt.
- Der korrumpierende Einfluss profitorientierter Pharmaunternehmen auf Ärzte, Gesundheitsbedienstete, Gesundheitsämter, Wissenschaftler, Zulassungsinstitute und Regulierungsbehörden. Dies hat die Unterminierung des Vertrauens zwischen Pharmaindustrie und Arzt, Arzt und Patient, aber auch Pharma/Arzt und Öffentlichkeit zur Folge und berührt u.E. die Integrität des Arztberufes.
- Die Notwendigkeit, neuer Wege der Finanzierung und Anreize für Forschung und Entwicklung zur Sicherstellung bedarfsgerechter und erschwinglicher Medikamente, insbesondere für die Entwicklung von Medikamenten für vernachlässigte Krankheiten im Süden, da dort ein profitabler Markt fehlt. Letzte Thematik vor allem demonstriert das Versagen unseres Systems der Forschung und Entwicklung. Stattdessen geht die Forschung in Lifestyle Medikamente wie Mittel gegen Haarausfall, Übergewicht und Impotenz, und Pseudoinnovationen ohne nennenswerten Zusatznutzen.

Angesichts des weitgehend privat organisierten, mächtigen und politisch einflussreichen Unternehmenssektors, der seine Interessen zu verteidigen beabsichtigt, wird es auf die Mobilisierung zivilgesellschaftlicher Kräfte ankommen, wenn diese Interessen im Konflikt mit sozialen Zielen der Gleichheit und Gesundheit für alle stehen.

Der Mythos, Patente förderten effiziente und innovative Forschung und Entwicklung (F&E) von Medikamenten....

Die Kosten von F&E (Forschung und Entwicklung)

Die Pharmaindustrie wiederholt ständig, dass der Patentschutz die Gans sei, die goldene Eier lege, dass die Monopolmacht der Firma ein notwendiger Preis zur Entwicklung neuer Medikamente sei. Dies Argument beruht jedoch auf einer Reihe von Mythen, die, wenn aufgedeckt, auf die moralische und logische Notwendigkeit verweisen, das gegenwärtige System pharmazeutischer F&E Grund legend zu reformieren.

Zunächst stellt sich Big Pharma als Industrie dar, die in einem Wettbewerbsmarkt einem hohen Risiko ausgesetzt ist, gerade mal in der Lage, die enormen Ausgaben für F&E zu decken und dennoch eine Vielzahl innovativer Arzneimittel im öffentlichen Interesse zu liefern. Jedoch die Profite sind enorm. Außerdem haben Pharmafirmen die Kosten der Entwicklung neuer Medikamente nachweislich übertrieben.

Die Studie des industrienahen und zu etwa 2/3 von der Pharmaindustrie finanzierten Tufts Centers aus dem Jahre 2001, kommt mit $ 802 Mrd. zu exorbitant hohen Kosten für F&E neuer Medikamente. Die Daten der Erhebung wurden ungeprüft von den Unternehmen übernommen. In den „Gesamtkosten" für F&E sind neben den realen Kosten auch noch die gewährte Steuerermäßigung mit 34% sowie die sog.

Kapitalopportunitätskosten, d. h. die Rendite, die das eingesetzte Kapital erwirtschaftet hätte, wenn es woanders angelegt worden wäre, mit 50% der „Gesamtkosten" enthalten. Dabei trifft die Summe von $ 240 Millionen effektive Kosten nur für die Entwicklung der teuersten Medikamente zu, die ohne jegliche staatliche Zuwendung zur Marktreife gelangten. Nach einer detaillierten Analyse von Public Citizen, einer Verbraucherorganisation, sind die Kosten mit 75% zu hoch angegeben. Außerdem sei keines der 68 Medikamente, die Tufts einbezog mit staatlicher finanzieller Unterstützung entwickelt worden. Dies ist untypisch, da der öffentliche Anteil der Finanzierung bei F&E weltweit bei etwa 44% liegt (48% Industrie; 8% private gemeinnützige Geldgeber).

Die realen Kosten für F&E der zwischen 1994 und 2000 auf den Markt gebrachten Medikamente lägen zwischen $ 71 und 118 Mill. Diese bereinigten Daten beruhen auf Angaben der Industrie.

Des Weiteren wird ein Großteil der wirklich innovativen Forschung, die zu neuen Medikamenten führt, nicht von privaten Unternehmen, sondern von öffentlich finanzierten

Forschungsinstituten und Universitäten geleistet. Fast die Hälfte aller Ausgaben für die biomedizinische Forschung der USA wird entweder von der Regierung oder dem Non-Profit Sektor finanziert, deren Ergebnisse in den öffentlichen Bereich gelangen zum Vorteil des privaten Sektors. Andere Medikamente werden zuerst von kleinen biotechnischen Firmen entwickelt und erst dann werden den großen Unternehmen die Lizenzen überlassen.

Dagegen kann ein System, das sich ausschließlich auf den Patentschutz zur Förderung von Innovationen stützt, leicht entarten und ineffizient werden.

Kapitel Nr. 8 - Medikamente und Chemie grenzenlos im Wasser unseres Planeten

Medikamente im Trinkwasser, als Rückstände durch Abwässer der Pharmaindustrie, rufen Gesundheitsschäden hervor – wie Studien der Wasserforschung seit Langem belegen.

Medikamente im Trinkwasser werden seit Jahren durch wissenschaftliche Untersuchungen der Wasser-Forschung im Trinkwasser nachgewiesen. Auch wenn die Chemie- und Pharmaindustrie immer noch die Gefahren durch die Belastung mit Rückständen von Medikamenten im Trinkwasser bestreiten, sind Wissenschaft und der gesunde Menschenverstand anderer Ansicht.

Die Auswirkungen der Medikamentenrückstände sind vielfältig, gerade in Bezug auf Immun-Geschwächte wie werdende Mütter, Säuglinge, Kleinkinder und "alte" Menschen in unserer Gesellschaft. Es wird immer wichtiger, sich um die eigene Trinkwasserversorgung zu kümmern und sich ein Trinkwasser-Aufbereitungs-System im Haushalt zu installieren. Die Auswahl ist groß und somit gibt es auch eine große Anzahl von Trinkwasser Filtersystemen, die mit einer optimalen Wasserfiltration nichts zu tun haben, wie Tisch- und Kannenfilter, Aktivkohle, Carbon oder gar Umkehrosmose (totes Wasser).

Bereits 2006 untersuchten Forscher der staatlichen italienischen Universität Insubria die Auswirkungen durch Rückstände im mit Medikamenten verseuchtem Trinkwasser. Dazu erstellten sie einen geringdosierten Cocktail unterschiedlicher Rückstände von Medikamenten im Trinkwasser und testeten deren Wirkung auf Embryo-Zellen. Bereits bei dieser geringen Dosierung brachten die Rückstände die Reproduktion der Zellen zum Stillstand.

Die Verschmutzung durch Medikamente im Trinkwasser bzw. deren Rückstände, wird heute zwar in der Größenordnung von »Teile pro Million« (0,0001%) oder sogar »Teile pro Milliarde« (0,0000001%) gemessen, aber niemand weiß, welchen Belastungen die Menschen konkret ausgesetzt sind. Menschen trinken kontaminiertes Wasser, sie duschen mit belastetem Wasser und kochen mit belastetem Wasser. Es ist daher unlogisch anzunehmen, trotz dieser verbreiteten Belastung gehe auch von diesen geringen Dosen keine Gefahr aus, zumal sich die Belastung aus Dutzenden unterschiedlicher Substanzen zusammensetzt, deren gleichzeitige Wirkung noch nicht untersucht wurde.

Und Lebewesen trinken eben auch und das darf nicht vergessen werden – ein Leben lang dieses kontaminierte Leitungs- "Trinkwasser" und somit lagern sich sukzessive immer mehr Schadstoffe im Körper ab.

Belastung durch Rückstände von Medikamenten im Trinkwasser
Aber nicht nur Menschen sind von dieser Belastung durch Rück-

stände der Medikamente im Trinkwasser betroffen. Die Ökosysteme auf der ganzen Welt haben alle unter diesen Belastungen zu leiden – und damit auch die in ihnen lebenden Tiere und Pflanzen.

2009 meldete der amerikanische Nachrichtensender MSNBC, dass in Fischen, die in der Nähe amerikanischer Großstädte gefangen worden waren, unterschiedlichste Arten von Medikamenten gefunden wurden. Die Wissenschaftler wiesen Medikamente gegen zu hohen Cholesterinspiegel, Allergien, Bluthochdruck, manisch-depressive Erkrankungen und Depressionen in den Lebern und im Gewebe der Fische nach.

Die Filtertechniken der Wasserversorger sind völlig veraltet und für moderne Filteranlagen ist seit Jahren kein Geld in den Kommunen vorhanden!

Auch wenn Schmutzwasser in Wasseraufbereitungsanlagen gereinigt wird, bevor es in die Gewässer geleitet wird, können Medikamente im Trinkwasser aus dem Wasser nicht herausgefiltert werden, denn es verfügen nahezu alle dieser Anlagen nicht über die entsprechenden Filtertechnologien, um die gefährlichen Medikamente, die ins Trinkwasser gelangen, herauszufiltern.

Viele Fische sind als Folge der Belastung in ihrer Fortpflanzung bedroht, wie sich aus dem folgenden Bericht ergibt: Mutated fish swimming in tainted water. Über die Schädigung der Spermien hinaus ändern einige Fische auch ihr Geschlecht – beim Menschen wurde bereits, als Folge von Rückständen der Medikamente im Trinkwasser, eine immer stärker zunehmende Impotenz nachgewiesen. Aufgrund der Verschmutzung des Wassers mit Arzneimittelrückständen werden Männchen zu Weibchen und umgekehrt. Andere Wasserlebewesen leiden unter Organversagen und entwickeln Wachstumsstörungen.

Fische und Amphibien verweiblichen also, Schäden an Gehirn, Leber und Kiemen nehmen zu. Auch bei Menschen breiten sich Allergien und Antibiotika-Resistenzen aus. Bislang fehlen eindeutige Belege für einen Zusammenhang mit den chemischen Rückständen im Wasser. Doch niemand kann sagen, welche Folgen es hat, wenn Menschen über lange Zeit Hunderte von Stoffen über das Trinkwasser zu sich nehmen – und sei es in niedrigen Konzentrationen.

Der Ökotoxikologe Peter von der Ohe vom Helmholtz-Zentrum für Umweltforschung in Leipzig sammelt Wasserdaten aus ganz Europa. Sein Ergebnis: "Europas Gewässer werden auf viel zu wenige Stoffe untersucht und die Grenzwerte sind zu hoch. Nach unseren Daten können nur 15 Prozent der Gewässer als wirklich sauber gelten. Rund die Hälfte ist dagegen deutlich beeinträchtigt."
Andere europäische Wissenschaftler bestätigen diese Einschätzung. So kann die Pariser Biologin Barbara Demeneix nachweisen, wie die Schadstoffe im Wasser die
Schilddrüsenfunktion beeinträchtigen, und ihr britischer Kollege Charles Taylor zeigt auf, dass die kontaminierte Flüssigkeit dazu führt, dass Fischmännchen Eier produzieren statt Spermien.

Vertreter der europäischen Pharmaindustrie und Janez Potocnik, EU-Kommissar für das Umweltressort, sehen kein Problem. Das europäische Wasser sei unbedenklich, sagen sie. Und wie sieht die Situation weltweit aus? Joakim Larsson von der Universität Göteborg hat Wasserproben aus dem indischen Hyderabad untersucht. Die Pharmaindustrie verlagert einen Teil ihrer Produktion in Schwellenländer wie Indien. Dort gelangen Abwässer teilweise ungeklärt in die Kanalisation. Der Befund: "AntibiotikaKonzentrationen, die bis zu einer Million Mal höher sind, als sie normalerweise in geklärtem Wasser gefunden werden. Die Konzentration war teilweise höher als im Blut von Patienten, die mit dem entsprechenden Antibiotikum behandelt werden."

Sauberes Wasser ist also auch in diesem Fall eine Illusion.

Wir haben keinen Grund zu der Annahme, dass es sich hier um eine einmalige und begrenzte Situation handelt. Diese chemischen Substanzen werden seit Jahrzehnten von der Chemie- und Pharmaindustrie, von Krankenhäusern und Apotheken bedenkenlos entsorgt und gehören einfach nicht in unsere Umwelt und erst recht nicht, als Folge der Medikamente im Trinkwasser, in unseren Körper, in unseren Organismus.

Von der gesundheitsschädigenden Wirkung betroffen sind natürlich unsere "Schwächsten" in der Gesellschaft: Schwangere, Säuglinge (Babynahrung mit Leitungswasser zubereitet), Kleinkinder und natürlich auch alte Menschen und Immun- geschwächte!

Rückstände von Medikamenten sind im Trinkwasser für die Gesundheit der Menschen lebensbedrohlich!

Dass grundsätzlich chemische Substanzen, die wir mit der Umwelt (z. B. Autoabgase usw.) mit der Nahrung (Nahrungs- und Genussmittel-Gifte) aufnehmen, umfassende gesundheitliche Schäden hervorrufen, ist seit Jahren bekannt und unzählige Male durch wissenschaftliche Studien belegt. Auch die in unserem Haushalt lebenden und auch die wild lebenden Tiere nehmen über die kontaminierten Gewässer Rückstände von Medikamenten im Trinkwasser auf, wodurch das Risiko der Anreicherung im Menschen weiter steigt – mit erheblicher Schädigung der Fortpflanzung, Schilddrüsenerkrankungen, Herz-KreislaufProblemen, Krebs, Osteoporose u.v.m.!

Viele Staaten fordern eine gesetzliche Regelung für die Abfallbeseitigung der Chemie- und Pharmaindustrie, um Medikamente im Trinkwasser zu verhindern.

Da sich die Wahrheit über die Verseuchung durch Rückstände von Medikamente im Trinkwasser nicht länger verbergen lässt, haben viele Staaten gesetzliche Regelungen zur Entsorgung von Medikamenten auf den Weg gebracht. Im vergangenen August verabschiedete der amerikanische Bundesstaat Illinois das Gesetz zur sicheren Entsorgung von Medikamenten, das es Krankenhäusern untersagt, Medikamente einfach in die Wasserversorgungssysteme einzuleiten.

In Kalifornien und New York wird über ein ähnliches Gesetz beraten (siehe dazu auch: Drugs down the drain). Auf Bundesebene wurden, so heißt es dort weiter, fünf Gesetzesvorschläge zu diesem Problem eingebracht. Mit diesen Gesetzesinitiativen hat man sich zwar des Problems der Krankenhausabfälle angenommen, aber die Frage nach den Beiträgen der Verbraucher und Pharmakonzerne zum Schutz der Gewässer bleiben unbeantwortet.

Aus welchem Blickwinkel man das Problem auch betrachtet, Medikamente und Medikamente im Trinkwasser werden weiterhin ihren Weg durch den Körper des Menschen, dann zu den Ausscheidungsorganen und somit wieder in die
Trinkwasserversorgung finden. So ist der Kreislauf und dessen muss man sich bewusst sein, wenn man Medikamente zu sich nimmt und dazu auch noch, verseuchtes Wasser trinkt!

Die Gesundheit und die Gesundheit unserer gesamten Familie liegen in der Eigenverantwortung jedes Einzelnen – keine Kompromisse mehr, denn entweder Ihr Körper steht als Filter für krankmachende Substanzen zur Verfügung oder, wir schalten ein weltweit einzigartiges Filtersystem davor...... zum Schutze IHRER GESUNDHEIT.

Unsere Volksvertreter

Auf kommunaler und staatlicher Ebene sind die Politiker gut beraten, ihre gesetzgeberischen Anstrengungen fortzusetzen, um die Nachrüstung der Kläranlagen durchzusetzen, damit diese in die Lage versetzt werden, Rückstände der Medikamente im Trinkwasser herauszufiltern und dann sicher zu entsorgen. Da man die Ausscheidung von Medikamenten durch Menschen nur schwer verhindern kann (es sei denn, man erzieht die Menschen dazu, keine gefährlichen Medikamente mehr zu schlucken), müssen die Kommunen ihren Teil zur Vermeidung beitragen, dass diese gefährlichen Giftstoffe überhaupt nicht mehr als Medikament ins Trinkwasser gelangen.

Nur sind wir uns alle bewusst, dass das Geld zum Einsatz für die Rettung von Banken wichtiger ist als die Gesundheit des Menschen, und das mit fatalen Folgen für die Gesellschaft, für jeden Einzelnen und erst recht für unsere Kinder.

Es geht um unsere Umwelt

Medikamente im Trinkwasser und die praktizierte rücksichtslose Beseitigung pharmazeutischer Abfälle, erweisen sich als extrem zerstörerisch, auch wenn das Problem von einigen immer noch massiv heruntergespielt wird. Der Erhalt unseres Planeten und damit seiner gesamten Artenvielfalt, wird von der anhaltenden Verseuchung durch giftige Arzneimittel, Pestizide, Schwermetalle etc. bedroht.

Aber es geht nicht nur um Medikamente im Trinkwasser. Chemische Nebenprodukte und Abfälle aus verschiedensten Industriebereichen verschmutzen unsere Umwelt auf beispiellose Art. Quecksilber (aus Zahnfüllungen), oder Fluoride, die unserem Trinkwasser, in Zahnpasta, in Kochsalz usw. absichtlich beigemengt werden und als skandalös zu bezeichnen sind, sowie zahlreiche andere chemische

Substanzen und Schwermetalle lassen sich bereits in Nahrungsmitteln, Wasser und überall in unserer Umwelt nachweisen.

Ist die Erde bereits hoffnungslos vergiftet?

Für Pflanzen, Tiere und auch dem Menschen ist die Grenze ihrer Belastbarkeit erreicht. Darum müssen wir uns gegen die Unternehmen und gegen die Politiker zur Wehr setzen, die für diese Schäden, wie durch Medikamente im Trinkwasser, verantwortlich sind. Wir müssen sie zwingen, mit der Zerstörung der Welt aufzuhören. Damit wir noch hoffen können, unsere Kinder gesund aufwachsen zu sehen. Und doch müssen wir jeden Tag erleben, wie chemische Substanzen in Nahrungsmitteln und im Trinkwasser diese Kinder erkranken lassen.

Es liegt an “Uns” sie davor zu schützen!

Aber wenn wir weiterhin unseren Planeten in dieser Maßlosigkeit vergiften, wird für unsere Kinder und für zukünftige Generationen nicht mehr viel übrigbleiben, mit Ausnahme eines giftigen Eintopfs patentgeschützter chemischer Substanzen, von denen ihre Hersteller einmütig behaupten, dass sie keinerlei Problem darstellen. Medikamente im Trinkwasser, als Rückstände durch Abwässer der Pharmaindustrie, rufen Gesundheitsschäden hervor – wie Studien der Wasserforschung seit Langem belegen.

Kapitel Nr. 9 - CONTERGAN ist wieder auf dem Markt – diesmal soll es Krebs heilen

(Veröffentlicht am 13. Juli 2013 von aikos2309 - Quelle: jcx1.com vom 27.02.2013)

Krebs ist ja ein scheinbar unergründliches und unverstandenes Thema und genauso untergründlich, respektive paradox erscheinen die entsprechenden 'Behandlungsmethoden'. Allerdings konzentriert sich die Schulmedizin heute irrigerweise noch immer auf Symptom-Bekämpfung statt Ursachenforschung (ganzheitliche Medizin). So wird die 'Krebsindustrie' nie Resultate generieren (aber das will sie evtl. gar nicht!), weil dies keine nachhaltige Medizin sein kann. Dass es in der Pharmabranche / Schulmedizin Hardcore-Schildbürger gibt, zeigt folgendes Szenario auf, wie 'Generika' seltsame Wege beschreitet ...

Die Firma Grünthal verkaufte das Schlafmittel CONTERGAN so lange, bis man schockiert feststellen musste, dass die Arzneimittelsicherheit absolut nicht gewährleistet war und es zu krassen Missbildungen bei Neugeborenen kam – der CONTERGANSkandal war geboren – eine beispielhafte Fehlleistung der Pharmaindustrie. Das Produkt musste unter Schimpf und Schande vom Markt genommen werden.

Der Ursprung der Pharma-Mafia liegt im Nachkriegs-Deutschland – dies zeigen sehr deutlich die Dokumente zu den Nürnberger Prozessen auf, wo erneut zahlreiche Hinweise auf das kriminelle, menschenverachtende Geschäftsgebaren der IG Farben, veröffentlicht wurden. Heute hat hier HOECHST die Finger im Spiel, bzw. der Hersteller CELGENE, welcher CONTERGAN im 'Kostüm von Generika' nun als Krebsmittel deklariert. Dieses 'Krebsmittel' führt zu den gleichen Missgeburten – bei vergleichbarer Anwendung – wie früher, als man es fahrlässig und unverantwortlich schwangeren Frauen gab. Man kann dies nur mit Gewissenlosigkeit bezeichnen!

Das DNS-schädigende CONTERGAN enthält den Wirkstoff Thalidomid. Genau dieses Thalidomit (gleiche chemische Formel) ist heute zu einem massiv überhöhten Preis als Krebsmittel THALIDOMID auf dem Markt – die Herstellung kostet immer noch nur wenige Franken/Euro (vgl. Preis CONTERGAN damals). Der gleiche Hersteller verkauft auch das 'ähnliche Krebsmedikament' REVLIMID / LENALIDOMID, welches in der Herstellung ebenfalls nur wenige Franken kostet, aber für CHF 12'000 für eine 'Monatsration 'verdealt' wird' – das macht jährliche Behandlungskosten (nur mit diesem 'Medikament') von CHF 144'000 (EUR 116.400) – während die Herstellungskosten im Vergleich dazu bei unter CHF 100 (EUR 80) liegen! Wieso ist so etwas gesetzlich nicht verboten? Weil da ausreichend Provisionen und „Beraterhonorare" fließen.

Soll das ein kosteneffizientes, nachhaltiges Gesundheitsmodell Schweiz (oder anderswo) sein, wo eine 'Reform im Gesundheitswesen' hätte etwas 'hinsparen' können? Solange solcher Missbrauch von unseren Regierungen zugelassen wird – müssen wir uns auch nicht über die Kostenexplosion im 'Gesundheitswesen' wundern und den entsprechenden, politisch Verantwortlichen auch entsprechend begegnen. Auch nicht wundern müssen wir uns über die schlechten Behandlungserfolge bei Krebs; lebt ein behandelter Krebspatient nach fünf Jahren noch – gilt er statistisch als 'geheilt' – auch wenn er im sechsten Jahr stirbt – so wie Kurt Felix (galt statistisch als 'geheilt', obschon er jetzt tot ist).

Müssen Pharmaunternehmen eigentlich bei der Medikamentenpreisgestaltung (insbesondere Generika, wo sie nichts mehr 'geleistet' haben) keinen 'Investitionskosten Nachweis' für die Preisfindung erbringen und können frei missbrauchen, um wie viel sie den leidenden, abhängigen Patienten abzocken? Der Preisüberwacher hat wohl auch irgendwelche Pharmazeutika eingeworfen???

Herrlich, diese Schulmedizin – ich staune immer wieder, was in angeblich fortschrittlichen Nationen alles möglich ist!

Nachtrag: Da Thalidomid (CONTERGAN) z. B. in Brasilien als Krebsmittel (und in anderen Ländern gar gegen Lepra) achtlos an hoffende Patientinnen (und Patienten) abgegeben wird – die z. B. nicht auf die damit verbundenen Risiken einer Schwangerschaft hingewiesen werden – ist das Phänomen der CONTERGAN-Kinder in Brasilien von neuer, verstörender Aktualität (hier, hier oder hier). Hier werden heute wieder CONTERGAN-Kinder geboren! Man scheint aus Profitgründen und autorisiert durch inkompetente Regierungsbehörden, aus der Geschichte nichts gelernt zu haben. Aus diesem Grund besteht nun in Brasilien wieder eine Vereinigung dieser erneut Geschädigten.

Kapitel Nr. 10 – Von der IG-Farben zur Pharma-Mafia

(Quelle: Aufsatz von Dr. med. Rath – Bevölkerungskontrolle – Die Machenschaften der Pharma-Lobby)

Medikamente dienen der Heilung von Krankheiten, so denken Patienten, die Arzneimittel einnehmen. Doch gibt es den Verdacht, dass es Erzeugnisse der pharmazeutischen Industrie gibt, die Krankheiten fördern, nicht nur Nebenwirkungen. Die bewusste Förderung von Krankheiten, im Fachjargon auch "Condition Branding" genannt, wandelt die moderne Medizin in ein riesiges Marketingunternehmen, in dem die Wissenschaft in den Dienst der Industrie und nicht mehr in den der Patienten gestellt wird.

Was die Pharmaindustrie betrifft, so kontrolliert sie auch heute wieder unser Gemeinwesen. Sie kontrolliert die medizinische Forschung und hat das Gesundheitswesen und mit ihm ganze Berufszweige in ihre direkte Abhängigkeit gebracht. Zur Absicherung ihrer Macht beeinflussen die Pharmakonzerne die
Gesetzgebung und die Medien und vor allem die medizinischen Fakultäten.

Mit groß angelegten Anzeigenkampagnen in Spiegel, Focus und anderen Medien wird der Öffentlichkeit Sand in die Augen gestreut über die wahre Interessenslage der Pharmaindustrie. Die Pharmaindustrie spiegelt sich gern in der Tradition von Robert Koch oder Paul Ehrlich.

Tatsache ist, dass sie ihrer Interessenslage nach in der Tradition der IG Farben der Nazi-Zeit steht, nur dass jetzt der Genozid heimlich und still und leise vonstattengeht. Die gleichen Interessengruppen, die vor 60 Jahren Gift- und Kampfstoffe entwickelten, wollen nun die Menschheit zu heilen.

Die Pharmaindustrie gibt vor, die Ausmerzung der Infektionskrankheiten sei ihr Verdienst. Tatsache ist jedoch, Alexander Fleming entdeckte das Penicillin an einer englischen Universität.

Mit der Pharmaindustrie hatte diese Entdeckung nur so viel zu tun, als dass sie diesen Fortschritt sofort zu Geld zu machen versuchte. In anderen Zerrbildern beansprucht das Pharma-Kartell, dass sich die Lebenserwartung, dank seiner Hilfe im Laufe dieses Jahrhunderts fast verdoppelt hatte.

In jedem medizinischen Lehrbuch ist jedoch nachzulesen, dass dieser Fortschritt Ergebnis einer verbesserten Hygiene ist – und nichts mit dem Masseneinsatz von Antibiotika oder anderer Pharmapräparate zu tun hat.

Eine weitere Täuschung der Öffentlichkeit ist die Darstellung der Pharmaindustrie, sie sei an der Verhinderung von Krankheiten interessiert.

Das Gegenteil ist der Fall. Seit Januar 1996 weiß die Weltöffentlichkeit, dass alle cholesterinsenkenden Medikamente potenziell krebserregend sind, zum Teil schon in Dosierungen, wie sie derzeit Millionen Menschen weltweit jeden Tag schlucken.

Die Pharmakonzerne stört dies nicht. In groß angelegten Fernsehspots und Zeitungsanzeigen bieten Sie diese KrebsZeitbomben an wie Bonbons oder Kaugummi.

Am 23. Juni 1997 erschien das „Fortune Magazine", eine der großen Wall Street Wochenzeitschriften, mit einem Artikel über das Gesundheitswesen.

Zitiert wird ein Anlageberater für Pharma-Aktien an der Wall Street mit folgenden Worten: „Unterm Strich verlieren alle, wenn sich Therapien durchsetzen, die Krankheiten beseitigen." Mit „alle" meinte er natürlich nicht Sie und mich und Millionen von Patienten – nein! Die Räder in den Pharmakonzernen werden auch dort durch die Interessen der Aktionäre bestimmt.

Mit anderen Worten: Das Geschäft mit der Krankheit ist eines der lukrativsten Geschäfte der Welt und Millionen Menschen bezahlen direkt und indirekt die Zeche.

Bevölkerungskontrolle und Manipulation durch den „Codex Alimentarius"

Die Lebensmittelrichtlinien des "Codex Alimentarius" sollten eine Schutzvorschrift für Verbraucher werden. Inzwischen haben die unterschiedlichsten Interessengruppen dieses Vorhaben zu ihren Gunsten verändert. Die Gesunderhaltung des Bürgers spielt keine Rolle mehr. Machtinteressen und monetäre Interessen bestimmen den Inhalt dieses Papiers.

Die Kommission für den „Codex Alimentarius“ ist eine Institution unter falscher Flagge. Die meisten Menschen haben noch nie etwas von ihr gehört, und die Übrigen erkennen wohl kaum das wahre Gesicht dieser überaus mächtigen Organisation. Laut der offiziellen Kommissions-Website besteht die selbstlose Bestimmung des Gremiums darin, “die Gesundheit der Verbraucher zu schützen und einen fairen Lebensmittelhandel zu gewährleisten, sowie die Abstimmung aller Bemühungen internationaler Regierungen und NGOs, um Lebensmittelstandards voranzutreiben“.

Der „Codex Alimentarius“ (lat. für “Lebensmittel-Kodex”) wird gemeinschaftlich von der Welternährungsorganisation (FAO) und der Weltgesundheitsorganisation (WHO) kontrolliert.

Die Geschichte des Codex begann im Jahre 1893, als die Regierung von Österreich-Ungarn befand, dass ein spezielles Regelwerk erforderlich sei, nach dem Gerichtshöfe in Streitfällen um Lebensmittel urteilen könnten. Die resultierende Sammlung amtlicher Vorschriften wurde als “Codex Alimentarius“ bekannt. Er war bis zum Niedergang der Doppelmonarchie 1918 in Kraft.

Von „Arbeit macht frei“ zu „Codex Alimentarius“

Nach dem Ersten Weltkrieg wurden 1926 alle großen Chemiekonzerne in ein einziges gigantisches Syndikat – die IG Farbenindustrie AG – unter der Leitung von Carl Duisberg und Carl Bosch zusammengeschlossen. Farbstoffe, Pharmazeutika, Hilfsstoffe für die Fotoindustrie, Sprengstoffe und unzählige andere

Produkte wurden in immer größerer Zahl und Vielfalt hervorgebracht.

Auschwitz war die größte Massenvernichtungsfabrik in der Geschichte der Menschheit, aber das Konzentrationslager war nur ein Anhängsel.

Das Hauptprojekt war IG Auschwitz, eine 100 %-ige Tochtergesellschaft von IG Farben, der größte Industriekomplex der Welt zur Herstellung von synthetischem Benzin und Gummi für die Eroberung Europas.

Die pharmazeutischen Abteilungen des IG-Farben-Kartells benutzten die Opfer der Konzentrationslager auf ihre ganz eigene Weise: Tausende von ihnen starben bei Menschenversuchen, bei denen u. a. neue und unbekannte Impfstoffe getestet wurden.

Es gab keinen Ruhestandsplan für die Gefangenen von IG Auschwitz. Die, die zu schwach oder zu krank waren, um arbeiten zu können, wurden am Haupttor von IG Auschwitz aussortiert und in die Gaskammern geschickt. Selbst das chemische Gas Zyklon-B, das für die Vernichtung von Millionen von Menschen eingesetzt wurde, stammte aus den Entwicklungsabteilungen und Fabriken von IG Farben.

Der Nürnberger Kriegsverbrecherprozess verurteilte 24 Vorstandsmitglieder und Führungskräfte von IG Farben wegen Massenmord, Versklavung und anderen Verbrechen gegen die Menschlichkeit. Es ist jedoch erstaunlich, dass sie alle bis 1951 wieder auf freiem Fuß und als Berater in deutschen Unternehmen tätig waren. Der Nürnberger Kriegsverbrecherprozess spaltet IG Farben in Bayer, Hoechst (jetzt Sanofi-Aventis) und BASF auf.

Heute ist jede der drei Töchter von IG Farben 20 Mal so groß wie die Muttergesellschaft auf der Höhe ihres Erfolgs 1944, dem letzten Jahr des Zweiten Weltkriegs.

Nur fünfzehn Jahre, nachdem sie im Nürnberger Kriegsverbrecherprozess verurteilt worden waren, waren Bayer, BASF und Sanofi-Aventis erneut die Architekten der nächsten Vergehen gegen die Menschenrechte. 1962 gründeten sie die Codex Alimentarius-Kommission.

Dieses dunkle Kapitel deutscher Geschichte ist untrennbar mit einem Mann verbunden: Fritz ter Meer (4. Juli, 1884 – 27. Oktober, 1967) deutscher Chemiker, Nazi und Kriegsverbrecher)

Er war Vorstandsmitglied von IG Farben von der Gründung bis zur Zerschlagung. Als Wehrwirtschaftsführer war er zuständig für IG Auschwitz.

Im Nürnberger Kriegsverbrecherprozess sagte ter Meer aus: „Den Häftlingen ist durch die Zwangsarbeit kein besonderes Leid zugefügt worden, da man sie ohnedies getötet hätte."

1948 wurde ter Meer im Nürnberger Kriegsverbrecherprozess wegen Plünderung und Versklavung zu sieben Jahren Haft verurteilt. 1952 wurde er auf den Druck einflussreicher und mächtiger Freunde hin entlassen. Von 1956 bis 1964 war er wieder Mitglied des Aufsichtsrats der Bayer AG.

1962 war ter Meer einer der Architekten der „Codex Alimentarius"Kommission und damit einer der Hauptorganisatoren des nächsten programmierten Massensterbens im Interesse des Profits.

Die täuschende Wortschöpfung „Codex Alimentarius" ist kein Zufall. Sie wurde von denselben Unternehmen, ja sogar von denselben Personen kreiert, die den Häftlingen des Konzentrationslagers Auschwitz versprochen hatten: „Arbeit macht frei".

Solange der Nazi-Sumpf bis heute nachwirkt und damit Gesundheit und Leben von Abermillionen Menschen beeinflusst und bedroht, hat kein Deutscher das Recht zu sagen, die Zeiten von damals seien vorbei.

Der amerikanische Hauptankläger im Nürnberger Kriegsverbrecherprozess gegen IG Farben sah diese Entwicklung voraus, als er sagte: „Diese Verbrecher von IG Farben und nicht die wahnsinnigen Nazi-Anhänger sind die wahren Kriegsverbrecher. Wenn die Schuld dieser Verbrecher nicht ans Licht gebracht wird und wenn sie nicht bestraft werden, werden sie eine viel größere Bedrohung für den zukünftigen Frieden der Welt darstellen als Hitler, wenn er noch am Leben wäre."

"Codex Alimentarius" wird zum Organ der Großindustrie

Auf einer Versammlung im Jahre 1962 entschieden die Vereinten Nationen, den Codex zum "Schutze" der Verbrauchergesundheit weltweit wieder einzuführen. Zwei Drittel der Finanzierung des Codex kamen von der WEO (World Endoscopy Organization), das restliche Drittel von der WHO.

Im Jahre 2002 kamen den beiden Organisationen allerdings schwere Bedenken wegen der Ausrichtung des Codex. Ein externer Gutachter wurde beauftragt, die Leistungen und Erfolge des Regelwerks seit 1962 zu bewerten und die bei der weiteren Arbeit einzuschlagende Richtung zu bestimmen. Der Gutachter befand, dass der gesamte Codex umgehend einzustampfen sei.

Zu dem Zeitpunkt schaltete sich die Großindustrie ein und begann, ihren machtvollen Einfluss auszuüben. Die überarbeitete Version des Gutachtens war dann ein abgemildertes Ersuchen an die Kommission, sich um 20 Problempunkte im Codex zu kümmern.

Profite und Kontrollmechanismen

Seit 2002 hat die Kommission für den Codex Alimentarius still und leise ihre Rolle als internationale Organisation für öffentliche Gesundheit und Verbraucherschutz aufgegeben. Gesteuert von der Großindustrie liegt die heimliche Bestimmung des neuen Codex nun darin, die Profite der globalen Firmen-Konglomerate zu erhöhen und gleichzeitig durch die Kontrolle der Nahrungsmittel die Weltherrschaft über die Nahrungsmittel zu erlangen.

Rechtsakt
Entscheidung 2003/822/EG des Rates vom 17. November 2003 über den Beitritt der Europäischen Gemeinschaft zur CodexAlimentarius-Kommission [Amtsblatt L 309 vom 26.11.2003]

USA unterstützt Pharmainteressen

Die Vereinigten Staaten von Amerika sind klar das dominierende Land hinter der Codex-Agenda. Ihr vordringliches Ziel ist es, den multinationalen Interessen der Pharma-, Agrar- und Chemieriesen nachzukommen. Auf der Versammlung in Genf (30. Juni bis 4. Juli 2008) wurde den USA der Vorsitz der Codex-Kommission zugesprochen. Man wird unsere gesundheitliche Selbstbestimmung nun noch schärfer beschränken, weiterhin Falschinformationen und Lügen über Nährstoffe und genmanipulierte Organismen verbreiten und gleichzeitig stillschweigend nach Bevölkerungskontrolle streben.

Andere Länder glauben irrtümlich, dass den USA bei der Nahrungsmittelsicherheit die fortschrittlichsten Technologien zur Verfügung stünden. Das ist einer der Gründe, warum die Codex-Kommission weiterhin von den USA dominiert wird: Was sie auch verlangen, ihre Verbündeten (Australien, Argentinien, Brasilien, Kanada, Indonesien, Japan, Malaysia, Mexiko, Singapur und die EU) ziehen praktisch immer mit.

Betrügerisches und todbringendes Werkzeug

Dass die Kommissionsversammlungen über die ganze Welt verstreut abgehalten werden, ist ebenso kein Zufall: Es erlaubt den USA, die Codex-Bestimmungen im Griff zu behalten, weil ökonomisch weniger starke Länder nicht daran teilnehmen können. Die Regierungen vieler solcher Länder (z. B. Kamerun, Ägypten, Ghana, Kenia, Nigeria, Südafrika, Sudan und Swasiland) haben erkannt, dass die Kommission von einem gutwilligen Nahrungsmittel-Kontrollorgan zu einem illegitimen, betrügerischen und todbringenden Werkzeug umgeformt worden ist.

Gesundheitliche Selbstbestimmung ist bedroht

Während die Massenmedien weltweit dem Tagesgeschäft nachgehen und heimlich Angst unter das Volk streuen, indem sie den Blickwinkel auf Terrorismus, Klimawandel, Salmonellen und Nahrungsmittelverknappung richten, werden die wahren Bedrohungen still und leise zur Wirklichkeit. Schon bald wird absolut alles, was Sie in Ihren Mund geben (selbst Wasser – aber natürlich keine pharmazeutischen Erzeugnisse!), streng durch die Kommission für den Codex Alimentarius geregelt sein.

Erpressung durch Sanktionen

Die Codex-Richtlinien sind ein schwerer Affront gegen die menschliche Selbstbestimmung und die Freiheit, an saubere und gesunde Lebensmittel und Nährstoffe zu gelangen. Ländern, die den Richtlinien nicht folgen, könnten empfindliche Wirtschafts- und Handelssanktionen auferlegt werden. Sie können die Codex Standards allerdings vermeiden, indem sie eigene internationale Richtlinien implementieren.

Einige regierungseigene Behörden, wie die *Therapeutic Goods Administration* (TGA) in Australien, haben offiziell bekannt gegeben, dass die Vitamin- und Mineralstoffrichtlinie des Codex in ihrem Land nicht wirksam werden wird. Zum Beispiel heißt es bei der TGA, dass "die vorgeschlagenen Codex-Richtlinien für Vitamin- und Mineralstoff-Nahrungsergänzungsmittel in Australien nicht zur Anwendung kommen werden und auch keine Auswirkungen auf die Verfahren haben, nach denen in Australien solche Produkte reguliert werden."

Der Plan: Bevölkerungskontrolle

Seit 1995 verfährt die US-amerikanische Gesundheitsbehörde FDA nach der rechtswidrigen Methode, die US-Lebensmittelgesetze durch internationale Standards (also den Codex) zu ersetzen, selbst wenn die Standards noch gar nicht komplett sind. Überdies haben die USA 2004 das Mittelamerikanische Freihandelsabkommen mitbegründet. Es ist nach US-Gesetzgebung rechtswidrig (nach internationalem Recht aber legal) und verpflichtet die USA, die Codex-Richtlinien einzuhalten.

Die USA sind federführend

"Bevölkerungskontrolle gegen Geld" – so lässt sich der neue Codex Alimentarius am einfachsten umschreiben. Er wird faktisch durch die USA gesteuert und primär von den Pharmariesen kontrolliert – mit dem Ziel, die Weltbevölkerung von ihren derzeit geschätzten 7 Milliarden auf tragfähige 500 Millionen zu dezimieren (siehe die "Georgia Guidestones"). 500 Millionen Menschen lassen sich leichter kontrollieren als 7 Milliarden.

Das ist eine Reduktion um annähernd 93 Prozent. Interessanterweise zählte die Bevölkerung der amerikanischen Ureinwohner auf dem Gebiet der USA vor dem Eintreffen der Europäer in Amerika etwa 60 Millionen. Heute schwankt sie um 500.000

– eine Reduktion um etwa 92 Prozent als Ergebnis einer Regierungspolitik des Völkermordes, des verhungern Lassens und Vergiftens.

Bevölkerungskontrolle durch Mord

Der Codex weist Ähnlichkeiten zu anderen Bevölkerungskontrollmaßnahmen auf, die von den Regierungen der westlichen Welt im Verborgenen vorgenommen werden. Beispiele sind die Einschleusung von DNS schädigenden und latent immunsuppressiven Mitteln in Impfstoffe (siehe die als Waffe eingesetzte Vogelgrippe und Aids), der Süßstoff Aspartam, Chemtrails, Chemotherapie als Mittel zur Krebsbekämpfung und
RU486 (die von der Rockefeller-Dynastie finanzierte Abtreibungspille).

Weitere Punkte:

- Sämtliche Lebensmittel (einschließlich Bio-Lebensmittel) sind zu bestrahlen, (z. B. Radioaktivität aus Fukushima) wodurch alle "giftigen" Nährstoffe entfernt werden (es sei denn, Verbraucher können ihre Lebensmittel selbst vor Ort erzeugen) und radioaktive Substanzen, wie Cäsium-134 und Cäsium-137 in die Nahrungskette gelangen. Ein Vorbote dieser Richtlinienangleichung tauchte im August 2008 in den USA auf – nämlich mit der heimlich gefällten Entscheidung, sämtlichen Kopfsalat und Spinat im Namen der öffentlichen Gesundheit und Sicherheit einer Massenbestrahlung zu unterziehen. Wenn der Schutz der Öffentlichkeit das Hauptanliegen der US-amerikanischen Gesundheitsbehörde FDA ist, warum wurde das Volk nicht über diese neue Praxis informiert?

- Die genehmigten Nährstoffe werden auf eine von der Codex-Kommission erarbeiteten Positivliste beschränkt. Sie wird so “nützliche” Stoffe enthalten wie das Gift Fluorid (3,8 mg pro Tag), das aus Industrieabfällen erzeugt wird.

- Alle Nährstoffe (z. B. die Vitamine A, B, C und D, sowie Zink und Magnesium), die irgendeine gesundheitsfördernde Wirkung aufweisen, werden in therapeutisch wirksamen Mengen als unzulässig erachtet. Sie sind anteilsmäßig so zu reduzieren, dass ihre Wirkung für die Gesundheit vernachlässigbar wird.
- Die Untergrenze wird auf nur 15 Prozent der empfohlenen Verzehrmenge (RDA) festgesetzt. Selbst mit Rezept wird niemand mehr auf der Welt solche Nährstoffe in therapeutisch wirksamen Mengen bekommen können.
- Weltweit sind alle Milchkühe mit dem genmanipulierten rekombinanten Rinderwachstumshormon der Firma Monsanto zu behandeln. Alle Tiere, die der Lebensmittelerzeugung dienen, sind mit starken Antibiotika und körperfremden Wachstumshormonen zu behandeln.
- Die Anwendung von Wachstumshormonen und Antibiotika wird für alle Viehbestände, Geflügelarten und im Wasser gezüchteten Tiere, die für den menschlichen Verzehr bestimmt sind, vorgeschrieben.

- Der weltweite Einsatz ungekennzeichneter genmanipulierter Organismen in Feldfrüchten, Tieren, Fischen und Pflanzen wird vorgeschrieben.
- Es werden erhöhte Mengen von für Menschen und Tiere giftigen Pestizid- und Insektizid Rückständen zugelassen.

3 Milliarden Todesopfer in den nächsten 10 Jahren

Die WEO und die WHO schätzen, dass allein die Einführung der Vitamin- und Mineralstoffrichtlinie innerhalb von zehn Jahren mindestens drei Milliarden Todesopfer fordern wird. Eine Milliarde Menschen wird verhungern, und zwei Milliarden werden an vermeidbaren, durch Unterernährung verursachten degenerativen Krankheiten sterben, z. B. an Krebs, Herzkranzgefäßerkrankungen und Diabetes.

Dem Verbraucher wertlose, entmineralisierte, pestizidverseuchte und verstrahlte Lebensmittel unterzuschieben – das ist die schnellste und wirkungsvollste Methode, um einen profitablen Anstieg von Mangelernährung und vermeidbaren degenerativen Krankheiten zu erzeugen, gegen die die zweckmäßigste Vorgehensweise natürlich eine toxische pharmazeutische Heilbehandlung ist. Tod gegen Profit – darum geht es heutzutage.

Profit durch Krankheiten

Die Pharmaindustrie hat auf die Kodex-Richtlinienangleichung seit Jahren gewartet. Eine unwissende und systematisch verdummte Weltbevölkerung, die körperlich schneller degeneriert und damit die Profite steigen lässt, ist das höchste Ziel der ungeheuerlichen, im Verborgenen agierenden Lenker jener korrupten

Handelsorganisation, die angeblich auf die Verbrauchergesundheit achtgibt.

Sich mit eigenen nationalen Normen zur Wehr setzen

Dr. Rima Laibow, die medizinische Leiterin der Natural Solutions Fundation, hat gegen die US Regierung rechtliche Schritte eingeleitet. Sie kämpft für unsere gesundheitliche Selbstbestimmung und nimmt als öffentliche Beobachterin weiterhin an jeder Versammlung der Codex -Kommission teil. Auch hat sie sich mit Delegierten verschiedener Staaten getroffen, um sie darauf aufmerksam zu machen, dass einzelne Länder eigene Lebensmittel-Standards implementieren können, die besser und sicherer sind als die durch den Codex vorgeschriebenen.

Wie uns die USA ihre Standards aufdrücken

Die letzte Versammlung der Codex-Kommission in Genf endete mit interessanten Ergebnissen. Eine lange vor sich hin schwelende Verbitterung kam zum Vorschein, als die USA wieder einmal den einseitigen Themenkatalog der Pharma-, Agrar- und Chemieriesen durchdrücken wollten, ohne zu berücksichtigen, was viele andere Länder zu sagen hatten.

Wenn die USA einen Staat nicht zu Wort kommen lassen wollen, verweigert das Gastgeberland der Konferenz normalerweise den offiziell Delegierten die Visa. Etliche Staaten haben gegen diese Verfahrensweise protestiert und erklärt, dass aus diesem und anderen Gründen die in ihrer Abwesenheit gefällten Beschlüsse keine internationale Legitimität besitzen.

Gegen den Codex vorgehen!

Das einzige Mittel, den „Todgegen-Profit"-Plan abzuwenden, ist zurückzuschlagen und das Wissen darüber allen weiterzugeben, die man kennt. Egal ob unsere Mitmenschen noch schlafen oder durch den Alltagstrott des Lebens benebelt sind, oder zu beschäftigt, um der Sache Aufmerksamkeit zu schenken: Jetzt ist es an der Zeit, aufzuwachen.

Die US-Regierung und die sie unterstützenden Medien haben versucht, die Welt abzulenken, während all die ungeheuren Richtlinien heimlich verabschiedet werden.

Es ist sehr wichtig, dass jetzt rasch und öffentlichkeitswirksam gehandelt wird. Die Zeiten ändern sich sehr schnell, und wenn wir uns in der Sache nicht zusammentun, werden wir uns wohl mit dem Gedanken anfreunden müssen, in naher Zukunft unsere Nahrung selbst anzubauen, um einer kalkulierten Ausrottung zu entgehen.

Aufwachen, erkennen, recherchieren, verstehen, andere aufklären, helfen, diskutieren und unseren Kindern eine frei Welt, ohne die Manipulation und der Angst-Maschine der Pharmalobby und deren Gehilfen zu sichern!

Wer mehr zu den Machenschaften der IG Farben wissen möchte, „google" bitte nach der von mir hoch geschätzten 'Dr. RathFoundation'.

Kapitel Nr. 11 - Impfung und Impfschäden

Das Risiko eines Impfschaden ist heute in aller Regel größer als die Wahrscheinlichkeit eines Gesundheitsschadens durch die betreffende Krankheit.

Das Geschäft der Pharma-Lobby

Trotz der schwerwiegenden wissenschaftlichen Fehler in der Geschichte ist das Thema Impfen heute größer als je zuvor. Ein Einlenken der Schulmedizin scheint aus eigenen Interessen aussichtslos. Impfungen sind gefährlich. In diesem Wissen verkauft die Pharmaindustrie immer mehr Impfstoffe.

Impfungen gegen Krebs werden schon sehr bald auf dem Terminplan der Menschen stehen, dabei ist Krebs bekanntlich kein Virus. Das ist der enorme Erfolg einer Angst einflößenden Propaganda. Die Krankheit der Menschen ist ein boomendes Milliardengeschäft, einer der größten Industriezweige der Welt!

Die Geschichte der Impfung

Ende des 18. Jahrhunderts dachte der englische Landarzt Edward

Jenner (1749-1823) den Schlüssel für die tödlich verlaufenden Pocken gefunden zu haben. Seine Beobachtungen, dass Landarbeiter, die sich mit den harmlosen Kuhpocken ansteckten, vom gefährlichen menschlichen Pockenvirus verschont blieben, brachte ihn auf die Idee, die Menschen gezielt mit Kuhpocken zu infizieren. Dazu nahm er den Eiter der Erkrankten und spritzte es unter die Haut der Gesunden. Durch diese "aktive Impfung" starben letztendlich mehr Menschen als vorher. Einer der ersten Impfopfer war sein eigener Sohn, der in Folge einer Pockenimpfung im Alter von 10 Monaten an Schwachsinnigkeit erkrankte und dem
Impfschäden letztendlich im Alter von 21 Jahren erlag.

Über die Wirksamkeit der Pockenimpfung schrieb Jenner 1798 einen Bericht, auf dem die Pockenimpfung aufgebaut und in den meisten Ländern über 100 Jahre lang zwangsgeimpft wurde. Von den im Bericht vorkommenden 23 Pockenfällen waren allerdings 14 ungeimpft! Sie überstanden die Pocken und wurden trotzdem in die Studie mit aufgenommen. Was Jenner vor allem verheimlichte, und erst Jahre später veröffentlicht wurde, ist der Tod des 5jährigen John Baker wenige Tage nach der Impfung. Insgesamt können nur 4 Fälle als echte Beweise gelten, wobei zu erwähnen sei, dass diese 4 Personen erst wenige Tage vor dem Verfassen des Berichtes geimpft worden waren. Eine Nachbeobachtung gab es nicht.

„Ich weiß nicht, ob ich nicht doch einen furchtbaren Fehler gemacht und etwas Ungeheuerliches geschaffen habe.“ Edward
Jenner (1749-1823) - Der Vater der Impfungen.

Der französischer Naturwissenschaftler Louis Pasteur (1822-1895) entwickelte "Impfstoffe" gegen Hühnercholera, Milzbrand, Rotlauf und Tollwut. Seine Arbeit baute auf die von Jenner entwickelte Impftheorie auf. Louis Pasteur täuschte Erfolge an Hunden und Kaninchen vor, für die er gepriesen und gefeiert wurde. Im Jahr 1964, siebzig Jahre nach seinem Tod, übergab die Familie Pasteurs seine privaten Notizbücher der Nationalbibliothek von Paris. Die zwanzig Jahre andauernde Untersuchung ergab, dass in Pasteurs publizierten Arbeiten gravierende Abweichungen auftraten. Pasteur hatte bewusst Daten gefälscht und verschönt. In den französischen Fachzeitschriften sprach man von "Wissenschaftsbetrug". Louis Pasteur war kein Arzt und es stellt sich die Frage, wie er überhaupt Krankheiten wie Tollwut diagnostizieren konnte, die heutzutage nur mittels eines Labortests festgestellt werden können.

Die Schulmedizin als Organ der Pharma-/Impfindustrie hält an Impfungen fest und argumentiert mit einem starken Rückgang der Infektionskrankheiten und der Ausrottung von Diphterie und den Pocken. Heutzutage werden mehr Impfstoffe produziert als je zu vor. Tatsächlich aber hat sich unser Lebensstandard und die Hygiene (genug zu essen, zu kleiden, menschenwürdige Wohnungen, reines Trinkwasser, Kanalisation und soziale Sicherheit) im letzten Jahrhundert drastisch verbessert, worauf der Rückgang von Infektionskrankheiten zurückzuführen ist.

Einhundert Jahre schulmedizinische Forschung beweisen, dass Impfungen mehr Leid und Tod als jede andere menschliche Aktivität verursachen!

Impfen: Propaganda trotz Impfschäden

Mit Impfungen lassen sich Milliarden verdienen. Es steckt eine riesige Lobby hinter der Impfindustrie, die alles unternimmt, damit der Geldhahn nicht zugedreht wird. Die Folge sind groß angelegte Propagandaaktionen, gegen die Impfgeschädigte nicht ankommen, um zumindest anerkannt und entschädigt zu werden. Viele Impfbefürworter sind auf strategisch organisierte Manipulationen der Impflobby reingefallen und folgen der Impfbewegung blind.

Bakterien und Viren werden als bösartiger Feind verkauft, vor denen es sich zu schützen gilt. Wir bekommen übergroße Bilder von schwerkranken Menschen und "Überträgern" (Zecken) zu sehen. Sobald die Glaubwürdigkeit anfängt zu bröckeln und die Zahl der "Impfschläfer" bedenklich steigt, bricht eine bedrohliche Epidemie irgendwo in der Welt aus. Der Überlebensinstinkt wird ausgenutzt, um die menschliche Kritikfähigkeit zu umgehen.

Das Märchen vom Impfschutz

Die Schulmedizin betrachtet Bakterien, Viren und Pilze als alleinige Krankheitsursache. Die Schlussfolgerung lautet: keine Erreger heißt, keine Krankheit. Die "Feinde" dringen von außen ein und wir müssen uns vor diesen Angriffen schützen und unser Abwehrsystem aufbauen. Am leichtesten kann man sich vor Gegnern schützen, die man kennt. Das Ziel ist Immunität. Daher die Idee des Impfens. Es werden abgeschwächte Krankheitserreger in den gesunden Mechanismus gebracht, um Antikörper zu entwickeln und somit bei einem erneuten Zusammentreffen geschützt zu sein. Das Immunsystem haben wir somit nur um uns zu schützen. Sind alle Menschen immun, ist der Verursacher ausgerottet. Macht so weit Sinn ...

Was aber, wenn nicht der Krankheitserreger schuld an der Misere ist, sondern der Mensch selbst, und die Erreger Teil des Immunsystems sind?

Beobachtungen aus der Natur zeigen, dass diese "Eindringlinge" in Wirklichkeit eine Aufgabe beziehungsweise einen Sinn erfüllen. Der menschliche Organismus befindet sich in einem Ungleichgewicht und versucht, durch Bakterien, Viren und Pilze einen Ausgleich zu schaffen. Pilze haben in der Natur beispielsweise die Aufgabe, abgestorbenes, totes Material abzubauen. Infektionen und Entzündungen weisen uns auf eine ungesunde Lebensweise (siehe dazu Übersäuerung und basische Ernährung) hin und Erreger werden für Abräumaktionen zu Hilfe geholt, ja gar benötigt. Die angebliche "Krankheit" ist demnach bereits der Heilungsversuch des Körpers und das Auftreten von Erregern ein natürliches Zusammenspiel. Unser Organismus ist ein perfekt funktionierendes Instrument, jedes Symptom zeigt dem Menschen auf, in welchem Bereich etwas fehlt. Die eigenen Spezialarbeiter zu bekämpfen wäre damit völlig kontraproduktiv und das Thema Impfen hinfällig.

Pasteurs Theorie steht diejenige Theorie entgegen, die besagt, dass ein kranker Nährboden, also ein geschwächter Körper, die Grundlage für Krankheit ist. Das erklärt auch, warum jeder gesunde Mensch Millionen und Milliarden Bakterien und Viren im Körper aufweist, und warum so genannte "Erreger" bei gesunden Menschen keinen Effekt haben, keine "Existenzgrundlage", wenn man so will.

Impfungen bei Babys und Kleinkinder

Ein Baby kommt ohne ein voll entwickeltes Immunsystem zur Welt. Deshalb bekommt es durch die Muttermilch auch wertvolle Nährstoffe, was das Stillen enorm wichtigmacht. Nach wenigen Monaten beginnt dann das Training des eigenen Immunsystems. Dies geschieht über den natürlichen Kontakt zur Umwelt. So ist es bei Mensch und Tier von Natur aus vorgesehen, und dadurch ist es im Falle späterer Erkrankungen gut gewappnet.

Gesunde Babys im Alter von 3 Monaten erhalten jedoch einen "Erreger- und Gift-Cocktail", in dem unter anderem Giftgase, Konservierungsstoffe, künstliche Säuren und Schwermetalle enthalten sind. Die Stoffe gelangen in wenigen Minuten in die Blutbahn des Kindes und von dort in alle Organe. Infolge der Durchlässigkeit der Blut-Hirn-Schranke bei kleinen Kindern gelangen die Nervengifte auch in das Gehirn, wo sich die Schwermetalle deponieren. Diese lebensbedrohlichen Giftstoffe werden meist ohne Untersuchungen verabreicht, die zeigen könnten, ob das Baby bzw. Kleinkind vom Entwicklungsstand überhaupt in der Lage ist, sie zu verkraften und wieder abzubauen. Erst ab dem zweiten Lebensjahr ist das kindliche Immunsystem vollständig ausgereift.

Impfstoff-Versuche und Todesfälle

Der britische Pharma-Konzern "GlaxoSmithKline" testete in einer Studie zwischen 2007 und 2008 in Argentinien einen neuen Impfstoff an Kindern unter 5 Jahren. Dabei starben 14 gesunde Babys! Unter dem Vorwand, die Impfung schützt gegen Lungen- und Ohrenentzündung, wurden teilweise ungültige Einverständniserklärungen von minderjährigen, armen und unwissenden Eltern eingeholt. GlaxoSmithKline wurde dafür verurteilt. Die Strafe: lächerliche 180.000 Euro. Von den Todesfällen nimmt der Konzern Abstand. Deren Verteidigung kurz gefasst:

Bei den verstorbenen Kindern handelte es sich nur um Placebos, weshalb es keinen Zusammenhang mit der Studie gibt. Die Sicherheit des Mittels wird nicht infrage gestellt. Bei den StudienKindern konnten eine Verbesserung der Gesundheit und eine signifikante Reduzierung der Sterberate beobachtet werden.

Warum sehen das die Eltern der verstorbenen Kinder anders? Außerdem waren vor dem Test doch alle Kinder noch gesund?

Leider sind das nicht die einzigen Todesfälle im Zusammenhang mit Impfungen und Impfstoff-Versuchen. In Japan und Frankreich starben 2011 ein paar Kinder wenige Tage nach einer Impfung. Zwei Impfstoffe der Pharma-Riesen Pfizer und Sanofi Pasteur gegen Lungenentzündung und Hirnhautentzündung wurden daher vom Markt genommen. Ein Zusammenhang wird von den PharmaRiesen und -Gutachtern aber stets abgestritten.

Nebenwirkungen von Impfungen

Selbst wenn wir der Schulmedizin mit ihrer Antikörper-Theorie Glauben schenkten, brauchen wir uns nur die Inhaltsstoffe genauer anzuschauen, um zu erkennen, wie gefährlich so ein „ImpfCocktail" sein kann. Hinzu kommt, dass heutzutage Mehrfachimpfungen (6-fach!) die Regel sind. Kein Kind erkrankt gleichzeitig an Masern, Röteln und Mumps, um all diese Impfungen gleichzeitig durchführen zu müssen.

Der 6-fach Impfstoff Infanrix hexa

Zur Bewusstmachung: Eine Auflistung der Nebenwirkungen aus dem Beipackzettel von dem aktuellen 6-fach Impfstoff Infanrix hexa:

„Sehr häufig lokale Reaktionen (Schmerzen, Rötung, Schwellung), Fieber, Appetitverlust, Müdigkeit/Abgeschlagenheit, Reizbarkeit, häufig ungewöhnliches Schreien, Unruhen, Durchfall, Enteritis, Gastroenteritis, virale Infektionen, Moniliasis, Otitis media, Infektionen der oberen Atemwege, Bronchitis, Husten, Schnupfen, Pharyngitis, Hautausschlag, Dermatitis, Konjunktivitis, gelegentliche Mattigkeit, Bauchschmerzen, Erbrechen, Verstopfung, Somnolenz, Bronchospasmus, Laryngitis, Stridor, Ekzeme, sehr selten allergische Reaktionen, anaphylaktische Reaktionen, Krampfanfälle, Kollaps oder schockähnlicher Zustand."

Ärzte der Schulmedizin betrachten diese Symptome als "normale", "zu erwartende" Reaktionen und als ein "gutes Zeichen". Wenn Sie als Eltern aber nachts am Bett ihres vorher kerngesunden Kindes wachen, weil es hohes Fieber, Schmerzen, Atemprobleme und Schreikrämpfe hat, und Tage oder Wochen später noch ein epileptischer Anfall hinzu kommt, würden Sie von Krankheit und ernsteren Folgen sprechen. Aus einer "normalen Reaktion" kann schnell ein bleibender gesundheitlicher Impfschaden entstehen, auch Jahre nach der Impfung. Eine Anerkennung des Impfschadens seitens deutscher Behörden ist dann kaum noch realistisch.

Im Zusammenhang mit der Verabreichung des 6-fach Impfstoffes Hexavac gab es eine Anzahl von Todesfällen, weshalb dieses Produkt im August 2006 vom Markt genommen wurde.

Impfschaden - mögliche Symptome

Mögliche schwerwiegende Reaktionen / Impfschäden nach Impfungen:

Auslösung von Allergien, wie Asthma, Hautallergien, Heuschnupfen, Lebensmittelallergien

Autismus

Autoimmunkrankheiten

Chronische Abwehrschwäche mit Infektanfälligkeit (häufig an wiederholten Mittelohrentzündungen sichtbar)

Diabetes

Enzephalopathie = Gehirnerkrankung (Hierbei handelt es sich um ein durch die Impfung ausgelöstes Hirnödem; dies betrifft vor allem Kinder unter 3 Jahren, da diese wegen des noch nicht voll entwickelten Gehirnes auf die Impfung nicht mit einer Entzündung reagieren können) Die Enzephalopathie wird häufig übersehen, da sie nicht immer mit starken Symptomen verbunden ist. Es kann aber hier zu späterem Entwicklungsstillständen kommen. Die Enzephalopathie kann auch Mitauslöser des Cri encéphalique sein.

Epilepsie (bekannt vom Impfstoff gegen Keuchhusten)

Krampfanfälle

Multiple Sklerose

Plötzlicher Kindstod / SID (Sudden infant death)

Schlafsucht

Schlafumkehr (Kind ist nachts wach und unruhig, tagsüber schläfrig)

Schreianfälle/Cri encéphalique (meist äußerst durchdringend und schrill) = Zeichen für eine mögliche Hirnschädigung

Sprachentwicklungsverzögerungen

Verhaltensauffälligkeiten, schwere Erziehbarkeit, hyperaktive Kinder, ADS, Apathien (Gleichgültigkeit und Lustlosigkeit)

Wesensveränderung

Pflichtimpfung und Impfmobbing

In Deutschland, Österreich und der Schweiz gilt seit den 80er Jahren keine gesetzlich verankerte (Pocken-) Impfpflicht mehr. Allerdings kann das Grundrecht auf körperliche Unversehrtheit durch das Infektionsschutzgesetz (IfSG) aufgehoben werden. In selbst ernannten "Notfällen" darf das Bundesministerium für Gesundheit mit Zustimmung des Bundesrates "flächendeckende Zwangsimpfungen" anordnen.

Immer wieder wird versucht, eine allgemeine Impfpflicht einzuführen. Zum einen wird die Propaganda immer intensiver, zum anderen häufen sich die Fälle von "Impf-Mobbing" (die Erfahrung einer Mutter). Sei es das hartnäckige Verlangen, einen Impfpass vorzulegen oder der Ausschluss Ihres Kindes von Schulausflügen bzw. Vorwürfe oder gar Drohungen, das Sorgerecht zu verlieren. Arzthelfern, Feuerwehrleuten oder Altenpflegern wird bei Nicht-Impfung teilweise gar mit Kündigung oder Lohneinbehalt gedroht.

Impf-Mobbing und was sie tun können

Erklären Sie ihrem Hausarzt, dass Sie eine Impfung in Erwägung ziehen, wenn dieser die "Ärztliche Impferklärung" unterschreibt (siehe Anhang). Diese Erklärung ist sehr einfach und sachlich gehalten. Dennoch wird Ihnen kein Arzt diese Erklärung unterschreiben, denn wenn der eigene Ruf auf dem Spiel steht, möchten diese plötzlich kein Risiko mehr eingehen. Auf diese Weise vermeiden Sie unnötige Konfrontationen und müssen sich nicht einmal als Impfgegner outen.

Impfen und die Gefahr der Impfstoffe

Jeder Impfstoff enthält zwischen 80 und 100 Inhaltsstoffe, die nicht im Beipackzettel erwähnt sind. Laut Gesetz sind nur Stoffe deklarationspflichtig, die zwischen der Herstellung und Abfüllung hineinkommen. Stoffe, die zur Herstellung benötigt werden, gehören zum Betriebsgeheimnis und müssen nicht offengelegt werden. Da stellt sich die Frage, wie Impfstoffe überhaupt zugelassen werden können.

98% der Inhaltsstoffe sind synthetisch produziert und reine Nervengifte!

Hier eine Auflistung der vorkommenden Stoffe:

Antigene (Bakterien, Viren)

Konservierungsmittel wie:

Thiomersal (48,9% reines Quecksilber)

Natriumtimerfonat (43,7% reines Quecksilber)

Phenol (äußerst giftig und kommt in der Natur nicht vor)

2Phenoxyethanol

Hilfsstoffe (Adjuvantien) wie:

Lösungsmittel

Puffer (Phosphate, Karbonate)

Stabilisatoren (Medium 199, Polysorbat 80, hydrolisierte Gelatine, Humanalbumin, Aluminiumsulfat)

Zusätze wie:

Emulgatoren

Antibiotika

Formaldehyd (giftiges Gas)

Phenolrot (Substanz, die ihre Farbe je nach pH-Wert ändert)

Rückstände wie:

Gentechnisch hergestellte Organismen

Nährlösungen.

AZK - Impfung

Geimpft wird gegen ...

Pneumokokken	Zecken
Cholera	Pocken
Diphterie	Polio (Kinderlähmung)
Ebola	Röteln
FSME (Zecken)	Rotavirus
Gelbfieber	RS-Virus
Grippe	SARS
Hepatitis A	Schweinegrippe
Hepatitis B	(H1N1)
Herpes-Virus	Tetanus
Haemophilus influenzae B	(Wundstarrkrampf)
HPV (Gebärmutterhalskrebs)	Tollwut
Keuchhusten	Tuberkulose

Masern

Meningokokken

Mumps

Typhus

Vogelgrippe

Windpocken

Kapitel Nr. 12 – WHO verschweigt Todesfälle

Als ich auf diese Publizierung gestoßen bin, hat es mir förmlich die Sprache verschlagen. Die Pharma-Mafia hat selbst die WHO fest in ihrer Hand. Zur Erinnerung die *World Health Organizaton* ist in deutscher Übersetzung die Welt-Gesundheits-Organisation. Ihr Sitz ist in Genf in der Schweiz, dem Land, in welchem auch der weltweit zweitgrößte Pharmakonzern Novartis seinen Sitz hat. Von Basel nach Genf ist es ein Katzensprung. Zufall? Die Verfassung der Weltgesundheitsorganisation konstatiert, dass ihr Ziel die Verwirklichung des bestmöglichen Gesundheitsniveaus bei allen Menschen ist. Ihre Hauptaufgabe ist die Bekämpfung der Erkrankungen, mit besonderem Schwerpunkt auf Infektionskrankheiten, sowie Förderung der allgemeinen Gesundheit unter Menschen auf der Welt. Die WHO ist eine
Sonderorganisation der Vereinten Nationen. Somit ist die Pharma-Mafia ganz oben angekommen und kann vom Kopf her alles kontrollieren, was weltweit irgendwie mit Menschen, deren Krankheiten, deren Gesundheit und deren Heilung oder eben der Unterlassung derselben zu tun hat. Am 5. Februar 2014 las ich:

Die WHO gewährleistet dem jeweiligen Hersteller gegenüber, dass Todesfälle ausgelöst durch Dritte-Welt-Kinder-Impfstoff nicht erfasst werden. Neue, abgeschwächte Kriterien der WHO in Bezug auf

Kinds-Todesfälle in der Dritten Welt, ausgelöst durch Impfstoffe, machen das möglich.

Kindstodesfällen, verursacht durch Impfstoffe werden lt. WHO ab sofort falsch eingestuft, und zwar derart, dass die Aussage getroffen wird, der Tod habe keinen Zusammenhang mit Impfseren. Durch völlig verwässerte Beurteilungsschemas kann kaum noch ein Fall als AEFI eingestuft werden. AEFI = "Adverse Events Following Immunization", also die Beurteilung als "unerwünschtes Ereignisse nach Impfung". Auch ein Kind, dessen Tod eindeutig mit einem Impfstoff in Zusammenhang steht, wird als "Nicht AEFI" erfasst werden. Todesfälle in den
Entwicklungsländern haben für Impfstatistiken keinen Wert mehr.

Diese neue WHO- Regelung kommt genau zu einer Zeit, da eine Häufung von Dritte-Welt-Todesfällen bei Kleinkindern mit einem neu eingeführten Fünffach-Impfstoff in Verbindung gebracht werden, die durch die W.H.O. nicht erklärt werden konnten, verbunden sind. Jetzt sind diese Todesfälle so erfasst, dass jede Todesursache möglich ist, außer in einem Zusammenhang mit einer Impfung. So wurden auf Jahre hinaus Statistiken bereinigt und geschönt.

Kapitel Nr. 13 - WHO gehört Pharmakonzernen: Korrupt bis in die Knochen

Die Gunst der Stunde genutzt, kann man da nur sagen. Da die WHO nicht ausreichend von ihren Mitgliedsländern Unterstützung erfährt, sah sich die Pharma-Mafia geradezu dazu eingeladen, der WHO hier mit ein paar Milliarden aus den ohnehin reichlich sprudelnden Geldquellen unter die Arme zu greifen. Wer den Laden bezahlt, bestimmt auch die Geschäftspolitik, denn als stiller Teilhaber oder gar Gönner hat sich die Pharma-Mafia ja nie verstanden.

Der Journalist, Publizist und Unternehmer Wilhelm von Pax schreibt in seinem neuesten Aufsatz:

„Unterfinanziert, unwirksam, korrupt – die Weltgesundheitsorganisation (WHO) hat mit gigantischen Problemen zu kämpfen. Während sich die Mitgliedsländer seit Jahren weigern, höhere Aufwendungen zu zahlen, überrennt eine Ebola-Epidemie weite Teile Westafrikas. Doch schuld am desaströsen Zustand der WHO ist nicht nur das Missmanagement auf höchster Ebene, sondern auch die enge Verknüpfung mit der Pharma-Lobby und anderen Nutznießerkreisen.

Seit mehreren Jahrzehnten fordert die WHO höhere Beitragszahlungen ihrer Mitgliedsstaaten. Diese weigerten sich jedoch bis zum heutigen Tage. Die Sonderorganisation der Vereinten

Nationen (UN) wurde dadurch in den letzten Jahren immer mehr dazu gezwungen, Finanzmittel abzubauen. So sank beispielsweise allein vom Jahr 2012 bis 2014 die Möglichkeiten zur Seuchen- bzw. Krisenprävention und Bekämpfung um über 50%. Die ausgeschiedenen Generalsekretäre der WHO kritisierten das bis zuletzt aufs Schärfste.

Die chronische Unterfinanzierung der WHO sorgte in den letzten Jahren für kontroverse Abhängigkeiten mit der internationalen Pharma-Industrie. Die fehlenden Gelder werden nun auf andere Weise beschafft. Im Finanzplan der WHO für die Jahre 2014-2015 heißt es offiziell, dass fast 4 Milliarden US-Dollar zur Verfügung standen. Davon kamen knapp mehr als 3 Milliarden aus sogenannten "freiwilligen Zuwendungen". Das heißt mehr als 3/4 der Investitionsmöglichkeiten der Weltgesundheitsorganisation kommen aus Lobbykreisen, Stiftungen und privaten Geldgebern, die dann natürlich über die Verwendung der Gelder auch mitbestimmen wollen. Unter den Sponsoren verstecken sich die größten Pharmakonzerne der Welt. Darunter auch Bayer, Merck und Nowak.

Das Geschäft mit der Schweinegrippe

Als im Jahr 2010 immer mehr von der "Schweinegrippe" in Europa zu hören war, rief die WHO völlig überraschend die höchste Alarmstufe aus: Pandemie-Warnung. Zum Vergleich: In Deutschland sind dem Robert-Koch-Institut (RKI) von Ende April 2009 bis Anfang August 2010 insgesamt 226.000 bestätigte Fälle der Schweinegrippe (Influenza H1N1/2009) übermittelt worden, davon 258 Todesfälle, die meisten im November. Weltweit soll es laut WHO ungefähr 18.000 Tote gegeben haben.

Während der – teilweise auch medial – verbreiteten nationalen Panik zwang die WHO auch die Bundesregierung zu mehreren Vertragsabschlüssen. So auch zum "GSK-Vertrag" mit dem Pharmaunternehmen GlaxoSmithKline. Bis heute behandelt die Regierung das Papier offiziell als "streng vertraulich" und hat es trotz mehrerer Anfragen nicht bekannt gegeben. Trotzdem liegt der Vertrag mehreren Medien vor. In der Originalfassung zwischen den Ländern der Bundesrepublik und GlaxoSmithKline ist die Rede von 224 Millionen Euro Aufwendungen, die der Bund für die Einlagerung eines Impfstoffes an GSK zu zahlen hat. Doch die weltweite Pandemie blieb aus, die Impfstoffe landeten teilweise auf der Müllhalde. Der Fehlalarm der WHO soll der Pharmawelt weltweit mehr als 18 Milliarden US-Dollar eingebracht haben.

Die, die damals in der WHO den Ton angegeben haben, finden sich heute teilweise in Spitzenpositionen der Pharmaindustrie wieder. Klaus Stör beispielsweise, der jahrelang an der Spitze der Schweinegrippe Task-Force stand, bekleidet heute Spitzenpositionen des Pharmariesen Novartis.

Wilhelm von Pax steht für freien, wissenschaftlichen und kritischen Journalismus. Der parteilose Publizist und Herausgeber der Freien Zeitung (freieneuezeitung.wordpress.com) sieht seine journalistische Aufgabe in den Ressorts Politik, Medien und Wirtschaft. Politisch ist der Berliner sozialliberal orientiert.

Mit freundlicher Genehmigung des Autors Wilhelm von Pax, NEO-Presse, dessen Quellen:

WHO-Finanzbericht:

http://www.who.int/about/resources_planning/A66_7-en.pdf

Frontal21, investigativ zur Schweinegrippe:

http://frontal21.zdf.de/ZDF/zdfportal/programdata/f66838f5a8fb-3da8-aa23-7a6accf45314/20360408?generateCanonicalUrl=true

GSK Vertrag: http://www.arznei-telegramm.de/Vertrag01-GSK-Bund-Laender.pdf

Kapitel Nr. 14 – Abrechnungsskandal bei den Ärzten

Ihnen ist unser Rechtssystem bis in die tieferen Details bekannt? Sie wissen also, dass über der Staatsanwaltschaft und der Oberstaatsanwaltschaft der Bundesstaatsanwalt steht. Dieser muss nicht zwangsläufig ein Jurist sein, er ist vor allem und in erster Linie ein Politiker. Die Pharmalobby ist in Deutschland so stark, dass es einer Regierung nicht möglich ist, ein Gesetz durchzusetzen, wenn die Pharma-Mafia damit in ihrem Handeln, Treiben oder Unterlassen Einschränkungen hinnehmen müsste.

Und genau diesem politischen massiven Einfluss ist es zu verdanken, dass die Staatsanwälte Tausende Betrüger unbehelligt lassen. Tausende Betrüger sind in diesem Fall durch die Bank Ärzte. 10.000 Ärzte sollen bei Abrechnungen von Laborleistungen betrogen haben. Doch die Justiz zog sie nicht zur Rechenschaft. Rund 150 Verfahren sind ohne Folgen eingestellt worden oder verjährt, dies belegen interne Dokumente.

Am 4. Mai 2014 deckt das Handelsblatt in einem Hauptartikel diese Machenschaften auf. Man kann dort weiterlesen:

„Die Staatsanwaltschaft Augsburg ließ mit Wissen von Justizministerium und Generalstaatsanwaltschaft 10.000 Ärzte unbehelligt, ge-

gen die das bayerische Landeskriminalamt seit 2006 wegen Abrechnungsbetrugs bei Laborleistungen ermittelte. Rund 150 Verfahren seien eingestellt worden, der Rest sei aufgrund der Untätigkeit der Behörde mittlerweile verjährt, belegen Tausende interne Dokumente von Landeskriminalamt und
Staatsanwaltschaft, die das Handelsblatt eingesehen hat.

Besonders brisant daran: 2012 habe der Bundesgerichtshof das zugrunde liegende Abrechnungssystem eindeutig als Betrug gewertet. In dem damals einzigen Fall, in dem es zu einer Verurteilung eines Mediziners kam, bestätigte der BGH die Haftstrafe für den Arzt von über drei Jahren.

Die Höhe der Rückforderungsansprüche, die bei Patienten und Krankenversicherern wegen des möglichen Abrechnungskartells entstanden sein könnten, belaufen sich nach den internen Dokumenten auf rund eine halbe Milliarde Euro. Die Justizaffäre wurde auch Thema im Rechtsausschuss des bayerischen Landtags.

Die Staatsanwaltschaft Augsburg rechtfertigt sich laut Handelsblatt damit, dass ein Tatverdacht gegen die Ärzte gefehlt habe. Justizministerium und Generalstaatsanwaltschaft weisen eine Einflussnahme auf das Verfahren von sich." (soweit der Ausschnitt aus dem Handelsblattartikel)

Selbstverständlich hat bei 10.000 liegen gebliebenen Fällen niemand Einfluss genommen, ein Schelm, wer Böses dabei denkt. Wenn ich diesen Sumpf aus Korruption, Vorteilsnahme, Bestechung und reiner Erpressung sehe, frage ich mich, wie wir Patienten noch mit ruhigem Gewissen zu einem Arzt gehen können.

Aus welcher Quelle sollen wir noch Vertrauen schöpfen, wenn ein Riesenunternehmen mit Mafia-Strukturen ständig in jeder negativen, möglichen Weise Einfluss auf unsere Gesundheit nimmt. Wem kann man denn noch vertrauen? Etwa dem Zahnarzt, dem wir – Mund weit geöffnet – ausgeliefert sind, der aus einer kleinen Karies schnell eine Wurzelbehandlung mit anschließender Krone machen kann, der aber auch fachlich richtig eine lichtechte, unserem Zahnschmelz angepasste Füllung einsetzen könnte ... und nur ein Zehntel dessen verdienen würde, was die Alternative anbelangt.

Wenn ein Kinderarzt pro Impfung an einem Säugling mindestens 40,- Euro bei den Kassen berechnet, den Impfstoff aber für unter einem Euro einkauft, hat er bei vollem Wartezimmer täglich nebenbei zwischen 400 und 600 Euro Reingewinn nur durch die Impfungen. Wie wird man diesem Arzt begegnen, wenn man als Elternteil nicht mit den Impfungen einverstanden ist? Wer da als Elternteil Verantwortung zeigt, wirkt sich geschäftsschädigend für den Arzt aus. Wem will man da noch vertrauen? Wir als Patienten sollen den Herrschaften in Weiß vertrauen und unser und unser Kinder Leben in deren Hände legen, während im Gegenzug keiner der Ärzte bei einer simplen Impfung Verantwortung zu übernehmen bereit ist für sein Handeln und für eventuelle Folgeschäden – sprich Impfschäden.

Ärzte befinden sich zum Quartalsende in einem wahren Abrechnungsrausch. Wer täglich das Wartezimmer voll hat und somit im Durchschnitt 25 Patienten behandelt, kommt auf etwa 500 Patienten im Monat. Allein die Begrüßung jedes Einzelnen schlägt bei dieser Anzahl von Patienten im Monat mit 1.000, - Euro zu Buche (nachzulesen im EMB, dem „Einheitlichen

Bewertungsmaßstab“). Je mehr Patienten der Arzt in seiner Praxis versorgt, je mehr monatliche Pauschalbeträge erhält er von der Kasse, ganz egal, ob die Patienten im Quartal überhaupt einen Arzt benötigten.

Der Patient kostet die Kasse also Geld, auch wenn gar kein Krankheitsfall eingetreten ist.

Ärzte, Labors und Apotheken arbeiten meist miteinander, so entsteht ein unentwirrbares Geflecht von Abhängigkeiten und Gefälligkeitserweisungen ... von stillschweigend fließenden Zusatzprovisionen gar nicht erst zu reden.

Gegenüber den Kassen ist es zum Sport geworden, soviel als möglich „rauszuholen“ – wobei noch mit keinem Wort über meist schwarz fließende Provisionen der Pharma-Mafia gesprochen wurde.

Wer es sich also als Lebensziel gesetzt hat, möglichst reich, und zwar in möglichst kurzer Zeit zu werden, der hat mit der Wahl des Arztberufes nicht die schlechteste Entscheidung gefällt.

Und dass das System gewaltige Löcher hat, wird auch von Renate Hartwig (deutsche Publizistin, die durch ihre Aktivitäten gegen Scientology bekannt wurde) in ihren kritischen Vorträgen zum aktuellen Gesundheitssystem betont: „Die Kassenärztlichen Vereinigungen verteilen das Geld, das die Bürger an die Krankenkassen zahlen, an die Ärzte, die wiederum zur Mitgliedschaft verpflichtet sind und dafür 2,5 Prozent ihres Umsatzes als Beitrag zahlen. "Doch unterwegs versickert Geld", klagte Hartwig. Die Rechnung ist einfach: Die

Einnahmen der gesetzlichen Krankenversicherung lagen Hartwig zufolge im vergangenen Jahr 2012 bei 153 Milliarden Euro. Davon flossen 15 Prozent an die niedergelassenen Ärzte, sieben Prozent an die Zahnärzte, 33 Prozent an die Kliniken, 17 Prozent wurden für Medikamente ausgegeben und 6,9 Prozent für Heil- und Hilfsmittel sowie weitere neun Prozent für Krankengeld und Kuren. Macht unterm Strich 87,8 Prozent. Unter dem Posten „Sonstiges“ verbleiben 12,2 Prozent, rechnete Hartwig vor. Das entspricht immerhin einer Summe von 18,2 Milliarden Euro. „Das Geld taucht nirgends mehr auf", klagte sie und vermutet, ein Teil der Summe fließe Unternehmensberatungen zu und ein Teil falle wohl aber schlicht unter den Oberbegriff ‚Korruption.‘“

Mehr Details zu dem Abrechnungsskandal in Bayern, Quelle Montagsausgabe ‚Handelsblatt‘ vom 5.5.2014:

„Ermittlung gegen Ärzte: Justiz-Affäre in Bayern

Im August 2010 verurteilte das Landgericht München den Arzt Stephan A. wegen Betrug zu drei Jahren und drei Monaten Haft. Er hatte Patienten und Kassen mit unzulässigen Rechnungen über Laborleistungen in Höhe von 750.000 Euro geschädigt. Eine riesige Affäre schien ihren Lauf zu nehmen: Schließlich war der Arzt nach Akten einer bayerischen „Soko Labor“ Teil eines riesigen Betrugssystems. „2500 Ärzte in Bayern, bundesweit 10.000“ seien betroffen.

Doch das Pilotverfahren gegen den 48-Jährigen blieb folgenlos. Die Affäre versandete in den Winkeln der bayerischen Justiz, wie Akten beweisen, die dem Handelsblatt vorliegen. Tausende mögliche Vergehen wurden demnach nicht bestraft, die Aufklärer in den Behörden versagten offenbar. Dabei hätten nach Einschätzung der Ermittler den betroffenen Krankenkassen schon 2009 „Rückforderungsansprüche in Höhe von bis zu einer halben Milliarde Euro" zustehen können. Am Donnerstag will nun der Rechtsausschuss des Bayerischen Landtags der Sache nachgehen, wie das Handelsblatt aus informierten Kreisen erfuhr.

10.000 Verfahren verjährten

Gab es Einflussnahmen aus dem Justizministerium? Sollten bestimmte Personen geschützt werden?

Im Zentrum steht der Partner der betroffenen Ärzte: Bernd Schottdorf. Er galt damals als größter Laborbetreiber in Deutschland und spendete der bayerischen Regierungspartei CSU schon einmal 20.000 Euro.

Aber bevor die Richter sich mit ihm beschäftigen konnten, schuf die Staatsanwaltschaft Augsburg, die den Komplex Mitte 2008 übernommen hatte, andere Fakten: Die eingesetzte Augsburger Anklägerin, eine Teilzeitkraft, stellte nur vier Wochen nach Antritt rund 150 Verfahren ein, der Rest der 10.000 Verfahren verjährte. Fahnder, die sich beschwerten, wurden versetzt oder mit Disziplinarklagen überzogen.

Kein Tatverdacht? Unterlagen zeichnen ein anderes Bild

Als 2010 das Verfahren gegen Stephan A. mit einem Hafturteil endete, brauchten sich Schottdorf und seine Geschäftspartner nicht mehr zu sorgen. Die Staatsanwaltschaft Augsburg hatte die Beweise zurückgegeben oder gelöscht. Selbst als der Bundesgerichtshof (BGH) Anfang 2012 das Urteil aus München bestätigte und die „Laborgruppe des Dr. Bernd Schottdorf" als Geschäftspartner von „vielen Tausend interessierten Ärzten" nannte, passierte fast nichts. 98,5 Prozent aller Fälle waren schon verjährt.

Schottdorfs Anwalt weist auf Anfrage jegliche Verantwortung seines Mandanten von sich. Die BGH-Entscheidung sei „in der Fachöffentlichkeit scharf kritisiert" worden. Auch die Staatsanwaltschaft Augsburg hält ihr Vorgehen für rechtmäßig. Bei den verjährten Fällen habe ein „entsprechender Tatverdacht gefehlt".

Tausende von Unterlagen, die dem Handelsblatt aus der Laboraffäre vorliegen, zeichnen ein anderes Bild: Alle beschuldigten Ärzte rechneten nach dem gleichen Schema wie der verurteilte Stephan A. ab. Und sie belegen: Justizministerium und die Generalstaatsanwaltschaft wussten über die Schritte der „Soko Labor" detailliert Bescheid – geholfen hat das den Ermittlern nicht.

Betrugsskandal in Bayern: Das Ende der „Soko Labor"

In akribischer Kleinarbeit tragen Ermittler Beweise für einen riesigen Betrug im Gesundheitssektor zusammen. Doch die Staatsanwaltschaft lässt fast alle potenziellen Täter unbehelligt. Das Handelsblatt deckt auf, wie die bayerische Justiz den Kampf ihrer Kriminalbeamten gegen den Missbrauch untergrub.

München, 28. Januar 2009. Jahrelang hatten die Ermittler der „Soko Labor" geackert. Zeugen vernommen, Razzien durchgeführt, Tausende Akten und Computerdaten ausgewertet. Das Bayerische Landeskriminalamt (LKA) glaubte, ein riesiges Kartell aufgedeckt zu haben, 10.000 Ärzte und ein Laborbetreiber aus Augsburg, die sich auf Kosten des Gemeinwesens die Taschen füllten. Der mögliche Schaden: eine halbe Milliarde Euro.

Doch jetzt, an diesem kalten Januartag 2009, war all das plötzlich nicht mehr wichtig. Eine neue Staatsanwältin hatte in Augsburg das Sagen. Drei Jahre hatten die Ermittler den Fall vorbereitet. Ganze vier Wochen nahm sich Staatsanwältin Manuela K. (Name von der Redaktion geändert) Zeit, um die Ermittlungsakten zu sichten. Rund 150 bereits intensiv recherchierte Fälle stellte sie ein, den Rest ließ sie unberührt. Ein Jahr später waren fast alle Vorwürfe verjährt.

Fast war es, als hätte es die „Sonderkommission Labor" nie gegeben.

Das Handelsblatt hat viele Tausend Dokumente der Laboraffäre ausgewertet. Die Recherchen zeigen ein erschreckendes Bild. Alles deutete 2009 darauf hin, dass die Beamten dabei waren, eines der größten Kartelle des Landes stillzulegen. In dem einzigen Verfahren, das nicht vorschnell beendet wurde, musste der betroffene Arzt über drei Jahre in Haft. Allein er schädigte laut Urteil seine Patienten um 750.000 Euro.

Seine Revision verwarf der Bundesgerichtshof (BGH) 2012 mit deutlichen Worten. Das Abrechnungsverfahren sei eindeutig Betrug gewesen, so die höchsten Strafrichter. Der Arzt habe „unter keinem denkbaren Gesichtspunkt" einen Zahlungsanspruch gehabt. Der Arzt meint noch immer, er sei im Recht. Er hat das Bundesverfassungsgericht angerufen.

Bernd Schottdorf – Täter oder Opfer?

Doch trotz der vielen verdächtigen Ärzte blieb die eine Verurteilung ein Einzelfall. Schuld ist die Justiz selbst. Sie behinderte die Ermittlungen. Kriminalbeamte, die an dem Fall dranblieben, wurden versetzt, ja sogar kriminalisiert. Und der Mann, der im Zentrum ihrer Spurensuche stand, speiste mit Koryphäen der bayerischen Politik. Sein Name: Bernd Schottdorf.

Der in Berlin geborene Sohn eines Betriebsarztes war schon immer ein Aufsteiger unter den Ärzten. Der 74-Jährige Schottdorf besitzt heute Schloss Duttenstein in Dischingen (Landkreis Heidenheim), das er von der Familie von Thurn und Taxis kaufte, samt 240 Hektar Wildpark. Noch heute geht Schottdorf dort auf die Jagd.

Bereits 1998 hatte er nach eigenen Angaben das größte Labor Europas aufgebaut. Sein Imperium war beeindruckend, verzweigt in 20 miteinander verflochtenen Gesellschaften und Filialen. Seine Gegner nannten Schottdorf gern abfällig „Grölaz" – den größten Laborarzt aller Zeiten. Schottdorf, sagt ein ehemaliger Kollege aus Reutlingen, habe ein ganzes medizinisches Fach „zu einem Industriezweig verkommen lassen". Tatsächlich sah sich der gedrungene Mann mit dem vollen weißen Haar schon früh nicht mehr als Mediziner. Seine Zulassung als Arzt endete erst 2010. Als das LKA Schottdorf 2001 nach seinem ausgeübten Beruf fragte, antwortete er: „Kaufmann."

Es war 1986, als der Gesetzgeber in Bayern sich dazu entschloss, die Einnahmen der Laborärzte zu begrenzen. Seither bedarf es cleverer Geschäftsideen, um in der Branche noch zu wachsen. Doch auch seine Cleverness bewahrt Schottdorf nicht vor Konflikten. Er streitet mit Ärzten, mit Rivalen, mit Verbänden. Die Kassenärztliche Vereinigung Bayern kürzt ihm immer wieder seine Honorarbescheide. Schottdorf protestiert. Mal gewinnt der eine, mal der andere.

Schottdorf selbst sieht sich dabei nicht als Täter, sondern als Opfer des Systems – und als gefährdeter Mann. Schon 1983 beantragt er einen Waffenschein für eine Heckler & Koch, Kaliber neun Millimeter, der ihm „wegen überdurchschnittlicher Gefährdung seiner Person aufgrund seines Bekanntheitsgrades" auch ausgestellt wird. Dem „Spiegel" sagt er einmal: „Es wimmelt von Leuten, die mich hassen."

Dubioses Darlehen

Hass ist ein hartes Wort. Aber Schottdorf ist ein Grenzgänger – und auch die Grenzen des Rechts scheinen für ihn lediglich Herausforderungen. Mit den Jahren füllen seine Akten beim LKA und bei der Staatsanwaltschaft in Bayern ganze Regale. Immer geht es um die Art und Weise, wie er Leistungen abrechnet. Wie er Kasse macht.

Ermittlungen wegen seiner Geschäftstätigkeit reichen zurück bis in die späten 1980er Jahre.

Gut zehn Jahre darauf folgt ein Verfahren mit 64 Zeugen. Schottdorf soll Ärzte nur zum Schein beschäftigt haben. Ein Trick, vermuten die Ermittler, um mehr abzurechnen, als erlaubt ist. Der Prozess endet im Jahr 2000 mit einem Freispruch. Das Gericht sieht die Vorwürfe, die von Schottdorf angestellten Ärzte seien Strohmänner gewesen, nicht als erwiesen an.

Für die Generalstaatsanwaltschaft und die Strafverfolger in Augsburg ist dies eine bittere Niederlage. Sie werden sie fortan mit sich herumtragen wie einen Stumpf, der immer wieder Phantomschmerzen auslöst.

Bernd Schottdorf dagegen jubiliert. Er trifft sich mit seinen Anwälten im noblen Bogenhauser Hof in München zur „Siegesfeier“: „Lassen Sie uns unsere Heldentaten nochmals gemeinsam bewundern“, schreibt er in seiner Einladung. Doch es sollte nur wenige Jahre dauern, bis der Laborunternehmer wieder auf dem Radar der Staatsanwaltschaft auftaucht.

Als die Ermittler 2006 einem Staatsanwalt auf der Spur sind, der krumme Geschäfte macht, stößt das bayerische LKA eher zufällig auf ihn: Der Ankläger kommt ausgerechnet aus Augsburg. Wieder dabei: ein alter Bekannter – Bernd Schottdorf.

Die Männer finden Belege für ein dubioses Darlehen, das Schottdorf über einen Strohmann in der Schweiz dem hoch verschuldeten Staatsanwalt Peter D. (Name von der Redaktion geändert) gewährte. 160.000, - € zu ungewöhnlich guten Zinskonditionen. Er werde sich „zu gegebener Zeit“ an die „gewährte Unterstützung erinnern“, schreibt D. an Schottdorf.

Kartell von Abrechnungsbetrügereien

Was er damit gemeint haben könnte, zeigt sich im Jahr 2005. D. stellt zwei Ermittlungsverfahren gegen Schottdorf auf ungewöhnliche Art ein. Es geht erneut um den Verdacht des Abrechnungsbetrugs. Laut Haftbefehl gegen D. informiert der Staatsanwalt beim ersten Verfahren einen früheren Bundestagsabgeordneten und Anwalt, der später Schottdorfs juristische Vertretung übernimmt, über eine geplante Durchsuchung von Schottdorfs Labor. Als die Ermittler auftauchen, werden ihnen prompt Unterlagen präsentiert, die den Tatvorwurf zu entkräften scheinen. Die Beamten ziehen unverrichteter Dinge ab, D. stellt das Verfahren ein.

Im zweiten Fall macht der Staatsanwalt die Arbeit für Schottdorfs Verteidigung gleich selbst. Er lässt dem Vertrauten des Laborbetreibers eine Einstellungsverfügung in Lückentext-Format zukommen. Die Schottdorf-Seite liefert die entscheidenden Begriffe, der Staatsanwalt stellt das Verfahren ein.

Peter D. landet 2007 für über drei Jahre im Gefängnis, Schottdorf braucht nur zu zahlen. Sein Strafbefehl lautet auf 450.000 Euro wegen Vorteilsgewährung.

Staatsanwalt Peter D. ist jedoch nicht der Einzige, demgegenüber Schottdorf großzügig ist. Mitte 2005 schickt er dem damaligen bayerischen Ministerpräsidenten Edmund Stoiber einen Spendenscheck für die CSU über 20.000 Euro. Dabei versieht er sein Begleitschreiben mit dem Satz: „Als langjähriges Mitglied der CSU erwarte ich, dass jetzt endlich eine Änderung in Deutschland erreicht werden kann."

Stoibers Sprecher erklärt dazu, dass „die genannte Parteispende gemäß dem Parteiengesetz ordnungsgemäß verbucht und im Rechenschaftsbericht 2005 veröffentlicht wurde". Im Übrigen sei eine „politische Einflussnahme durch Parteispenden auf Verfahren der Justiz oder andere staatliche Stellen für Dr. Stoiber von vornherein völlig ausgeschlossen".

Welche „Änderung" Schottdorf mit der Spende bezweckte, bleibt unklar. Weitere Unterlagen, die das LKA bei Schottdorf findet, wirken dafür umso eindeutiger. Es sind Indizien für ein riesiges Kartell von Abrechnungsbetrügereien. Tausende Ärzte bundesweit, so scheint es, haben an einem illegalen System von Kick-backZahlungen teilgenommen. Die ermittelnden Beamten halten Schottdorf für den Urheber.

Der BGH nennt das System in einem Urteil später Betrug. Schottdorfs Anwalt, der Münchner Strafverteidiger Martin Imbeck, betont auf Nachfrage, dass das Urteil in zwei Fachaufsätzen „scharf kritisiert" worden sei. Außerdem sei eine Verfassungsbeschwerde dagegen anhängig.

800 Euro dazuverdient – mit einer Blutprobe

Die Labor Schottdorf MVZ GmbH wird von Schottdorfs Ehefrau Gabriele geführt. Auf die Frage des Handelsblatts, ob die Labors heute noch immer nach dem Abrechnungsmodus arbeiten, den der BGH beanstandete, antwortet der Anwalt: Er verstehe die Frage nicht. Der BGH habe doch lediglich über die Abrechnung des Arztes gegenüber seinem Patienten entschieden.

Das mag formal die Wahrheit sein. Tatsächlich ging es jedoch um viel mehr, wie die Arbeit der „Soko Labor" zeigt.

Die Arbeit der „Soko Labor" beginnt 2006 unter der Führung des Münchener Staatsanwalts Andreas H. Schnell wächst die Akte Schottdorf an, nach diversen Razzien besteht sie aus Hunderten von Leitzordnern. Die Ermittler finden immer mehr Ärzte, die von diesem Abrechnungssystem mit dem Augsburger Laborbetreiber profitieren.

Die Ermittler packen die Abrechnungsmasche unter den Begriff „MIII/IV-Verfahren". Dahinter stecken Speziallaborleistungen, die nur von demjenigen abgerechnet werden dürfen, der sie auch erbracht hat. So sieht es das Gesetz vor. Bei Schottdorf funktioniert das offenbar anders.

Der bekannte Münchener Allgemeinmediziner Stephan A. ist einer von Schottdorfs Kunden. Er steht exemplarisch für die Zigtausend anderen Geschäftspartner. Sein Fall wird für die Ermittler zur Blaupause, zum „Pilotverfahren".

Der Trick: A. schickt viele seiner bei Patienten genommenen Proben zunächst an ein Schottdorf-Labor. Dort werden sie untersucht. Entgegen den gesetzlichen Bestimmungen stellt aber nicht das Labor dem Patienten die Rechnung – sondern A. Und zwar zu einem deutlich höheren Satz, als er bei Schottdorf zahlen muss (siehe Schaubild). Das alles ergibt sich später aus dem BGH-Urteil, das die Verurteilung von A. wegen Betrug bestätigt. Auf diese Weise, so das LKA in einem Vermerk, habe sich A. mit nur einer einzigen Blutprobe 800 Euro dazuverdient.

Das Pilotverfahren wird für die Ermittler also zum vollen Erfolg. Doch hinter dem Rücken der Ermittler geschieht zuvor etwas Merkwürdiges. 2007 schon wird die Sondereinheit des LKA plötzlich erheblich verkleinert, von 18 Mann auf fünf. Bis auf drei Fälle geht das gesamte Verfahren Mitte 2008 auf Wunsch der Generalstaatsanwaltschaft nach Augsburg. Offizielle Begründung: Wegen des Wohnsitzes von Schottdorf sei Augsburg zuständig.

Der Fall Schottdorf wird der Generalstaatsanwaltschaft offenbar immer lästiger. Der Grund dafür findet sich in einem LKA-Protokoll, das den damals federführenden Staatsanwalt Andreas H. zitiert: „Herr H. betonte, dass die Generalstaatsanwaltschaft ungemein Angst habe, ein erneutes Desaster in der gerichtlichen Aufarbeitung zu erleben, wie es bereits Jahre zuvor in Augsburg vonstattenging." Gemeint ist der Prozess im Jahr 2000 gegen Schottdorf wegen des Vorwurfs, scheinselbstständige Ärzte zu beschäftigen. Außerdem schrecke die Generalstaatsanwaltschaft vor der hohen Anzahl der zu erwartenden beschuldigten Ärzte zurück. Die Generalstaatsanwaltschaft bestreitet auf Anfrage diese Motivation.

Was nun folgt, ist danach umso schwerer zu erklären. Noch im Dezember 2008 versichert die Staatsanwaltschaft in Augsburg den LKA-Ermittlern in München: Zunächst werde der Ausgang des Verfahrens gegen Stephan A. beim Landgericht München abgewartet. Erkenne dieses Gericht einen Betrug, kämen die 9999 anderen Ärzte aus dem Schottdorf-System an die Reihe. Im Bericht des federführenden Augsburger Staatsanwalts heißt es, dass die „weitere Vorgehensweise ausschließlich vom Ausgang des Pilotverfahrens" abhänge. „Im Vorfeld wird es folglich zu keiner Einstellung von Verfahren kommen."

Verfahren eingestellt, Beweismittel zurückgegeben

Doch dieser Plan ist nur wenige Wochen später Makulatur. Die Augsburger Ankläger machen überraschend die Teilzeitstaatsanwältin Manuela K. für den brisanten Fall verantwortlich. Und diese stellt alle 150 bereits eröffneten Verfahren – darunter auch das gegen Bernd Schottdorf – „aus Rechtsgründen" ein.

Tausende von Fällen bleiben unberührt, bis sie verjähren. Dabei hatte der Münchener Ankläger Andreas H. das LKA schon früh gebeten, für die Staatsanwaltschaft einen Serienbrief vorzubereiten, um verdächtige Ärzte anzuschreiben und so die laufende Verjährung zu unterbrechen. Doch Manuela K. verzichtet darauf, einen solchen Brief zu benutzen.

Die Staatsanwaltschaft Augsburg rechtfertigt dieses Vorgehen. „Ermittlungsmaßnahmen sind, auch wenn sie nur der Unterbrechung der Verjährung dienen, bei Fehlen eines entsprechenden Tatverdachts nicht zulässig", so die Behörde.

Ein fehlender Tatverdacht? Nach der Erkenntnis des Münchener Staatsanwalts H. und der Ermittler des Landeskriminalamts nutzen alle 10.000 Ärzte dieselbe Abrechnungsmasche wie A. Und der wurde im August 2010 vom Landgericht München verurteilt.

Der BGH, der das Urteil aus München überprüft, entscheidet ebenfalls auf Betrug – und erkennt keinen Einzelfall, sondern ein System. Der Mediziner Stephan A. profitierte durch die „von der Laborgruppe des Dr. Bernd Schottdorf seit vielen Jahren vielen Tausend interessierten Ärzten im Bundesgebiet angebotenen Kooperation", schreiben die Richter. „Angeklagter und Laborarzt" seien übereingekommen, dem Laborarzt „eine stetige und möglichst umfangreiche Weiterbeauftragung durch die
Einsendeärzte" zu sichern. Die Einsendeärzte seien im Gegenzug „an Honoraren beteiligt" worden, „auf die sie keinen Anspruch haben".

Schottdorfs Anwalt widerspricht. Dem Einkauf derartiger Parameter fehle „jegliches kooperative Element".

Ausgesprochen kooperativ dagegen wirkt das Verhalten der Staatsanwältin Manuela K. Kaum hat sie die Einstellung der Verfahren angeordnet, gibt sie auch die Beweismittel an Schottdorf und andere Ärzte zurück. Darunter solche, die die Ermittler noch auswerten wollten. Dann folgt die Anweisung, dass „sämtliche gesicherten EDV-Daten betreffend die Beschuldigten Schottdorf beziehungsweise von diesen beherrschten Firmen zu löschen sind".

Der Schrecken bei Staatsanwältin K. dürfte nicht klein gewesen sein, als sie gut zweieinhalb Jahre später das Urteil des BGH gegen den Mediziner Stephan A. vernimmt. Plötzlich stehen ihrem flächendeckenden Freibrief für die rund 10.000 Ärzte im System Schottdorf drei Jahre Haft im Pilotverfahren gegenüber.
Letztinstanzlich!

Hastig nimmt die Staatsanwaltschaft Augsburg die schon eingestellten Verfahren wieder auf. Aber schon nach wenigen Monaten werden sie erneut eingestellt, teilweise gegen Geldauflage. Und an dieser Stelle wird die Affäre zur Satire. Weil „die beschlagnahmten Abrechnungsunterlagen zurückgegeben wurden", fehlen belastbare Anhaltspunkte, notiert die Staatsanwältin. Die Berechnung der Geldstrafen erfolgt als „Hochrechnung". Strafmaß Pi mal Daumen also.

Was die Beteiligten amüsieren mag, ist für die Patienten bitter. Den einzigen Arzt, der angeklagt wurde, konnten Staatsanwaltschaft und Gerichte wegen Betrug in Höhe von 750.000 Euro überführen. Aber fast 10.000 seiner Kollegen, die offenbar nach demselben System und mit demselben Labor zusammenarbeiteten, blieben trotz ihres möglichen Betrugs unbehelligt.

Spur zu den höheren Beamten

Aber konnte die teilzeitbeschäftigte Staatsanwältin Manuela K. eine so weitreichende Entscheidung allein fällen? Sie sah das Problem offenbar selbst. In einem Vermerk über ein Gespräch mit ihr zitiert ein Beamter sie mit den Worten: „Ich möchte später nicht zwischen die Fronten geraten, deshalb habe ich mir schriftliche Notizen gemacht." Sie sei außerdem sauer, weil sie einen Verfahrensteil, den sie nicht überschaue, „beerdigen" musste.

Manuela K. äußert sich auf Anfrage nicht dazu. Doch wenn es nicht die Staatsanwältin war, die das Ende der Laboraffäre wollte, wer dann?

Die Spur führt zu höheren Beamten. So war die Generalstaatsanwaltschaft in München nicht nur stets über den Stand des Schottdorf-Verfahrens informiert. Die Dienstvorgesetzten der Augsburger griffen auch aktiv ein. Selbst das Justizministerium wusste Bescheid. Intern war die Laboraffäre als „berichtspflichtig" eingestuft worden. Über solche Fälle müssen Generalstaatsanwaltschaft und Justizministerium auf dem Laufenden gehalten werden.

Zuständig bei der Generalstaatsanwaltschaft war Manfred Nötzel. Der steigt später zum Chef der Staatsanwaltschaft München I auf. Schon im Oktober 2007 berichtete der Münchener Staatsanwalt Andreas H., dass ihm „seitens der Generalstaatsanwaltschaft untersagt" wurde, weitere Durchsuchungsbeschlüsse für Arztpraxen einzuholen.

Später, im Juni 2008, heißt es in einem Besprechungsprotokoll von Staatsanwaltschaft und LKA: „Der Generalstaatsanwalt habe verfügt, dass die übrigen MIII/IV-Ärzte zurückgestellt werden („auf Halde")." Und kurz danach: „Für außerbayerische Ärzte sind keine verjährungsunterbrechenden Maßnahmen vorgesehen." Der Plan, die bayerischen Ärzte zu überprüfen, versandete später ebenfalls.

Kurz danach notiert einer der ermittelnden Beamten, dass das Verfahren der „Soko Labor" nun endgültig „beerdigt" werden solle. Die Generalstaatsanwaltschaft plane, auf die zuständige Staatsanwaltschaft „einzuwirken, die Augsburger Verfahren zu beenden".

Funktioniert so in Bayern die Justiz? Die Staatsanwaltschaft Augsburg sowie die Generalstaatsanwaltschaft weisen das zurück. Es sei zwar zu regelmäßigen Gesprächen über das Verfahren gekommen, aber „eine Anweisung oder Forderung zur Einstellung des Ermittlungsverfahrens fand nicht statt".

Im Namen von Nötzel erklärt die Generalstaatsanwaltschaft zudem, dass „ab Mitte 2007 in Besprechungen des Herrn Nötzel" mit Staatsanwalt H. „Einigkeit erzielt worden sei", das Pilotverfahren zur Klärung der strittigen Rechtsfragen durchzuführen. H. war seit Mitte des Jahres 2008 nur noch für das Pilotverfahren und zwei weitere Fälle zuständig. „Mit der Behördenleitung und der zuständigen Abteilungsleitung der Staatsanwaltschaft München I bestand deshalb wegen der ungeklärten Rechtslage Einvernehmen, vorerst von weiteren
Eingriffsmaßnahmen Abstand zu nehmen."

Hexenjagd mit Wirkung

Auch das bayerische Justizministerium weist auf Anfrage jegliche Einflussnahme auf das Verfahren Schottdorf sowie eine unrechtmäßige Behandlung der Fälle zurück.

Die volle Härte der Strafverfolger bekommen allerdings im Gegensatz zu Schottdorf jene zu spüren, die gegen das unrühmliche Ende der Affäre aufbegehren. Mehrere Beamte der Sonderkommission Labor, die sich gegen die Einstellungen aus Augsburg wehren und dies auch in Briefen an die Führung kundtun, werden versetzt. Einige von ihnen werden zudem über Jahre mit Straf- und Disziplinarverfahren überzogen.

Besonders brisant: Derjenige, der die Strafverfahren gegen diese Beamten eingeleitet oder deren Verfahren an die politische Abteilung abgegeben hat, ist ausgerechnet Manfred Nötzel. Und damit genau der Mann, der als früherer Wirtschaftsdezernent bei der Generalstaatsanwaltschaft für das Schottdorf-Verfahren zuständig und danach zum Chef der Staatsanwaltschaft München I aufgestiegen war. So heißt es in einem Vermerk des zuständigen Staatsanwalts, der nach „Rücksprache mit Herrn Behördenleiter" Nötzel entsteht: „Er bittet um Einleitung eines Js-Verfahrens." JsAktenzeichen stehen für aufgenommene Ermittlungen.

Erst mehrere Jahre später wird aktenkundig, dass die Justiz eine Hexenjagd gegen ihre eigenen Beamten veranstaltet hatte. Keines dieser Verfahren kann den Beamten eine Verfehlung nachweisen. Das angerufene Oberlandesgericht München notiert im Februar 2012, es habe „schon aus tatsächlichen Gründen kein

Anhaltspunkt“ für einen hinreichenden Tatverdacht bestanden. Die Begründung der Staatsanwaltschaft Augsburg für die Einstellung des Verfahrens gegen Schottdorf wegen Abrechnungsbetrug sei „sachlich nicht haltbar“.

Doch auch wenn die Hexenjagd keinen Erfolg hatte – ihre Wirkung verfehlte sie nicht. Die verfolgten Beamten wurden von Beförderungen ausgeschlossen. Ihre Kollegen wagten über Monate hinweg nicht einmal, sich in der Kantine neben sie zu setzen. Eine mögliche Lehre lautet: Es ist der Karriere nicht zuträglich, sich mit dem CSU-Unterstützer Bernd Schottdorf anzulegen.

Der Labor-Millionär selbst scheint dagegen unantastbar. Zwar hat das Landgericht Augsburg vor wenigen Wochen doch noch eine Anklage gegen Schottdorf zur Hauptverhandlung zugelassen. Dort geht es aber erneut nur um die mutmaßliche Beschäftigung von scheinselbstständigen Ärzten. Schottdorfs Laborsystem, mit dem Patienten und Krankenkassen mutmaßlich um eine halbe Milliarde Euro geschädigt wurden, ist für die bayerische Justiz nicht mehr von Belang. Sein Verfahren wurde als angeblich unwesentliche Nebentat eingestellt.

Schottdorf bestreitet die Vorwürfe und bleibt trotz der neuen Anklage entspannt. Auf Anfrage des Handelsblatts schreibt sein Anwalt: „In die Unabhängigkeit des Landgerichts Augsburg hat mein Mandant zu Recht volles Vertrauen.““

Kapitel Nr. 15 – Gardasil gegen Gebärmutterhalskrebs

Im Laufe meiner Nachforschungen habe ich unzählige Stellen und Organe angeschrieben, auf den unterschiedlichsten Internetseiten Nachricht hinterlassen. Es scheint tatsächlich, dass innerhalb der großen Pharma-Konzerne doch hier und da noch Menschen am Werk sind, die sich nicht länger in die Anonymität flüchten möchten, sondern ihrem schlechten Gewissen Erleichterung verschaffen möchten. Sie gehen an die Öffentlichkeit, geben Interviews, verabschieden sich von langjährigen Arbeitsstellen und nehmen Gefahren auf sich, verfolgt, diskreditiert, bedroht, erpresst oder gar getötet zu werden. Dr. Dalbergue ist einer dieser Wissenschaftler, der es nicht länger mit sich vereinbaren konnte, an diesem Arzneimittelbetrug mitzuwirken. Der freundliche Herr Schaller, Redakteur und PR-Berater schickte mir die folgende Mail:

„Sehr geehrter Herr Dr. Echevers

Ein renommierter Arzt, der früher für den Chemieriesen Merck & Co. gearbeitet hat, welcher Hersteller des Gardasil-Impfstoffes gegen Gebärmutterhalskrebs ist, hat einige bahnbrechende Eingeständnisse über die Gefahren und Unwirksamkeit dieser umstrittenen Injektion gemacht. Während eines kürzlichen Interviews

mit dem französischen Magazin *Principes de Sante* räumte Dr. Bernard Dalbergue ein, dass Gardasil ein unwirksamer Impfstoff sei, der nicht nur darin versagt, gegen Gebärmutterhalskrebs zu schützen, sondern auch Personen der
Gefahr aussetzt, an Lähmung, Enzephalitis, am Guillain-BarréSyndrom und an einer Unzahl anderer kräftezehrender Leiden zu erkranken. Inzwischen wird auch berichtet, dass junge Frauen, die zuvor mit Gardasil oder Cervarix gegen HPV geimpft wurden, auffällig oft Fehlgeburten hätten.

Wir hatten in unserem Gesundheitsbrief in der Vergangenheit mehrfach über die Risiken der Impfung gegen HPV-Viren berichtet:

Umstritten: Impfung gegen Gebärmutterhalskrebs

Gardasil: Todesfälle nach Krebsimpfung

Gardasil - neue Nachrichten zum Impfstoff gegen Gebärmutterhalskrebs

Bitte bleiben Sie gesund und gehen Sie liebevoll mit sich um.

Ihr Gerd Schaller"

Der größte medizinische Skandal aller Zeiten

Dr. Dalbergue deutete an, dass sich Gardasil letzten Endes als „der größte medizinische Skandal aller Zeiten" herausstellen würde und wetterte gegen dessen Zulassung und seine weitere Anwendung und behauptete weiter, dass „jede" damit involvierte Person weiß, dass Gardasil vollkommen unwirksam ist. Dr. Dalbergue erwähnte eine weitere Wissenschaftlerin namens Dr. Diane Harper, die sowohl bei Gardasil als auch bei Cervarix beteiligt war, den beiden zugelassenen Impfstoffen gegen humane Papillomviren (HPV). Wie wir bereits berichteten, hatte Dr. Harper zuvor über die Gefahren und Unwirksamkeit dieser beiden breit forcierten Impfstoffe ausgepackt.

„Das gesamte Ausmaß des Gardasil Skandals muss festgestellt werden", heißt es in einer englischen Übersetzung des Interviews, das ursprünglich in Französisch veröffentlich wurde. „Jeder wusste, dass, wenn dieser Impfstoff für den amerikanischen Markt freigegeben wird, er sich als unwirksam herausstellen wird! .... Darüber hinaus sind sich Entscheidungsträger auf allen Ebenen dessen bewusst!"

Impfstoff-Industrie und Behörden wissen um die Gefährlichkeit und Unwirksamkeit von Gardasil

Gemäß Dr. Dalbergue sind sich Industrie-Insider voll über die Tatsache bewusst, dass Gardasil permanenten, lebensbedrohenden Schaden am zentralen Nervensystem hervorrufen kann. Ihnen ist bekannt, dass der Impfstoff bei Personen zum Beispiel verursachen kann, dass sie nicht mehr normal gehen oder tätig sein können, ohne dabei extreme Erschöpfungszustände oder Schmerzen zu haben. Ihnen ist außerdem bekannt, dass Gardasil nichts bewirkt, um die Menschen vor Gebärmutterhalskrebs zu schützen, jene Krankheit, derentwegen der Impfstoff bei jungen Menschen, sowohl männlich als auch weiblich, aggressiv forciert wird.

„Ich prophezeie, dass Gardasil der größte medizinische Skandal aller Zeiten werden wird, denn irgendwann werden sich die Beweismittel ansammeln und belegen, dass dieser Impfstoff absolut keine Wirkung bei Gebärmutterhalskrebs hat, auch wenn er ein technisches und wissenschaftliches Meisterstück sein mag“, sagte Dr. Dalbergue. “All die vielen Nebenwirkungen, die Leben zerstören und sogar töten, dienen keinem anderen Zweck, als Gewinn für die Hersteller zu generieren.“

Amerika: ein Korruptionssumpf der Pharma- und Impfstoffindustrie

Derartige Informationen preiszugeben, stellt nicht nur eine Gefährdung für die persönliche Laufbahn von Dr. Dalbergue dar, sondern auch für die seiner früheren Kollegen; viele von ihnen sind sich all dieser Dinge voll bewusst, aber wahrscheinlich verängstigt, damit an die Öffentlichkeit zu gehen. Und das aus gutem Grund: Die amerikanische Enthüllungsjournalistin Katie Couric, die kürzlich einen Diskussionsbeitrag über die Nebenwirkungen im Zusammenhang mit Gardasil sendete, wurde ins Visier genommen und im Grunde genommen bedroht, eine öffentliche
Entschuldigung hierüber herauszugeben.

Dies ist möglicherweise der Grund, warum Dr. Dalbergue sich entschied, seine Meinung eher gegenüber französischen als amerikanischen Medien zu äußern. Wie Sie vielleicht wissen, haben die Pharma- und Impfstoff-Hersteller dank der korrupten Gesetze, die sie vor einer Klage schützen, in den USA freie Hand, all die gefährlichen Medikamente ohne Konsequenzen nach Belieben zu verkaufen.

„Die amerikanische Gesetzgebung hindert jeden daran, Merck oder irgendeinen anderen Impfstoff-Hersteller zu verklagen, da ihnen der U.S. Kongress 1986 vollkommene Immunität gegenüber Zivilklagen eingeräumt hat; und dieser gesetzliche Schutz, der für sie ein Freibrief ist, so viele Impfstoffe wie sie wollen auf den Markt zu bringen, wurde 2011 durch den Obersten Gerichtshof der U.S.A. aufrechterhalten", erklärt Health Impact News.

„Darüber hinaus erhält das *National Institute of Health* (Gesundheitsbehörde der USA) aus dem Verkauf von Gardasil Lizenzgebühren. Erwarten Sie daher keine objektive, wahre
Berichterstattung der amerikanischen Mainstream-Medien oder Ihres amerikanischen Arztes."

Ein pikantes Detail sollte gar nicht an die Öffentlichkeit: In dem verwendeten Impfstoff "Gardasil" befindet sich der Emulgator „Polysorbat80", der nicht ganz „unbedenklich" ist. Polysorbat80 befindet sich in sehr vielen anderen Impfstoffen auch und macht die HPV-Impfung hoch riskant. Dieser umstrittene Emulgator zerstört die weiblichen Reproduktionsorgane (Eierstöcke) und macht diese Impfung zu einer Sterilisationsspritze! Darauf geht Merck in seinem Beipackzettel überhaupt nicht ein Darauf angesprochen kam von Merck der Kommentar, man habe
„vergessen", dies ausreichend abzuklären.

Das Original-Interview mit Dr. Dalbergue in französischer Sprache finden Sie in voller Länge als PDF hier: http://ddata.over-blog.com/xxxyyy/3/27/09/71/2012-2013/Juin-2013/Dr-Dalbergue--Gardasil--plus-grand-scandale-de-tous-les-tem.pdf

Da man aber nie weiß, wie lange diese Dinge im Internet noch allen zugänglich bleiben, füge ich den Text des Originals hier zusätzlich ein:

Avril 2014 • Principes de Santé

Médecin hospitalier le temps de son internat, Bernard Dalbergue s'est vite laissé séduire par le confort des laboratoires pharmaceutiques. Moins de cris, de douleurs, de mort. Les costumes, les belles voitures, l'argent, les malversations coulent à flot. Jusqu'au moment où sa conscience semble s'être réveillée et qu'il a balancé toutes les manoeuvres dans un livre.

***Principes de Santé** : Vous avez passé vingt ans dans les laboratoires comme médecin « supervisiteur » médical, chargé, entre autres, de séduire les pontes des CHU. Vous vous justifiez de révéler les pratiques de votre laboratoire par la dégradation des « pratiques douteuses » depuis ces dix dernières années. Qu'est-ce qui s'est dégradé à ce point ?*

***Dr Bernard Dalbergue :** Les laboratoires ont tous été soumis aux mêmes problématiques, qui sont d'ordre financier : l'apparition des génériques, la fin des brevets, la difficulté de trouver de nouvelles molécules issues de la chimie pure. Certains événements ont été, a posteriori des balises historiques : l'affaire du Vioxx aux États-Unis et surtout Marcia Angell qui, après avoir dirigé le New England Journal of Medecine, a claqué la porte en dénonçant les manipulations de la recherche clinique et le contrôle de l'information médicale par l'industrie pharmaceutique. En clair, les manuscrits censés être objectifs, indépendants et faire autorité étaient directement rédigés par les industriels... P. de S. Ce n'était pas le cas avant ?*

Dr B. D. Si, mais la différence c'est qu'aujourd'hui il y a énormément plus d'enjeux industriels. Développer des molécules coûte beaucoup plus cher qu'il y a trente ans. Les réglementations dans les pays occidentaux se sont tellement durcies que les industriels développent leurs produits dans des pays émergents pour profiter de réglementations moins contraignantes.

P. de S. Comment résumeriez-vous les grandes lignes des dérives ?

Dr B. D. Pendant de longues décennies, l'industrie pharmaceutique a connu une liberté absolue marquée par des prouesses technologiques et le développement de médicaments innovants. En outre, il ne faut pas oublier la mortalité iatrogène, liée à la prise médicamenteuse. C'est ce facteur de mortalité qui a fait tomber l'automobile dans la répression la plus complète. C'est ce facteur qui fera tomber l'industrie pharmaceutique parce que 18 000 à 30 000 morts liés à la prise de médicaments em France et les quelque 200 000 décès reconnus par la Commission européenne, c'est très inquiétant.

P. de S. Jusqu'où cette situation pourra-t-elle aller selon vous ?

Dr B. D. J'espère que les patients vont se révolter à juste titre via des groupes de pression. On me rétorquera qu'il y a des milliers de médicaments dans le Vidal et que Prescrire n'en pointe qu'une soixantaine comme dangereux, mais, dans la pratique, un médecin n'utilise pas 1 000 médicaments. Quand c'est un excellent docteur, il en utilise peutêtre 300 maximum, et 60 médicaments à retirer sur le champ, sur 300, ce n'est pas glorieux. De plus, il ne faut pas se mentir : ce ne sont pas des études cliniques qui vont nous permettre de bien évaluer la balance bénéfice-risque et savoir si un médicament est dangereux. Le Gardasil sera le plus grand scandale de tous les temps Pour estimer la dangerosité d'um médicament, il faut des millions de prescriptions. Ça se passe en médecine de ville, pendant des années et des années. Le cas du Motilium em est l'exemple typique. Commencent à émerger à présent des cas de mort subite mais il a fallu près de trois millions de prescriptions à travers de nombreux pays pour se rendre compte que cet antinauséeux pouvait être la cause d'arythmies fatales.

P. de S. Donc, on est tous cobayes et pendant longtemps ?

Dr B. D. Non, je ne le dirais pas comme ça. C'est plus une question de probabilité. Ce n'est pas parce que vous avez acheté une voiture que vous allez forcément mourir d'un accident de la route. On a tous une 1 chance sur 100 000 ou 200 000 de mourir en prenant la route. Le médicament, c'est la même chose.

P. de S. On dit que peu d'antibiotiques sortent sur le marché parce qu'investir sur des traitements de courte durée c'est un suicide commercial pour les labos, vous confirmez ?

Dr B. D. C'est tout à fait exact. Dans l'équation, il y a le prix du médicament mais aussi la durée du traitement et là, les maladies chroniques et de longue durée, type sida, Alzheimer sont tout à l'avantage des laboratoires, évidemment. Il est également plus avantageux financièrement pour un industriel de faire du « me too », qui est une fausse nouveauté, une vieille molé-cule rebadgée, relookée. L'idée est d'effectuer de légères modifications sur une molécule initiale pour aboutir à un faux nouveau médicament. Cela augmente la durée de protection du médicament avant qu'il ne tombe dans le domaine public.

P. de S. En quoi les « pratiques douteuses » de votre époque ne sont pas moins douteuses que celles que vous dévoilez et condamnez ?

Dr B. D. Aujourd'hui, il est tellement difficile de trouver une molécule, de la développer, de la mettre sur le marché, de la commercialiser, que tout le monde ferme les yeux, tout le monde trafique.

P. de S. Comment ça ?

Dr B. D. Prenez le Gardasil, il faut bien mesurer l'étendue du scandale : tout le monde savait au moment de l'obtention de l'autorisation américaine de mise sur le marché que ce vaccin n'apporterait strictement rien ! Diane Harper, qui était un leader d'opinion aux États-Unis, avait tiré très tôt la sonnette d'alarme en pointant du doigt la fumisterie et l'arnaque. Prenez l'exemple du Vioxx, anti-inflammatoire responsable de dizaines de milliers de morts par AVC et arrêt cardiaque, il y a eu corruption et dissimulation avec à la clé 30 000 morts. Mais Merck a sorti derrière le « me too » du Vioxx, qui s'appelle Arcoxia. Refusé outre- Atlan tique, il a bizarrement obtenu son AMM en Europe. En ce moment, en France, des médecins prescrivent l'Arcoxia, qui est la même saleté que le Vioxx, et qui est remboursée.

P. de S. Donc en clair, avant on découvrait les effets indésirables à force de prescriptions, et maintenant, on sait, avant même d'obtenir une AMM, que tel ou tel médicament est inutile voire dangereux...

Dr B. D. Oui, c'est ça la différence. L'Arcoxia est en pharmacie, prescrit, remboursé, et il est extrêmement dangereux ! Le Gardasil ne sert à rien et on le paye une fortune ! Et tous les échelons décisionnaires le savent !

P. de S. Et vous ne citez pas le coût humain avec les effets indésirables...

Dr B. D. Quel que soit le vaccin, on peut trouver des cas de syndrome de Guillain-Barré, de paralysie des membres inférieurs, des scléroses en plaques induites, des encéphalites induites. Mais lorsqu'il s'agit de protéger des millions de personnes de la variole ou de la poliomyélite, on ne fait pas d'omelettes sans casser d'oeufs. Mais là... Je prédis que le Gardasil sera le plus grand scandale médical de tous les temps. Parce qu'à um moment on va prouver par A + B que ce vaccin, pour prouesse technique et scientifique qu'il soit, n'a aucun effet sur le cancer du col de l'utérus et que les très nombreux cas d'effets indésirables qui détruisent des vies, voire tuent, ne sont là que pour le seul profit des laboratoires.

P. de S. Vous qui êtes de l'intérieur, pourquoi on ne le retire pas le fameux Gardasil et consorts ?

Dr B. D. Les intérêts financiers sont beaucoup trop importants pour que les médicaments soient retirés.

P. de S. Comment ça se passe à l'intérieur d'un laboratoire ?

Dr B. D. La pharmacovigilance n'est tout simplement pas remontée. Lorsque j'ai été lanceur d'alerte interne pour le problème de stylo injecteur contre l'hépatite C, je suis remonté jusqu'au numéro 3 de la compagnie pour lui signaler le problème de notre produit qui risquait de tuer par inefficacité et lui rappeler qu'un labo est tenu de faire remonter aux autorités de santé tout effet indésirable sur nos produits, la fameuse pharmacovigilance. Ça m'a valu mon licenciement pour résumer. Je n'avais jamais vu ça de ma vie : em interne, les industriels planquent toutes les données de la pharmacovigilance, au mépris de la santé, au mépris des lois, au mépris de l'éthique !

P. de S. Et les patients dans tout ça ?

Dr B. D. Je vais vous donner une image. En Chine, on exécute les opposants d'une balle dans la nuque. Les exécutions sont diffusées à la télé et, pire, on fait payer à la famille le prix de la balle utilisée. Pour moi, ces 18 000 à 30 000 morts par prise médicamenteuse, c'est la même chose : on fait payer aux malades le prix de la balle qui les tue.

P. de S. Comment jugezvous votre livre, finalement ? Comme la première étape d'une lutte pour que soient retirés ces médicaments dont vous parlez ?

Dr B. D. Le retrait, c'est déjà trop tard. Et encore, quand ils se font jeter par la porte, ils reviennent par la fenêtre, comme le Vioxx. Soyons ambitieux : il faut que les médicaments inutiles et dangereux n'arrivent pas sur le marché. P. de S. Comment ?

Dr B. D. Par la transparence totale. Aux États-Unis, depuis le crash du Vioxx, c'est la transparence absolue sur les liens d'intérêt entre l'industrie et les politiques qui prime. Sur le site de la FDA (l'ANSM américaine), est mise em ligne la liste des membres de la commission qui statue sur les nouveaux médicaments, leur CV, leur pedigree, les sommes qu'ils ont éventuellement touchées des industriels. Il y a en France, des hommes et des femmes politiques qui disent ouvertement qu'ils ne veulent pas de la transparence.

P. de S. Pourtant nous avons déjà des lois qui existent pour plus de transparence…

Dr B. D. Avec les lois actuelles, autant tout le monde saura quel déjeuner à hauteur de 50 € ou quels livres un leader d'opinion aura reçu, autant le contrat de consultant ou – pire – le contrat commercial à hauteur de 100 000 € signé entre ce même leader d'opinion et un industriel restera dans l'ombre. Franchement, qui peut croire que c'est avec un déjeuner à 50 € qu'un leader d'opinion approuvera tel ou tel médicament ? Les industriels arrosent de fric les leaders d'opinion qui ferment les yeux sur tout, qui ne voient rien, qui n'ont plus aucun avis critique, simplement parce qu'ils ont touché, cumulé sur cinq ans, 200 000 ou 300 000 €, comment voulez-vous que la transparence existe. Malgré le Mediator, rien n'a changé en France. L'AFSSAPS, devenue ANSM avec les mêmes têtes, ça ne sert à rien. Et il faudra bien que cela change !

J.-B. Talmont et C. Parinaud (journaliste, photographe)

Biographie de Bernard Dalbergue

Âgé de 55 ans, Bernard Dalbergue a passé plus de vingt ans comme employé modèle dans l'industrie pharmaceutique. Il vient de s'en faire licencier après la fusion de son laboratoire et du géant Merck. Au coeur du conflit, non pas une prise de conscience, mais une véritable gifle : le minimum d'éthique des laboratoires est bafoué, et les malversations sont devenues particulièrement dangereuses pour la santé publique. Le supervisiteur médical, entraîné la manipulation des pontes des CHU, découvre que la corruption est au coeur du système, l'intérêt des malades sacrifié sur l'autel de la rentabilité.

En savoir plus Bernard Dalbergue est l'auteur d' « Omerta sur les labos pharmaceutiques » chez Flammarion.

Pour la première fois, un homme du système raconte l'art de la manipulation, l'argent, le lavage de cerveau du personnel. Il décortique ses relations avec des praticiens souvent crédules, parfois vénaux.

Kapitel Nr. 16 – Kein Patientenschutz, sondern Umsatzschutz der Pharma-Mafia

Im Vorspann des Filmbeitrages „Die Tricks der Pharma-Industrie“ aus dem Jahr 2013 sagt ein Sprecher sehr deutlich, dass es in der Pharma-Industrie gar nicht mehr auf den Patientenschutz ankäme, sondern nur noch auf den Umsatzschutz ihrer Produkte.

Die Filmemacher Kurt Langbein und Elisabeth Tschachler haben das heiße Eisen angefasst. In Einzelbeispielen zeigen sie auf, wie facettenreich die Trickkiste der Pharma-Mafia heute ist. Ausgestattet mit den nötigen Geldmitteln, kann sie jede Regierung und jede Behörde, jedes Ministerium beeinflussen, Entscheidungen zu ihren Ungunsten fallen zu lassen und stattdessen das genaue Gegenteil in Gesetzestexte einfließen zu lassen.

Im ersten Beitrag geht es um eine kerngesunde 30-jährige Frau, die die Antibabypille „YAZ“ eingenommen hatte und nach nur fünf Monaten einen Schlaganfall erlitten hatte. Nach drei Wochen Krankenhaus und anschließender Reha blieb der linke Arm gefühllos. Der Vater, selbst Arzt, beteiligte sich intensiv nach der Ursachenforschung. Nachdem auch von der Klinik her alle erdenklichen Auslöser ausgeschlossen werden mussten, blieb als einziger Grund die verschriebene Antibaby-Pille „YAZ“ übrig. Hier konzentrierte sich nun die tiefer gehende Recherche. Ein im Film vorgestellter Professor für Arzneimittelversorgungsforschung in Bremen mit Namen Pharmazeut Gerd Glaeske. Er kennt die Probleme mit Antibaby-Pillen der vierten Generation und dem verwendeten Wirkstoff Drospirenon.

„Es ist für mich eine Katastrophe, um nicht zu sagen ein Skandal, was mit diesen verschriebenen Pillen derzeit passiert. Wir haben häufiger solche unerwünschten Wirkungen, wie Thrombosen, doppelt so häufig im Vergleich zu den älteren Pillen. Demnach haben wir risikobehaftete Pillen auf dem Markt, die aber gleichzeitig die meistverordneten sind. Und das ist für mich ganz schwer nachvollziehbar, dass Ärzte und Ärztinnen selbst an dieser Stelle meinen, mit dem neueren Arzneimittel das bessere zu verordnen, ohne das Risiko wirklich zu erkennen, was bei Frauen dann entstehen kann, aufgrund erhöhter Thrombosehäufigkeit.
Thrombosen können letzten Endes auch zum Tode der Patientinnen führen."

Ein weiterer Fall, einer Frau wurde von der Frauenärztin die „besonders gut verträgliche" Pille „Yasminelle" verordnet. Ihr wurden gar keine Alternativen angeboten, sie bekam die erste Packung noch von der Frauenärztin kostenlos geschenkt. Insgesamt nahm sie das Präparat über acht Monate ein. Die Patientin erklärt im Film, dass sie sich bereits nach sechs Monaten nicht mehr so leistungsfähig empfand, schneller müde wurde, an Kurzatmigkeit litt und keine Erklärung dafür fand. Ein Besuch beim Hausarzt brachte keine Erklärung zutage. Zwei Monate später brach sie plötzlich zusammen. Der Notarzt kam, sie wurde sofort ins Krankenhaus gebracht, wo es zu einem akuten Herzkreislaufstillstand kam. Eine Notoperation war notwendig, die Ärzte waren ratlos, sie reanimierten die Patienten am offenen Brustkorb direkt am Herz und aus den Lungen wurden zwei Nierenschalen voll Blutgerinnsel gepumpt, sie waren die Ursache für ihren Zusammenbruch. Die Patientin hatte Glück, Blutgerinnsel, die beide Lungen blockieren, überleben nicht viele Menschen.

„Seitdem habe ich panische Angst vor Dunkelheit, was wohl eine Folge des Komas ist.“

Bald tauchte auch hier der Verdacht auf, dass die Pille das dramatische Geschehen verursacht haben könnte. Auf dem Beipackzettel des Präparats ist zu lesen, dass die Gefahr eine Thrombose zu erleiden, erhöht ist. Allerdings einschränkend:

- mit zunehmendem Alter;
- wenn Sie übergewichtig sind
- wenn bei einem nahen Familienmitglied in jungen Jahren ein Blutgerinnsel im Bein, der Lunge (Lungenembolie) oder einem anderen Organ aufgetreten ist.

Weiter ist dort zu lesen, dass von 100.000 Frauen, die eine Pille wie „Yasminelle“ einnehmen, 30 bis 40 Frauen pro Jahr ein Blutgerinnsel entwickeln. Dass das damit doppelt so häufig ist, wie bei Pillen der Vorgängergeneration, bleibt allerdings unerwähnt.

„Weder meine Frauenärztin noch der Beipackzettel haben mich darüber aufgeklärt, dass ich mit der Einnahme ein erhöhtes Thromboserisiko eingehen würde. Hätte ich das gewusst, hätte ich mich für ein anderes Präparat entschieden. Aufgrund der Notoperation, bei der mein Brustbein aufgeschnitten wurde, kann ich den angestrebten Beruf Tierärztin nicht mehr ausüben, weil ich nach Angaben meiner Ärzte nicht schwerer als fünf Kilo heben darf. Ich muss künftig blutverdünnende Medikamente einnehmen, die heftige Nebenwirkungen haben. Mit diesen Medikamenten darf ich auch nicht schwanger werden. Das alles sind gewaltige Einschränkungen in meiner Lebensplanung. Ich wollte immer Familie und mindestens drei Kinder haben. Dass durch acht Monate Pilleneinnahme mein ganzes Leben aus der Bahn geraten ist, ist unheimlich schwer zu akzeptieren."

Pharmazeut Gerd Glaeske: „Die Patientin ist kein Einzelfall. Wir haben insgesamt eine große Gruppe von Frauen, die ständig solche Pillen nimmt. Insofern ist es wichtig, auch einmal auf die einzelnen Risiken zu achten. Wir haben verlässliche Zahlen von 200 toten Frauen in den USA. Das sind Zahlen, mit denen sich BAYER einmal auseinandersetzen sollte."

Die Sprecherin: „11.000 Frauen haben BAYER in den USA verklagt." Der Anwalt der Patientin sieht dem Ausgang der Klage seiner Mandantin sehr zuversichtlich entgegen. „Wenn wir dem Gericht nachweisen können, dass der Wirkstoff Drospirenon die Lungenembolie verursachen kann, dann muss BAYER dem Gericht nachweisen, dass im konkreten Einzelfall der Wirkstoff nicht dafür verantwortlich ist. Da sich die Studien derzeit häufen, die einen Zusammenhang zwischen der Einnahme der Antibaby-Pille mit dem Wirkstoff Drospirenon und dem Auftreten von Thrombosen und Lungenembolien nachweisen, bin ich sehr positiv gestimmt, was den Ausgang des Verfahrens angeht."

Die Verantwortlichen von BAYER haben ein Interview zum Thema abgelehnt. Schließlich aber entschlossen sich die Manager von

BAYER zu einer schriftlichen Stellungnahme. Dort heißt es unter anderem: „Die Antibaby-Pillen „Yaz“ „Yasmin“ und „Yasminelle“ seien zuverlässig und hätten ein positives Nutzen-Risiko-Profil. Die Sicherheit der Patientinnen steht bei BAYER an erster Stelle.“ Zum konkreten Fall meint BAYER, dass gemeldete, unerwünschte Ereignisse nicht unbedingt in einem direkten Zusammenhang mit dem Medikament stehen müssen.

Der Anwalt: „In den USA hat BAYER bereits über eine Milliarde US-Dollar an die geschädigten Frauen gezahlt. Daran lässt sich erkennen, dass das im Schreiben angesprochene positive NutzenRisiko-Profil und dass an dem Wirkstoff nichts dran sei, eher eine Farce ist. Ein Konzern wie BAYER zahlt freiwillig eine Milliarde Dollar nur dann, wenn er befürchten muss, dass er die in den USA anhängigen Haftungsprozesse ohnehin verlieren wird.“

Die Sprecherin im Film stellt die Frage: Warum sind solche Pillen überhaupt zugelassen? Sie verhüten nicht besser als ältere Antibaby-Pillen.

Die Sprecherin der österreichischen Agentur für Gesundheit versucht eine Antwort: „Es ist zugelassen, weil es wirksam und eine sichere Verhütungsmethode ist. Das Risiko ist geringgradig höher, aber wenn man weiß, dass tödliche, venöse Thrombo-Embolien, also Blutgerinnsel, die im venösen Schenkel entstehen und in die Lunge verschleppt werden können, in ein bis zwei Prozent der venösen Thrombo-Embolien auftritt, ist das ein Risiko, welches, wenn man es korrekt kommuniziert, vertretbar ist, dass man es in Kauf nimmt. Unterm Strich ist also Nutzen-Risiko positiv. Das, was wir als

Behörde machen, ist immer, dass wir den Nutzen in Relation zum Risiko sehen.

Pharmazeut Gerd Glaeske: „Solange der Umsatz und der Profit stimmen, und solange sozusagen der Profit nicht geringer ist als was BAYER an die belasteten Menschen, an die geschädigten Frauen zahlen wird und zahlen muss, wird man die Vermarktung weiter treiben. Der Profit zählt an dieser Stelle mehr als die Sicherheit von Frauen. Die Aufklärung ist deshalb so notwendig, damit die Frauen mit der notwendigen Information zum Arzt gehen und ihren Frauenarzt darum bitten, Pillen der zweiten Generation zu bekommen, das sind die Pillen, von denen wir im Moment wissen, dass sie die sichersten sind. Auch da kamen Thrombosen vor, aber deutlich seltener als unter den neuen Pillen."

Umsatz und Profit der Pharma-Hersteller stimmten auch, als Mediziner in den 1960iger Jahren die Wechseljahre der Frau – also einen natürlichen Zustand – zur Krankheit umdefinierten. Die Hormon-Ersatztherapie wurde als Jungbrunnen auch im TV angepriesen:

„Östrogene ersetzen den Ausfall der natürlichen Hormone. Selbst ein lang andauernder Gebrauch ist ungefährlich." (Aus einem Werbespot der 1960iger Jahre)

Der Internist Anton Neumayr in einem im Jahr 1989 im Fernsehen ausgestrahlten Interview: „Dass alle Frauen in den Wechseljahren es nicht versäumen sollten, sich rechtzeitig an ihren Arzt zu wenden, damit die einzige Behandlung, ihre Beschwerden zu beseitigen, rechtzeitig eingeleitet wird, nämlich die Hormonbehandlung."

1988 sagt der Gynäkologe Johannes Huber im österreichischen Fernsehen: „Die Frauen, die die Hormone einnehmen, sind geschützter gegen Brustkrebs und den Gebärmutterkrebs, geschützter als Frauen, die überhaupt keine Hormone einnehmen. Das haben zahlreiche Untersuchungen auf der ganzen Welt bewiesen."

Die Sprecherin des Filmes: „Die Kampagne war erfolgreich. Fast die Hälfte der Frauen wurde mit Hormonpräparaten behandelt."

Dazu der Pharmazeut Gerd Glaeske: „Es ist eine ganz natürliche, biografische Station von Frauen, in die Wechseljahre zu kommen. Und diese Wechseljahre wurden als Krankheit definiert. Ich halte das für eine der größten Katastrophen der letzten Jahrzehnte in der Medizin. Es gibt keine andere Arzneimittelgruppe, die so breit eingesetzt worden ist, von der man dann nachträglich auch festgestellt hat, dass sie so große Schäden verursacht hat. Wir haben ja dann, nachdem fast 30 Jahre diese Hormone verordnet worden sind, erst wirklich den Skandal dadurch festgestellt, dass Studien publiziert wurden, die zeigten, dass eine ständige Hormongabe bei Frauen zu mehr Herzinfarkten führt, zu mehr Schlaganfällen, zu mehr Thrombosen, aber eben auch zu mehr Brustkrebs. Und wir haben daraufhin eben gesehen, dass über die ganze Zeit eine Therapie durchgeführt wurde, die überhaupt keine Evidenz hatte, keine wissenschaftliche Basis. Ein Experte sagte in
Deutschland: Dieser Skandal war größer als der Contergan-Skandal. Weil eben viel mehr Menschen davon betroffen waren."

Die Kamera zeigt die medizinische Fakultät der *Georgtown University in Washington* und die Sprecherin stellt die Pharmakologin Adriane Fugh-Berman vor. Sie war Gutachterin bei Prozessen, die an Brustkrebs erkrankte Frauen gegen die Hersteller von Hormonersatzpräparaten angestrengt hatten.

„Als Gutachterin konnte ich in die internen Unterlagen des Unternehmens Einsicht nehmen. Es war wirklich schockierend anzusehen, in welchem Ausmaß die Pharma-Industrie die Informationen über Hormonersatztherapie in den Wechseljahren lenkte. Sowohl in Fachzeitschriften als auch auf Kongressen, aber auch in der Laienpresse. Jede Information über Hormonersatztherapie war durch die Pharma gelenkt."

Die Sprecherin: „Der Verdacht, die Hormontherapie könnte auch gefährlich sein, stand bald im Raum, wurde aber von den Herstellern wortgewaltig kleingeredet. Bald registrierten die Gynäkologen, dass Brustkrebs häufiger wurde. Aber der Verdacht, dass dies mit den künstlichen Hormonen zusammenhängt, wurde bewusst zerstreut."

Der Chirurg Raimund Jakesz ist auf Brustkrebs spezialisiert. Er hat schon früh gewarnt:

„Ich habe das in meinem beruflichen Leben niemals, nicht ein einziges Mal verschwiegen. Man wollte mich verklagen, ich habe mich da immer sehr im Widerstreit mit anderen gesehen."

Die Sprecherin: „Schließlich zeigten groß angelegte Studien, dass die Hormonersatztherapie die Chancen, an Brustkrebs zu erkranken, um zehn Prozent erhöhte. Das bedeutet, dass über die Jahre allein in Österreich an die einhunderttausend Frauen wahrscheinlich durch die Hormonersatztherapie geschädigt wurden."

Der Chirurg Raimund Jakesz: „Wir wissen, dass die weiblichen Sexualhormone den wichtigsten Promotor darstellen, dass aus einer primär gutartigen Zelle mehr Zellen in den Milchgängen und den Milchläppchen entstehen, dass sich diese Zellen auch verändern in Richtung Krebsvorstufe. Das hat mich eigentlich immer besorgt gemacht. Erst sehr schrittweise und im Laufe von Jahrzehnten sind dann Studien erschienen, daraufhin hat sich eigentlich auf der ganzen Welt eine Meinungsänderung eingestellt."

Die Sprecherin: „Mit dem Ende der Hormonverordnungen wurde auch das Auftreten von Brustkrebs wieder seltener. Wie war es möglich, dass ernsthafte Bedenken von Wissenschaftlern so lange beiseitegeschoben wurden?"

Die Antwort darauf ist relativ einfach: „Viele der Artikel in den Fachmagazinen waren nicht von den Wissenschaftlern selbst verfasst, sondern von Autoren, die direkt von WYATT, dem größten Hersteller von Hormonpräparaten, bezahlt wurden. Ghostwriter, die von der Industrie bezahlt werden, stellen den Standpunkt der Industrie dar. Sie sind sehr geschickt darin, Marketing-Botschaften in den Texten unterzubringen.

Marketing-Botschaften vermuten Kritiker auch bei der Grippelmpfung, zu der namhafte Experten unisono jeden Herbst erneut aufrufen, denn viele Erkrankungen sind grippale Infekte, bei denen die Impfung gar nichts ausrichtet.

Dazu Michael Kunze, Sozialmediziner in einem Werbespot des Jahres 2010: „Die Influenza, also die sogenannte echte Grippe, ist eine schwerwiegende Erkrankung, an der man auch sterben kann. Und wenn man eine Krankheit verhüten kann, dann muss es schon sehr gewichtige Argumente geben, dass man sich nicht dieser Impfung unterzieht. Unsere Empfehlungen sind eindeutig: Möglichst alle Menschen sollten sich schützen."

Die Sprecherin: „Vor allem bei Kindern und alten Menschen wird die Impfung empfohlen."

Der Arzt und Epidemiologe Thomas Jefferson wird vorgestellt. Dieser Arzt hat für die Cochrane Collaboration in einem weltweiten Netzwerk von Wissenschaftlern alle verfügbaren Daten zur Grippe-Impfung und zu Grippemitteln analysiert:

„Einige der wissenschaftlichen Artikel wurden überhaupt nicht von den erstgenannten Autoren geschrieben. Nicht nur das, sie konnten auch keine Fragen beantworten. Sie konnten unsere Fragen zu ihren Studien nicht beantworten, weil jemand anderer für sie die Studien geschrieben hatte als Teil eines Geschäfts."

Die Sprecherin: „Entsprechend beschönigend wurde die Wirksamkeit dann auch dargestellt."

Thomas Jefferson: „Wenn man sich die Fakten anschaut, dann sind gesunde Erwachsene diejenigen, die eine Grippe-Impfung am allerwenigsten brauchen. Die Evidenz sagt, dass man je nach Saison 33 bis 100 Personen impfen muss, um einen einzigen Fall von Influenza zu verhindern. Bei älteren Menschen kann man aus der Evidenz keinen Schluss ziehen, weil die Qualität der Studien miserabel ist. Es gab einige seltene, aber schreckliche neurologische Nebenwirkungen, aber nur in 40 Prozent aller vorhandenen Studien wurden überhaupt mögliche

Nebenwirkungen erwähnt. Und wenn, wurden sie unzureichend beschrieben. Das genau ist ein Teil des Marketings, man beschönigt die Wirksamkeit und verharmlost mögliche Risiken."

Die Sprecherin: „Bei den Grippemitteln blieben etliche Studienergebnisse unter Verschluss der Hersteller. Die Europäische Arzneimittelbehörde fordert daher bei den Zulassungsstudien die Veröffentlichung der Rohdaten."

Der Film schwenkt zu einer Pressekonferenz der PHARMIG nach Wien. Der Interessenverband der Pharma-Industrie protestiert gegen diese neue Verordnung aus Brüssel.

Herr Jan Oliver Huber, der Generalsekretär der PHARMIG: „Wir sind grundsätzlich der Meinung, dass also diese ‚Clinical Study Reports' nicht eins zu eins veröffentlicht werden können, weil ein wesentlicher Teil dieser Daten eben auch Patientendaten sind."

Der Generalsekretär der PHARMIG will also die Patienten beschützen, wenn er gegen die Offenlegung der Rohdaten durch unabhängige Wissenschaftler argumentiert.

Huber „Die Industrie steht für Transparenz, wenn wir nicht transparent wären, würden wir nicht glaubwürdig sein. Also das versteht sich von selbst. Es ist aber auch oft sehr schwierig, auch negative Ergebnisse zu publizieren, weil negative Ergebnisse oder Themen nicht so einfach in medizinischen Journalen aufgelegt werden, weil im eigenen Verständnis eines medizinischen Journals möchte man ja über den medizinischen Fortschritt berichten. Das sind ja die spannenden Themen, die letztlich auch das ureigenste Interesse – die Auflagen – unterstützen."

Die Sprecherin: „Auch bei der österreichischen Jahrestagung der Internisten ist von negativen Studienergebnissen wenig zu hören. Jochen Schuler kommt wie viele seiner Kollegen hierher. Die Teilnahme gilt als ärztliche Fortbildung. Die Pharma-Industrie sponsert diese Tagung." Den letzten Satz lässt die Sprecherin in der Luft hängen. Ein Schelm, wer Böses dabei denkt.

„Diese Meetings sind zunächst mal eine Informationsbörse. Man muss zu diesen Kongressen eigentlich schon hingehen, zumindest ein- zweimal im Jahr, um zu wissen, wo die Entwicklungen hingehen. Diese Kongresse wären ohne die Pharma-Industrie überhaupt nicht denkbar, das muss man fairerweise sagen. Die Organisierung kostet Millionen, die Industrie investiert das auch gerne, will dann allerdings auch ihre Nachrichten und ihre Botschaften natürlich weitergeben. Es ist natürlich Werbung und kein Mensch kann sich Werbung entziehen. Auch wenn man glaubt, sehr kritisch zu sein, wird man sich dennoch beeinflussen lassen von den bunten Bildern, von den Slogans. Es ist eine Meinungsbörse und die Meinungsführerschaft oftmals natürlich die Hersteller."

Die Sprecherin: „In diesem Jahr steht die neue Generation der Blutverdünner, die sogenannten Antikoagulantien ganz oben auf der Agenda der Hersteller. Vorbeugung gegen Herzinfarkt, Thrombosen und Schlaganfall soll so einfacher werden."

Internist Jochen Schuler: „Die neuen Arzneimittel wurden massiv, aggressiv beworben. Sie sind auf jedem Kongress das Top-Thema in den letzten zwei/drei Jahren. Seit Jahresbeginn gibt es eine Leitlinie, dass diese neuen Antikoagulantien zu bevorzugen sind. Die Leitlinie kam raus zu einem Zeitpunkt, wo einige Arzneimittel aus dieser

Gruppe noch gar nicht für den europäischen Markt zugelassen waren. Das war schon ein bemerkenswertes Phänomen, dass sozusagen in den Leitlinien schon Medikamente empfohlen wurden, obwohl sie noch gar nicht zugelassen waren. Es mehreren sich jetzt schon sehr kritische Stimmen von vielen Anwendern. Jeder behandelnde Arzt oder behandelnde Ärztin hat jetzt schon irgendeine Komplikation erlebt. Blutungen leichterer Natur, aber auch schwere Blutungen.

Ins Bild kommt Dr. Hans Gombotz, Intensivmediziner. Die Sprecherin: „Hans Gombotz ist verunsichert. Als Leiter der Anästhesie und Intensivmedizin im AKH Linz war er einer der ersten, die vor den neuen Blutverdünnern und vermehrtem Auftreten von Blutungen gewarnt hat."

Der Anästhesist selbst sagt: „Es ist relativ häufig, bisher hier im AKH Linz fast einmal pro Woche eine Blutung. Das kann wirklich bedrohlich sein und zum Teil haben wir wirklich schwere Komplikationen aufgrund dieser Blutungen. Es ist zu befürchten, dass diese in Zukunft noch zunehmen werden, weil mehr und mehr
Patienten diese Substanzen bekommen haben."

Es wird ein Patient gezeigt. Die Sprecherin: Frohwald Kogler bekam einen der modernen Blutverdünner (das Medikament Xarelto) und musste bald spüren, wie riskant das sein kann. Der Patient: „Wir waren Essen mittags und auf einmal bekam ich nichts mehr geschluckt. Ich habe nichts mehr essen können, da habe ich mir ein Bier bestellt, aber auch das konnte ich nicht schlucken. Mein Blutdruck ist „zusammengefallen". Dann hat man eine Ambulanz gerufen, ich kam sofort ins Krankenhaus. Hier stellte man fest, dass ich eine starke Blutung im Magen hatte."

Dr. Hans Gombotz: „Die Krux an diesen neuen Substanzen ist, dass es keine wirklichen Antidots gibt, keine wirklichen Gegenmittel, um diese Blutungen zu beherrschen. Das bedeutet für den Patienten, dass wir an allererster Stelle versuchen, die Blutungen chirurgisch zu behandeln mit Endoskopie, mit Gastroskopie usw. Wir versuchen natürlich die Zeit abzuwarten, bis diese Substanzen abklingen, aber das ist nicht immer möglich und wenn das alles nicht hilft, mit irgendwelchen Blutprodukten und
Gerinnungspräparaten die Blutungen eben zu stoppen. Warum die zugelassen werden, ohne dass es ein entsprechendes Antidot gibt, kann ich auch nicht sagen. Wir wissen nur, dass wir dadurch zum Teil enorme Probleme bekommen."

Die Sprecherin: „Auch bei den bislang verwendeten Kumarinen gab es Blutungen, aber die waren deutlich seltener und sie konnten mit einem Gegenmittel, einem Antidot behandelt werden. Die Arzneibehörden kennen diese Problematik."

Dazu noch einmal Barbara Tucek von der österreichischen Agentur für Gesundheit AGES: „Das ist sicher ein Nachteil, dass es mit dem Blocken der Gerinnung problematischer ist als mit herkömmlichen, bisher am Markt befindlichen Produkten. Der Vorteil dieser Produkte ist - das muss man auch sagen - dass Patienten, die mit Kumarinen eingestellt waren, immer wieder Blutgerinnungstests machen mussten und dass es durchaus auch Patienten gab, die schwieriger einzustellen waren."

Die Sprecherin: „Die Arzneibehörden der USA haben die Zulassung in einem Bereich verweigert. Warum die medizinischen Fachgesellschaften die neuen Mittel so rasch empfahlen, bleibt vielen Ärzten ein Rätsel, denn die Leitlinien sind für sie eine Richtschnur des Handels.

Internist Jochen Schuler: „Natürlich ist der Druck der PharmaIndustrie auf die Leitlinienmacher, auf die Fachgesellschaften, die sich nicht selten über eben diese Industrie finanzieren, enorm groß. Wenn man Besuch hat von einem Vertreter einer Pharma-Firma und alle Argumente ausgetauscht sind, dann kommt am Ende immer das Kardinalargument: Es ist die Leitlinie! Sie wollen doch nicht gegen die Leitlinie agieren? Und wer will schon gegen die Leitlinie agieren, das ist dann auch schon das finale Argument. Ich glaube, Leitlinien sind wichtig, weil sie im Idealfall evidenzbasierte Medizin, das aktuelle Wissen widerspiegeln. Aber wir haben gerade in den letzten Jahren lernen müssen, dass sich Leitlinien schrecklich irren können."

Die Sprecherin: „Bei der Behandlung von Diabetes verkündeten die Leitlinien lange, dass der Langzeitblutzuckerwert möglichst konsequent auf einem Wert nahe dem normalen Maß gesenkt werden muss."

Internist Jochen Schuler: „Bei den Diabetes-Leitlinien, das ist schon interessant, da gibt es allein im deutschsprachigen Raum sicherlich drei/vier verschiedene Leitlinien. Zum Teil weichen die im Detail voneinander ab. Wenn man sich die Autorengruppen der Leitlinien anschaut, oder auch die sogenannten ‚Konsensus-Experten', besteht bei den meisten doch eine hohe Verbindung zur Pharmaindustrie – also direkt zu den Herstellern der jeweiligen in den Leitlinien empfohlenen Arzneimittel."

Die Sprecherin stellt Thomas Biber vor, er ist Leiter der Abteilung Endokrinologie und Stoffwechsel an der Med-Uni Gratz:

„Der ausgewiesene Diabetes-Experte ist überzeugt, dass die radikale Absenkung des Blutzuckers mit Medikamenten nicht sinnvoll ist. Im Gegenteil, Industrie unabhängige Studien zeigen, dass das sogar schaden kann."

Dr. Biber: „Das Konzept, das wir bis jetzt verfolgt haben, war, wenn wir den Blutzucker wieder absenken, dann tun wir Gutes, wenn wir ihn so normalisieren oder fast normal machen, tun wir etwas besonders Gutes. Jetzt stellt sich aber heraus, dass wenn man das so macht – und da gibt es mittlerweile Studien mit Tausenden von Patienten, die das gezeigt haben- wenn wir das wirklich machen, lösen wir Schäden aus, also die Probleme, die die Leute bekommen, sind vermehrt Unterzuckerungen, schwere Unterzuckerungen. Diese können per sé schon sehr, sehr problematisch sein, aber eben auch Herz-Kreislauf-Erkrankungen verursachen. Und das ist das Groteske, denn es ist genau das, was wir eigentlich verhindern wollen mit der Absenkung des Blutzuckerspiegels."

Die Sprecherin stellt einen Patienten vor: „Friedrich Vogt hat es erlebt, wie dramatisch es werden kann, wenn Medikamente den Blutzucker zu rasch oder zu stark absenken."

Der Diabetiker Friedrich Vogt: „Ich bin in der Nacht wach geworden und der ganze Körper war „waschenlos". Ich habe so starkes Herzklopfen gehabt, dass ich mich nicht getraute, mich zu bewegen, so stark war es – so ganz langsame tiefe Schläge. Ich habe wirklich geglaubt, jetzt müsste ich sterben. Ich hatte, glaube ich, nur 30 Zucker und habe dann sofort Flüssigzucker, den ich immer am Bett stehen habe, genommen und der hat mir dann sofort geholfen."

Die Sprecherin: „Auch die gefürchteten Nervenschädigungen und Durchblutungsstörungen an den Beinen und Füßen von Diabetikern können durch die Medikamente oft nicht verhindert werden."

Der Film zeigt den Patienten Bernhard Baldauf. Er klagt über Schmerzen in den Füßen und den Oberschenkeln. An ihm wird der sogenannte „Stimmgabeltest" durchgeführt, aber er empfindet die Schwingungen der Stimmgabel, die am großen Zeh aufgesetzt wurde überhaupt nicht. Auch an der Fußsohle kann er keine Empfindungen wahrnehmen, was durch eine flexible Nadel getestet wurde.

Dr. Biber: „Der Schluss, dass der erhöhte Zucker und nur der erhöhte Blutzucker diese Komplikationen auslöst, der ist eigentlich nie nachgewiesen worden. Wir haben zurzeit die Situation, dass, wenn Sie eine Studie machen wollen, warum Blutzuckersenkung schädlich ist, dann bekommen sie von öffentlichen Fördergebern die Situation, das sei doch eine pharmazeutische Frage, mach das mit der pharmazeutischen Industrie. Und die pharmazeutische Industrie will diese Frage nicht beantwortet wissen. Das heißt, wir haben in der klinischen Medizin die Situation, dass viele wichtigen Fragen einfach nicht untersucht werden, und wir die Ressourcen dafür nicht haben."

Die Sprecherin: „Der Internist und Stoffwechselexperte Martin Clodi ist Koordinator des Leitlinienausschusses des österreichischen Diabetes-Gesellschaft. Für ihn ist die Senkung des Blutzuckers immer noch das Credo der Therapie.

Clodi: „Wir wissen, der Blutzucker, also der erhöhte Blutzucker, macht Schäden, das ist nachgewiesen, beim Menschen, aber auch bei Tierversuchen. Wir wissen auch, dass wenn wir den Blutzucker niedrig halten, dass die Schäden geringer sind. Warum eine gewisse Personengruppe trotzdem verstärkt Schäden bekommt, oder früher Schäden bekommt, ist nicht ganz klar. Es ist ungefähr ein Drittel diese Personengruppe oder Patientengruppe, da wird sicher eine genetische Prädisposition dahinter stecken."

Die Sprecherin: „Selbst, wenn tatsächlich nur ein Drittel der Patienten trotz Therapie Schäden bekommt, geht es allein in Österreich um 200.000 Menschen. Herrn Baldaufs Zucker war immer gut eingestellt. Seine Füße hat das nicht gesünder gemacht. Professor Clodi bleibt dennoch bei seinen Empfehlungen. Die Diabetes-Leitlinien wurden in der ‚Wiener klinischen Wochenschrift' veröffentlicht. Hauptautor Martin Clodi gibt dort an, welche Interessenkonflikte bei ihm bestehen. Er hat von insgesamt 14 Pharma-Firmen, die auch im Diabetes-Markt Geschäfte machen, Honorare erhalten für Vorträge und Forschungsarbeiten.

Das amerikanische ‚Institute of Medicine' etwa empfiehlt, dass medizinische Leitlinien von Wissenschaftlern erstellt werden sollten, die keinen einzigen Interessenkonflikt haben, also nicht auf der Gagenliste der Hersteller stehen.

Professor Clodi hält davon nichts: „Es ist unsinnig, Leitlinien von Personen erstellen zu lassen, die keinen einzigen Interessenkonflikt haben, weil aus meiner Sicht diese Personen auch nichts wirklich Essenzielles darstellen können. Weil, wenn man nicht mit Patienten arbeitet, kann man das auch schwer umsetzen und darstellen."

Die Sprecherin: „Der Sprecher der Pharma-Industrie, Jan Oliver Huber, sieht das durchaus ähnlich."

Huber: „Das Wort ‚unabhängig' muss ich auch ein bisschen hinterfragen. Wer in welchem Land, in welcher Funktion ist denn wirklich unabhängig. Also ich bin überzeugt, dass die pharmazeutische Industrie, die letztlich am besten Bescheid weiß über ihre Produkte, weil sie sie natürlich über – jetzt sage ich einmal bis zur Marktreife – zehn, zwölf Jahre begleitet hat, mit Akademikern, also den beteiligten Ärztinnen und Ärzten, sind schon die kompetentesten Ansprechpartner und Auskunftgeber über die Leistungsfähigkeit ihrer eigenen medikamentösen Therapien."

Die Sprecherin wechselt zu einem weiteren Thema mit Aufklärungsbedarf: „'Protonenpumpen-Hemmer', sogenannter Magenschutz, sind der Renner in den letzten Jahren. Seit dem Jahr 2000 hat sich die Anzahl der Verordnungen vervierfacht."

Der Pharmazeut Dr. Gerd Glaeske: „Das ist eine Gruppe von Medikamenten, die als Blockbuster dieser Zeit anzusprechen ist, das heißt als eines der meistverordneten, als eines der meistverkauften Mittel, die Protonenpumpen-Hemmer. Ob das immer sinnvoll ist, wage ich zu bezweifeln, weil ich glaube, dass diese Magenmittel grundsätzlich auch natürlich wieder Risiken haben."

Die Sprecherin stellt die Patientin Christa Holper vor: „Sie hat jahrelang darunter zu leiden gehabt, dass sie ein paar monatelang Magenschutzmittel eingenommen hatte.

Frau Christa Holper: „Im letzten Drittel von der Schwangerschaft bin ich zum Arzt gegangen, weil ich so Sodbrennen gehabt hatte und der hat mir dann ein Magenschutzmittel verschrieben, wodurch die Probleme dann nicht wirklich besser geworden sind. Erst nach der Geburt war das Problem Sodbrennen dann verschwunden, dafür ist dann ein anderes Problem aufgetaucht, ich bekam eine Nahrungsmittelunverträglichkeit. Sprich, ich konnte kein Brot essen, keine Nudeln, keine Milchprodukte, Käse, Eis – habe ich sonst sehr gern gegessen – das war auch nicht möglich. Und übrig geblieben sind ganz wenige Produkte, die ich noch zu mir nehmen konnte. Wir mussten für die Kinder, für mich und für meinen Mann gesondert kochen und diese Diät habe ich dann fast vier Jahre lang durchgehalten."

Die Sprecherin: „Achtzehn Kilo hat Frau Holper während dieser erzwungenen Diät abgenommen. Inzwischen hat sich die Allergie etwas gelegt. Sie ist überzeugt davon, dass der Magenschutz die Allergie ausgelöst hat.

Der Film schwenkt in ein Labor.

Die Sprecherin: „Am Messel-Institut für Mensch-Tier-Beziehung in

Wien wurde der Zusammenhang zwischen ProtonenpumpenHemmern und der Entstehung von Nahrungsmittelallergien wissenschaftlich erforscht. Ein Patient brachte die Medizinerinnen auf die Spur.

Frau Erika Jensen-Jarolim, Immunologin und Allergologin vom Institut: „Dieser Patient hatte eine sehr seltene Allergie gegen Kaviar und ich meine hier den wirklich, echten Kaviar, was also sehr selten und luxuriös klingt, aber der Patient hatte schwerwiegende Reaktionen. Und bei unserem Nachfragen hatte sich herausgestellt, dass er innerhalb der Zeit, wo er Kaviar gegessen hatte, auch Protonenpumpen-Inhibitoren zu sich genommen hatte und damit eine Allergisierung nahelag. Wir haben dann damals Mäuse mit Kaviar gefüttert, das haben sie sehr gut vertragen und das hat ihnen geschmeckt, allerdings wenn Protonenpumpen-Inhibitoren dazu verabreicht wurden, dann haben diese Mäuse Nahrungsmittelallergien entwickelt."

Die Sprecherin: „Magenschutzmittel verringern den Säuregehalt im Magen, das ist bei Patienten, die Magengeschwüre haben, erwünscht. Genau diese Patienten hat Frau Dr. Jensen-Jarolim genauer untersucht."

Frau Dr. Jensen-Jarolim: „Bei etwa 15 Prozent dieser Patienten konnten wir erkennen, dass Sensibilisierungen gegen Nahrungsmittel eingetreten sind, die sie vorher sehr gut vertragen haben. Beispielsweise gegen Kartoffeln, Tomaten, Sellerie."

Die Sprecherin: „Das Risiko, eine Allergie zu entwickeln ist also hoch."

Dr. Jensen-Jarolim: „Es ist eigentlich von der Natur vorgesehen, dass der Magen selbst eine natürliche Schutzfunktion hat, die wir unterbrechen, wenn wir solche Medikamente zu uns nehmen. Der Magen funktioniert nämlich so, dass es hier ein Enzym gibt. Dieses Enzym hat die Aufgabe, Proteine, die wir mit der Nahrung aufnehmen, ‚klein zu schneiden'. Dieses Enzym funktioniert aber nur in sehr saurem Mageninhalt. Wenn wir diese Medikamente nehmen, dann neutralisieren wir diesen Magen-Säure-Gehalt und das Enzym kann nicht mehr funktionieren. Die Proteine kommen unverdaut durch und können uns sensibilisieren."

Die Sprecherin: „Allergien nehmen auch bei Kindern zu. Wenn Schwangere Magenschutzmittel nehmen, erhöht sich das Risiko für Ungeborene, eine Nahrungsmittelallergie zu entwickeln."

Frau Dr. Jensen-Jarulim: „Heute werden bei etwa 60 bis 70 Prozent der Schwangeren Protonenpumpen-Inhibitoren verschrieben und damit beeinflussen wir nicht nur die Immunabwehr der Schwangeren selbst, sondern auch das Schicksal des ungeborenen Kindes. Unsere Studien haben gezeigt, dass hier bereits eine Allergisierung geprägt werden kann innerhalb dieser Zeit, wenn die Magenschutzfunktion aufgehoben wird."

Themawechsel. Die Sprecherin: „Vitamine und Nahrungsergänzungsmittel sind immer noch ‚in'. Rund vierzig Prozent der Bevölkerung nehmen sie regelmäßig ein. 76,5 Millionen Euro setzten österreichische Apotheken 2012 damit um. Sie sollen die Abwehrkräfte stärken, den Stress abbauen, für ein längeres Leben sorgen.

Gerald Gartlehner, Leiter der österreichischen Zweigstelle der Cochrane Collaboration hat mit seinem Team Analysen zusammengestellt, was von Vitaminen & Co. tatsächlich zu halten ist.

Der Epidemiologe Gerald Gartlehner: „Also die Evidenz in Bezug auf Multivitamine, hoch dosierte Vitamine ist eigentlich relativ klar, dass sie nämlich keinen Gewinn an Gesundheit bringen. Im Gegenteil, bei manchen Vitaminen sieht man sogar, wenn sie sehr hoch dosiert werden, dass die Sterblichkeit dann eigentlich erhöht wird. Beispielsweise beim Vitamin A, bei Beta-Karotin."

Die Sprecherin: „Doch die Menschen glauben weiterhin an den ‚Gesundmachereffekt'."

„Dr. Gartlehner: „Das ist ein alter Mythos, der auch bewusst am Leben erhalten wird, weil sehr viele Leute sehr viel Geld damit verdienen. Das sind einerseits die Hersteller, anderseits die Leute, die damit handeln, die es verschreiben. Aber um das Ganze wirklich auf eine objektive Basis zu bringen, dazu fehlen wahrscheinlich die Motivation und auch die Motivation des öffentlichen Gesundheitssystems, weil diese Präparate natürlich immer aus eigener Tasche bezahlt werden."

Die Sprecherin: „Der Verein für Konsumenteninformation hat eine völlig gesunde Testperson zu fünf Ärzten mit dem Zusatzdiplom für orthomolekulare Medizin geschickt. Diese Methode propagiert die hoch dosierte Verwendung von Mineralstoffen und Vitaminen zur Verhinderung von Krankheiten.

Frau Bärbel Klepp vom Verein für Konsumenteninformation: „Wir waren sehr erstaunt, dass diese fünf Ärzte völlig unterschiedlich reagiert haben. Das heißt, jeder dieser Ärzte hat geglaubt, einen anderen Mangel zu erkennen und hatte unterschiedliche Mineralstoffe und Spurenelemente verordnet und das in hoher Dosierung."

„In drei von fünf Fällen war es so, dass die sogenannten ‚upper levels' sogar überschritten wurden und die Patienten viel zu viel von einem Stoff bekommen hätten, das hätte sie durchaus auch gefährden können."

Die Sprecherin: „Die von den Ärzten verordneten Präparate sind nicht billig, bis zu fünfhundert Euro hätte die Therapie gekostet. Dass viele Ärzte an den Umsätzen der von ihnen verordneten Vitaminpräparate beteiligt sind, ahnen die Patienten wohl nicht."

Frau Bärbel Klepp: „Im Rahmen dieses Tests sind wir darauf gekommen, dass die Ärzte eine Art Rezept ausstellen und hier auch eine Gewinnbeteiligung haben. Das heißt, wenn dieses Rezept in einer Apotheke oder online eingelöst wird, schneidet der Arzt im Hintergrund dann immer mit. Und die Summen, die wir herausfinden konnten, waren durchaus beträchtlich, nämlich zwischen 15 und 25 Prozent des Produktes. Noch drastischer ist es, wenn der Arzt das sozusagen in seiner Praxis direkt verkauft, also wenn er es im Sprechzimmer verordnet und die Sprechstundenhilfe das Produkt dann gleich an den Patienten abgibt, da sind sogar Spannen von 40 Prozent möglich. Das heißt, der Arzt kassiert 40 Prozent vom Produktpreis dafür, dass er es ihnen eben als notwendig verschrieben hat. Das ist eine Verquickung, die uns gar nicht gefällt."

Die Sprecherin: „Wir haben die getesteten Ärzte um Stellungnahme gebeten. (Gezeigt wird eine Liste mit den Namen und der Anschrift der getesteten Ärzte in Wien.) Die Ärztin Frau Dr. Ilse Stracker-Jandl führt unter anderem aus, „dass die Verschreibung unterschiedlicher Nahrungsergänzungsmittel bei gleichen Laborergebnissen noch nicht bedeuten würde, dass die Therapien fehlerhaft seien" und sie erklärt: „Ich bin nicht am Erlös aus den von mir verordneten Produkten beteiligt."

Die Sprecherin: „Die anderen vier von uns ebenfalls angeschriebenen Ärzte mit dem Zusatzdiplom für orthomolekulare Medizin wollten zum Testergebnis keine Stellung nehmen."

„Dr. Gartlehner: „Ich finde dieses Verhalten unethisch, höchst unethisch, weil die Patienten, die Bevölkerung Vertrauen in ihre Ärzte setzt und wenn die Ärzte direkt oder indirekt Geld von denen bekommen, die davon profitieren, dass diese Mittel verkauft werden, dann sehe ich hier ein massives ethisches Problem."

Die Sprecherin: „Oft wiederholt sich bei der Einführung neuer Arzneien ein problematischer Ablauf: Zunächst werden die Vorteile herausgestrichen und erst nach und nach kommen die Probleme ans Licht."

Ins Bild kommt Frau Inge Nachbaur, die Sprecherin: „Ihr bleiben nur Fotos als Erinnerung von ihrem Mann. Er hat seinem Leben selbst ein Ende bereitet."

Frau Nachbaur: „Für mich war das nicht klar, dass er es wirklich macht. Er ist aus dem Haus gegangen, ich war am Rasen mähen, er hat mir noch zugerufen: ‚Schatz, ich muss noch ein Medikament holen. Ich komme bald zurück.‘ Dann ist er nicht mehr zurückgekommen.“

Hardy Nachbaur stürzte sich von einer Brücke in eine tiefe Schlucht. Er hatte wegen Angstzuständen Jahrzehnte lang Beruhigungsmittel genommen, nach einer Krebsoperation litt er an Depressionen. Er bekam verschiedene Antidepressiva verschrieben unter anderem Antidepressiva der neuen, zweiten Generation.

Frau Nachbaur: „Der Arzt meinte, dass mein Mann medikamentensüchtig ist, durch das Beruhigungsmittel, dass er seit dreißig Jahren täglich genommen hat, und wollte umsteigen auf etwas Leichteres, weniger süchtig Machendes. Dann hat man das gewohnte Medikament von heute auf morgen abgesetzt und das war für meinen Mann der Anfang vom Ende.“

Die Sprecherin: „Er bekam stattdessen ein neues Antidepressivum. Erst ein Jahr später wurden Daten veröffentlicht, dass diese Medikamente am Anfang der Therapie das Selbstmordrisiko erhöhen können. Ein entsprechender Hinweis wurde erst 2008 auf Forderung der Behörden in den Beipacktext aufgenommen.“

Die Sprecherin: Der Epidemiologe Dr. Gartlehner war Hauptautor einer Meta-Analyse, in der die tatsächlichen Studienergebnisse zur Wirksamkeit von Antidepressiva der zweiten Generation verglichen werden.

Dr. Gartlehner: „Sie wirken eigentlich alle gleich schlecht. Antidepressiva sind keine gut wirksamen Medikamente. Fast jeder zweite

Patient spricht überhaupt nicht an auf die erste Therapie mit Antidepressiva, dass bedeutet, er oder sie muss später dann umgestellt werden und sehr viele Patienten haben sehr starke Nebenwirkungen. Mehr als sechzig Prozent haben zumindest eine Nebenwirkung, die sehr einschränkend auf die Lebensqualität wirkt. Von Übelkeit mit Erbrechen bis zu sexuellen Disfunktionen, bis zu sehr schweren Nebenwirkungen, wie beispielsweise Suizid – Selbstmord.

Die Sprecherin: „Die Hersteller bestreiten, dass ihre Mittel das Selbstmordrisiko erhöhen."

Die Sprecherin: „Der IT-Manager Harald Steinwender erhielt vor vier Jahren das erste Mal die Diagnose ‚burn out'. Er bekam Antidepressiva der neuen Generation, geholfen haben sie nicht.

Steinwender: „Ich habe also auf die Psycho-Pharmaka sehr starke Nebenwirkungen bekommen, z. B. Schlafattacken, wo ich also mitten am Tag fünf, sechs, siebenmal von einer Sekunde auf die andere eingeschlafen bin. Dann empfand ich elektrische Schläge, die vom Gehirn ausgingen, bis in die Fingerspitzen, die Füße, ich war nicht mehr fähig, die einfachsten Dinge zu machen. Ich habe dann die meiste Zeit wirklich nur gelegen, das heißt, ich konnte schon kein Stockwerk mehr zu Fuß gehen. Wenn ich sage, ich habe mich gefühlt wie mit 90, das trifft es sicherlich."

Die Sprecherin: „Jetzt hat sich Herr Steinwender in die Abteilung für stationäre Psychotherapie des Krankenhauses Thuln aufnehmen lassen. Dort macht er Entspannungstraining, arbeitet mit Holz. Medikamente nimmt er keine."

Die Sprecherin: „Der Leiter der Wiener Universitätsklinik für Psychotherapie, Siegfried Kasper hat zum Thema Depression mehr als dreihundert Fachartikel und zahlreiche Bücher publiziert. Er ist leitend an Konsensus-Berichten zur Behandlung von Depressionen beteiligt – einer Art Leitlinien.

Der Psychiater Siegfried Kasper: „Das Suizidrisiko bei einem Patienten mit einer Depression ist ohne medikamentöse Behandlung etwa drei bis viermal so hoch, als mit einer Behandlung."

Die Sprecherin: „In seinem Konsensus-Statement zur Behandlung der Depression findet sich nichts von Selbstmordrisiko oder mangelnder Wirksamkeit. Professor Dr. Kasper schreibt sogar von Fortschritten. Aus dem Text seiner Veröffentlichung: „In den neunziger Jahren hat sich eine therapeutische Akzeptanz von Antidepressiva entwickelt. Insbesondere hinsichtlich des Nebenwirkungsprofils haben sich dabei deutliche Fortschritte ergeben."

Prof. Dr. Siegfried Kasper: „Die neuen Medikamente helfen bei etwa siebzig Prozent der Patienten sehr günstig, manche Patienten haben wie gesagt immer noch ein paar Nebenwirkungen darauf und wir sind dabei, herauszufinden, welche Patienten das sind. Es gibt einzelne Meta-Analysen, die dann verschiedene Studien herziehen und andere Zahlen finden. Studien, die da publiziert werden, sind zu einem Großteil sehr tendenziös, sie haben irgendein Ziel im Hintergrund, die eine oder die andere Therapie zu favorisieren. Letztendlich wird leider ein Großteil dieser MetaAnalysen z. B. von irgendwelchen Interessensgemeinschaften auch gefördert, um dieses Ziel durchzubringen."

Dr. Gartlehner: „Also unsere Meta-Analyse war sicher nicht von fremden Interessen gelenkt, das war öffentliches Geld aus den USA zugegebenermaßen. Antidepressiva wirken nicht in siebzig Prozent, das weiß man, das ist eigentlich bekanntes Wissen und in Studien, in gut durchgeführten Studien zeigt sich das relativ deutlich, dass jeder zweite Patient eigentlich nicht anspricht."

Die Sprecherin: „Professor Kaspers Konsensus-Papier, in dem so wenig von Problemen mit den neuen Antidepressiva zu lesen ist, steht mit der pharmazeutischen Industrie in einer besonderen Beziehung: Die Hersteller der bewerteten Arzneien haben als Sponsoren die Herstellung der Zeitschrift finanziell unterstützt." Gezeigt wird aus dem Konsensus-Bericht die Seite mit den Logos der industriellen Betriebe, die als Sponsoren auftragen: AstraZeneca, Lilly, CSC, Angelini, Trittico, Germania Pharmazeutika, GlaxoSmithKline, IXEL, Servier, Lundbeck und Valdoxan.

Die Sprecherin: „Ganz ohne Gegenleistung dürfte das nicht abgelaufen sein."

Prof. Dr. Kasper: „Der Text wird von diesen Leuten, die dann zusammensitzen: ‚Ach wir machen das dann so, dass wir uns zusammensetzen und den restlichen Austausch dann per E-Mail machen und es wird dann noch jemand von der Pharma-Industrie drauf schauen, ob wir nicht etwas hineinschreiben, was wir akademisch vielleicht meinen, was wichtig sei, aber wofür das Medikament gar nicht zugelassen ist. ´ Sie prüfen noch einmal den Text, ob das sozusagen verschreibungskonform ist."

Dr. Gartlehner: „Es ist leider so, dass viele Ärztinnen und Ärzte, die in Fachgesellschaften tätig sind, auch im Prinzip einen Interessenskonflikt haben. Es wäre ganz sicher wichtig, dass die Leitlinien in Österreich unabhängig sind, dass sie evidenzbasiert sind und dass Interessenskonflikte ausgeschlossen werden."

Die Sprecherin: „Die Hersteller von Arzneimitteln beherrschen die medizinische Forschung, weil sie den Großteil der Studien finanzieren. Therapien ohne Arzneimittel, oder Untersuchungen über Nachteile von Arzneimitteln bleiben so eine rare Ausnahme. Viele Mediziner wünschen sich, dass das nicht so bleibt."

Internist Dr. Thomas Pieper: „Wir als Berufsgruppe müssen wieder lernen, unabhängig zu werden. Das ist eine wichtige Forderung, die wir schon sehr lange erstellen. Aber was heißt unabhängig werden? Das heißt, dass klinische Forschung eben nicht nur dann finanziert wird, wenn die pharmazeutische Industrie dahintersteht, sondern dass es auch ein öffentliches Allgemeingut ist, zu verstehen, warum eine Krankheit entsteht und welche Auswirkungen sie hat, sodass eigentlich auch allgemeine Forschungsgelder der öffentlichen Hand dafür verwendet werden sollen."

Pharmazeut Gerd Glaeske: „Man muss Öffentlichkeit in diesen Bereich hereinbringen. Ich würde sogar sagen, es muss eine Gegenöffentlichkeit existieren, weil die Öffentlichkeit dominiert ist von dem, was die Hersteller an Informationen geben, die Gegenöffentlichkeit, der Patientenschutz, die Patientenorientierung, das ist es, was ich in diesem Bereich noch immer als sträflich vermisse."

Die Sprecherin: „Dass die Industrie ein Interesse am guten Verkauf ihrer Produkte hat, ist logisch, dass sie dafür wirbt, ihr gutes Recht. Es ist Sache der Politik, dafür zu sorgen, dass die Leitlinien für ärztliches Handeln und medizinische Forschung einem anderen Interesse dienen – dem der optimalen Behandlung der Patienten."

Kapitel Nr. 17 – Milliarden Profite mit erfundenen Seuchen

Abseits der Mainstream Medien, die durch die Bank weg immer die gleichen „News" runterleiern, suchen sich die Informationen andere Wege zum Leser, User, Verbraucher, kritischen Menschen ... oder vielleicht muss man sagen, die Menschen sind es überdrüssig, immer die gleichen, verlogenen Mantras zu hören. Sobald man ein wenig in die Tiefe gehen will, ist dort plötzlich nichts mehr vorhanden und die Realität stellt sich völlig anders dar.

Kritischen Stimmen wird von den großen medizinischen Fachzeitschriften keine Plattform eingeräumt, zu sehr sind sie auf die Sponsorengelder und Anzeigenkampagnen der Pharma-Mafia angewiesen. Ärzte, die nicht konform mit dem allgemeinen Geschehen in Sachen Patientenumsorge gehen, finden dank des Internets heute Wege, ihre Studien, Erfahrungen und Beobachtungen auf anderen Wegen zu publizieren. Sei es in Interviews, die dann auf YouTube zu sehen sind, sei es in Form von selbst verlegten E-Books, die bald bei allen Online-Verlagen erhältlich sind. Auch der bekannte Facharzt für Innere Medizin, Sportmedizin und Onkologie Dr. med. Claus Köhnlein aus Kiel ist einer dieser wenigen Ärzte, die sich gegen die Pharma stemmen, und bemüht sich mit Erfolg, dieser Mafia mit industrieller Medikamentenproduktion die Maske herunterzureißen. Auf „Alpenparlament TV" wurde vor Kurzem bei YouTube

ein Film publiziert, in welchem Dr. Köhnlein anprangert, dass die Pharmaindustrie einen Milliardenprofit macht mit völlig frei erfundenen
Seuchen. Das war für mich ein Anlass, im Rahmen dieses Buches, Dr. Köhnlein ein Kapitel zu widmen. Die Plattform „Alpenparlament" definiert sich selbst so:

„Wir, eine Gruppe von Freidenkern, haben diesen Namen als Symbol unseres Schaffens und Wirkens gewählt. Frei von jeder konfessionellen, politischen und gesellschaftlichen Bindung stehen wir mit der Stabilität, der Klarheit und der großen Wandlungskraft unsere Wahrheiten als Alpenparlament für den lange überfälligen Wandel in eine gute Richtung für das Wohl aller Menschen dieser Erde ein. Unsere Erkenntnisse, Werkzeuge und Produkte revolutionieren alle Gesellschafts- und Lebensbereiche – und dieser Wandel ist lange überfällig. Darüber hinaus wissen wir, dass die deutschsprachigen Länder – das D-A-CH – und deren Einheit im Bewusstsein im aktuellen JETZT eine tragende Rolle spielen."

(Entnommen der Website www.alpenparlament.tv. Die Verantwortlichen haben mir freundlicherweise die Genehmigung zum Abdruck des hochinteressanten Interviews erteilt.)

Hier nun das Interview „Virus-Wahn". Dr. med. Claus Köhnlein im Gespräch mit Michael Vogt:

Michael Vogt: „AIDS, BSE, SARS, Schweinegrippe, Vogelgrippe und jetzt neuerdings EHEC. Seit Jahrzehnten werden wir von einer Seuchenpanik in die andere getrieben. Könnte es sein, dass diese Seuchen in Wirklichkeit erfunden werden und dass ganz andere

Interessen in Wirklichkeit dahinterstehen?“

Michael Vogt begrüßt in seiner Praxis den Internisten Dr. Claus Köhnlein. „Dr. Köhnlein ist einer der wenigen Mediziner, die sich einerseits mit diesem Thema kritisch und mutig befasst haben und deswegen auch eine Menge Prügel bezogen haben. Das hat Sie aber nicht weiter gestört und deshalb freue ich mich besonders über diese Gelegenheit, mich mit Ihnen über dieses weite Feld medizinischer Erkrankungen etwas näher zu unterhalten. Als Einstieg, bevor wir in die einzelnen Themen hineingehen, würde ich gerne zwei allgemeine Fragen vorweg stellen, weil sie möglicherweise eine gewisse Schlüsselfunktion für das haben, was wir immer wieder bei den einzelnen Seuchen, bei den einzelnen Krankheiten erleben. Die eine Frage bezieht sich auf die Rolle und Bedeutung der Testverfahren, und die zweite auf das, was hier an der „Stellschraube Inkubationszeit“ erreicht wird, um letztendlich andere Ziele zu verwirklichen.“

Dr. Köhnlein: „Vielleicht vorweg, ich habe bisher keine Prügel bezogen bezüglich meiner Ansichten, sondern wir haben da bisher relativ sachlich darüber diskutiert. Ich muss vielleicht vorausschicken, wie ich in diese Situation gekommen bin. Ich war ja an der Uniklinik hier in Kiel in der onkologischen Abteilung und habe da meine ersten Kontakte mit AIDS-Patienten gehabt, als damals die Seuche quasi zu uns herüberschwappte. Wir waren eine Klinik für Krebskranke und hatten auch viele Patienten mit Lymphdrüsenkrebs. Da war ein Patient, der an einem solchen Lymphom litt und am nächsten Tag hieß es plötzlich, der Patient hätte jetzt AIDS. Da meinte ich: ‚Wie, der hat jetzt AIDS?‘ Ja, der hätte eine positiven HIV-Test. Da sagte ich: ‚Ja Moment und das klinische Krankheitsbild ist das gleiche, aber jetzt hat er einen positiven HIV-Test, das heißt für mich jetzt erst mal, dass wir hier eine Seuche eines neuen Tests haben, aber keine Seuche im eigentlichen Sinne mit neuen klinischen Krankheitsbildern.' Und das hatte ich zu einem Zeitpunkt gesagt, als gerade ein großer Aufruhr war, AIDS als tödliche Infektionskrankheit galt, als der Spiegel seine Statistiken publizierte mit immer diesen exponentiell ansteigenden Kurven, wonach dann spätestens 1994 jeder deutsche Bundesbürger HIV-positiv gewesen wäre und drei Jahre später daran gestorben wäre an dem AIDS-Syndrom. Das waren so halb logarithmische Darstellungen, die immerhin Leute, wie Manfred Eigen und Nobelpreisträger ausgerechnet hatten, die waren einfach von falschen Annahmen ausgegangen. Die waren a) von einem tödlichen Virus und b) von einem heterosexuell übertragbaren Virus ausgegangen und haben dann gerechnet. Die Rechnung stimmte wahrscheinlich, aber nicht die zugrunde liegenden Annahmen.

Na ja, ich hatte damals ebenso ein bisschen Diskussion mit meinen Kollegen und sagte: ‚Wie gesagt, ich sehe hier nur einen neuen Test und alte Krankheiten.' Und dann rief mich meine Frau mal beim Skilaufen an, „Du musst Dir unbedingt den Spiegel kaufen, da steht ein Artikel drin von einem Molekularbiologen aus den Staaten, der genau das gleiche behauptet, wie Du." Bin ich natürlich gleich losgelaufen und habe mir den Spiegel besorgt. Da war ein Artikel über Peter Düsberg drin mit einem Kommentar von Herrn Professor Dietrich vom Tropeninstitut, der sagte, es sei völlig unerklärlich, wie ein einst so begabter Mann - der Düsberg - plötzlich so einen Irrsinn redet, das sei nur in einer Psychoanalyse zu klären. Wie man denn auf die Idee kommen könnte, dass das alles vorher bekannte Krankheiten seien – und so was - das ginge ja nun überhaupt nicht. Es sei unerklärlich in seinen Augen, wie dieser Mann, der eigentlich damals für den Nobelpreis vorgeschlagen war, seine Verdienste aufgibt auf dem Gebiet der Reto-Virologie, plötzlich so einen Unsinn redet. Und dann meinte Professor Dietrich noch: ‚Allein anhand der zahllosen armen Kinder, die HIVinfiziert worden seien und mittlerweile an AIDS gestorben seien, sei die Sache klar.' Da habe ich ihn am nächsten Tag gleich angerufen und habe ihn nach der Quelle gefragt mit den Kindern. Die konnte er mir nicht nennen. Da wurde ich dann natürlich auch weiter skeptisch. Mittlerweile weiß ich, dass die Kinder damals alle auch mit ACT behandelt worden sind, also mit dem Medikament gegen AIDS, welches damals gerade auf den Markt gekommen war. Und das ist die eigentliche Katastrophe gewesen, dass dieses Medikament nur unzureichend getestet wurde mittels Placebos."

Michael Vogt: „Also Peter Düsberg hat ja den schönen Satz geprägt: „ACT ist AIDS auf Rezept"."

Dr. Köhnlein: „Genau, und das muss man sagen, es ist genauso gewesen. Das geben im Grunde auch alle zu. ‚Das war zu viel', sagen sie dann. Es war zu hoch dosiert. Man sieht es ja dann auch an den folgenden Therapie-Empfehlungen, da wird dann herunter dosiert von ursprünglich 1.500 mg auf dann 1.000 mg, dann 500 mg. Dann kamen die ganzen anderen, neuen Präparate auf den Markt mit einem ganz anderen Nebenwirkungspotential und Risiken, aber die eigentliche Katastrophe war die Überdosierung von ACT und die Leute sind damals an dieser ATC-Intoxikation gestorben und wir haben es nicht gemerkt. Das war das Problem, wir haben das erst viel zu spät gemerkt – wir, die behandelnden Ärzte. Wir waren der Auffassung, Aids ist eine schlimme Krankheit, und wenn die Patienten jetzt dahinsiechen, so sterben sie trotz ACT, haben wir uns damals gedacht."

Michael Vogt: „Nun ist es ja so, wenn man sich die Nebenwirkungen bei ACT ansieht ... Das „charmante" aus der Sicht der PharmaIndustrie ist, dass diese Nebenwirkungen identisch sind, mit dem, was die Indikation als Krankheitsbild selbst aufweist, praktischer geht es ja eigentlich gar nicht."

Dr. Köhnlein: „Ja ich glaube gar nicht mal, dass da irgendwie Verschwörung dahinter steht. Es war einfach ein medizinischer Fehler, es war ein katastrophaler Fehler, der sich damals abgespielt hat. Und ich würde auch gar nicht mehr dagegen angehen, glaube ich, wenn nicht dieser Fehler dazu geführt hätte, dass wir heute noch alle glauben, dass HIV ein tödliches Virus ist und das es deswegen eine lebenslange Behandlung braucht. Das ist eben der Grund, warum ich immer noch hier sitze und versuche, diese VirusAids-Hypothese aufzuklären. Auch aufzuklären, dass die falsch ist. Man muss noch einmal ganz an die Anfänge zurück. Es war ja so, dieses AIDS-Problem tauchte schon irgendwie auf als sichtbares Phänomen damals in San Francisco in den Schwulenhochburgen damals eben und die ersten AIDS-Patienten waren auch alles Homosexuelle, die schwerst drogenabhängig waren. Das ist den meisten gar nicht klar, dass das ein ganz bestimmtes Klientel war. Sie waren stark drogenabhängig, waren um die 30 Jahre alt und waren am Ende mit ihrem Immunsystem. Das war schon so. Die ersten beschriebenen Fälle von Dr. Gottlieb damals. Es war auch die ursprüngliche Annahme, dass es sich hier um eine Lifestyle-

Krankheit handeln muss, hat man damals auch gedacht."

Michael Vogt: „So hieß AIDS ja auch ursprünglich GRID"

Dr. Köhnlein: „Gay-related immune deficiency, genau. Es war eigentlich offensichtlich, dass es eine Lifestyle-Krankheit war, weil die ersten Opfer alle so geartet waren und die kriegten dann im Alter von etwa 30 Jahren eine schwere Lungenentzündung und sind häufig daran gestorben. Denen war nicht zu helfen. Und dann kam eben Gallo mit der Idee, es ist ein Virus. Das ist nicht etwa in einer wissenschaftlichen Veröffentlichung irgendwie bewiesen worden, sondern das ist in einer Pressekonferenz in die Welt posaunt worden, und alle haben es abgekauft. Und das ging dann so in die Welt hinaus: Ein Wissenschaftler aus den USA hat die Ursache von AIDS entdeckt. Kurz danach kam der HIV-Test auf den Markt. Dann wurde jedem, der positiv auf diesen Test reagierte gesagt: „Du hast ein Problem." Dann kam das mit der Inkubationszeit und da tauchten viele HIV-Positive auf, die kein Problem hatten. Denen hat man dann gesagt: „Ja, Du hast jetzt noch kein Problem, aber warte mal zehn Jahre ab, dann kriegst Du garantiert eins." Das ist natürlich eine ganz gemeine Vorhersage, so etwas. Wenn man einem Patienten sagt: „Du hast ein tödliches Virus in Dir" das ist so etwas wie eine ‚self-fulfilling prophecy'. Mit so einer Aussage kann man jemanden umbringen."

Michael Vogt: „Ich glaube, der Punkt ist insofern total wichtig, dass die medizinische Diagnose, ein Todesurteil von einem Arzt mitgeteilt zu bekommen, von jemandem, zu dem man aufblickt, von dem man weiß, der meint es an sich gut mit Dir. Man vertraut ihm und bekommt von ihm die Todesdiagnose."

Dr. Köhnlein: „Das ist ein psychologisch vernichtendes Urteil. Ich erlebe es jetzt immer noch. Ich bekomme ja relativ viele Patienten über das Internet, weil sich unsere Auffassung über das Internet ganz gut verbreiten kann. Obwohl – und das muss ich auch sagen – sich nur ein Bruchteil der Betroffenen unserer Auffassung anschließen kann. Aber immerhin, da sind auch von Natur aus kritische Menschen, die die Dinge auch einmal hinterfragen und wenn man erst einmal anfängt, das zu hinterfragen, dann merkt man sehr schnell, dass da was nicht ganz richtig läuft. Ich sehe auch bei denen, für die HIV kein Problem ist, diese Ängste immer wieder aufsteigen, ob es nicht doch vielleicht damit zu tun hat und sie psychologisch dann unsicher werden. Also das ist schon eine ganz vertrackte Geschichte, diese HIV-Markierung. Wenn man da erst einmal markiert ist, mit diesem Test, dann ist es doch psychisch ganz schwer, das zu verdauen."

Michael Vogt: „Nun ist ja eigentlich für den normalen Menschen überhaupt nicht verständlich, wenn man sich die Qualität der Tests oder die Wertigkeit der Tests anschaut, dass es hier auf der ganzen Welt nicht einen einzigen Standard gibt. Wenn wir jetzt hier einen Blutgruppentest machen würden, würde ich wahrscheinlich hier in Kiel dieselbe Blutgruppe haben, wie wenn ich diesen Test in Washington oder in Moskau machte. Bei HIV-Tests ist es eindeutig nicht so. Ich kann ja in dem einen Land positiv getestet werden oder negativ, gehe über die Grenze, z. B. zwischen Kanada und USA und das Ergebnis wechselt."

Dr. Köhnlein: „Das kommt noch erschwerend dazu, dass diese Tests längst nicht so zuverlässig sind, wie sie von der Pharma-Industrie beschrieben werden. Dazu kommt, dass das Problem der Prävalenz bei solchen Tests eine Rolle spielt, selbst wenn die neunundneunzig Prozent spezifisch sind, in einer Bevölkerung, in der dieser Test relativ selten positiv ist, dann ist die Aussage des Tests nur (mit einer Wahrscheinlichkeit von) fifty-fifty (zutreffend).

Wobei es dann relativ zuverlässig ist, wenn sie wiederholt testen, meistens kommt es dann schon zu dem gleichen Ergebnis. Aber wie gesagt, das Entscheidende ist, dass er eigentlich keine Bedeutung hat, dieser positive HIV-Test. Wobei es auch wiederum Korrelation gibt- Es ist so, dass dieser HIV-Test nicht nur auf dieses Virus reagiert, dieses Retrovirus, sondern er reagiert auch auf Substanzen, die in der Membran von Pilzen und in der Membran von Mykobakterien vorhanden sind. Das hat Max Essex, einer der Hauptprotagonisten der Virushypothese, selbst belegt damals in einer Studie, dass es da eben Kreuzreaktionen gibt und das man deswegen mit dem Test besonders in Afrika ganz vorsichtig sein müsse. Dann können Sie den Test eigentlich gleich ganz eintüten, wenn er Kreuzreaktionen mit Pilzen und Tuberkelbakterien hat. Dann geht es nicht mehr um Afrika, dann können Sie mit so einem Test überhaupt nichts anfangen."

Michael Vogt: „Wobei ja, wenn Sie das Stichwort Afrika sagen, das der Punkt ist, der auch dem Peter Düsberg vorgeworfen wurde, dass er mit seiner These in Afrika einen Riesenschaden anrichtete mit dem Hinweis, da könnte man ja sehen, wie sich die Aids-Rate exponentiell entwickelte. Immer mehr erkrankten, immer mehr Menschen starben und vor diesem Hintergrund sei es unverantwortlich, an dieser These irgendwelchen Zweifel zu hegen. Aber wenn man sich die tatsächlichen Daten anschaut, dann bricht das ja auch relativ schnell wieder zusammen."

Dr. Köhnlein: „Das ist so. Gerade Max Essex, den ich gerade erwähnte, hat eine Arbeit über AIDS in einem AIDS-Journal publiziert, die eben Peter Düsberg und letztlich auch uns vorwirft, wir würden dafür sorgen, dass die Leute in Afrika nicht behandelt würden, also keine Therapie nehmen und dadurch die Sterblichkeit hochgeht. Darauf haben Peter Düsberg und wir geantwortet und diese Antwort wurde zensiert, glattweg zensiert. Sie sollte in einer medizinischen Fachzeitschrift veröffentlicht werden, da war sie schon im Print. Dann hat die andere Seite das gemerkt und hat die sehr logische Argumentation von Düsberg schlecht widerlegen können, dass nämlich in den letzten zwanzig Jahren die Bevölkerung in Afrika sich nicht etwa reduziert hat, sondern sich verdoppelt hat. Dann hat einer gesagt: ‚Na vielleicht hätte sie sich sonst vervierfacht oder so.' Und dann muss man ihm aber entgegen halten – diesem Frager – dann müsste er erklären, wo viereinhalb Millionen Tote geblieben sind. Die verschwinden ja nicht einfach mal so. Na ja, jedenfalls hat man unsere Arbeit glattweg zensiert, mit der Begründung, sie gefährde die öffentliche Gesundheit. Dann haben sie den Verlag massiv unter Druck gesetzt und der ist sofort eingeknickt und hat den Artikel zurückgezogen. Das Journal gibt es seitdem nicht mehr, der Herausgeber ist weg. Der Herausgeber hat gesagt: ‚Nur über meine Leiche, wenn das hier nicht veröffentlicht wird, höre ich auf.' Und das hat er auch gemacht.

So ist die Situation. Deshalb dringt unsere Auffassung auch nicht in die Lehrbücher vor. Allenfalls in Medien wie bei Ihnen zum Beispiel. In den Massenmedien kommen Sie da nicht mit an. Deswegen bleibt das eine Außenseitermeinung."

Michael Vogt: „Die Hintergründe in Afrika, wenn man sich das anschaut, hier zu bewerten, ohne beispielsweise den hygienischen und gesundheitlichen Gesamtbereich anzusehen, da fragt man sich schon, wie da argumentiert werden kann."

Dr. Köhnlein: „Das ist völlig abwegig, ich meine in Afrika, das ist völlig klar, das ist eine alte Seuche mit einem neuen Namen, jetzt dieses AIDS. Was dort Tuberkulose war, gilt jetzt als AIDS. Die vielen Menschen, die da unter menschenunwürdigen Bedingungen in den Mienen als Arbeiter tätig sind und ihre Tuberkulose, ihre Silicotuberkulose davontragen, das sind jetzt AIDS-Opfer. Es ist hanebüchen, sich das vor Augen zu halten.

Und Pilzerkrankungen gibt es natürlich auch da unten, und zwar jede Menge – also ein AIDS-Problem gibt es da, bloß das hat mit HIV eben nichts zu tun. Das hat mit den ungünstigen sanitären Bedingungen und den Ernährungsproblemen zu tun. In weiten Bereichen Afrikas gibt es ja keine vernünftige Ernährung oder nur eine ganz einseitige Ernährung, essenzielle Aminosäuren werden da nicht aufgenommen. So kommt es zu einem verminderten Aufbau von Proteinen, die für die Immunabwehr nötig wären und die Menschen werden damit anfällig gegenüber Tuberkulose, Pilzerkrankungen und anderen parasitären Erkrankungen. Ein Problem ist Folgendes, weshalb auch die HIV-Therapeuten an diese Hypothese weiter glauben, dass natürlich parasitäre Erkrankungen unter so einem Cocktail erst mal besser werden, weil man nämlich diese ganzen Parasiten damit kaputtmacht. Die sind ja auch an DNA gebunden, das sind ja nichts weiter als DNA-Terminatoren, die wir da geben und Protease-Hemmer, die eben auch

Entzündungserscheinungen zurückdrängen. Da kann man sich durchaus drüber unterhalten, ob diese Medikamente, unter Umständen kurzfristig eingesetzt, gegen parasitäre Erkrankungen wirksam und sinnvoll sind. Nur eine lebenslange Behandlung damit zu begründen, ist natürlich ein Wahnsinn. "

Michael Vogt: „Denn es wird ja nicht kaputtgemacht, was kaputtgemacht werden soll."

Dr. Köhnlein: „Der Mensch erleidet natürlich auch Schaden darunter. Aber das ist ja bei Antibiotika letztlich auch so. Trotzdem setzen wir die manchmal mit Erfolg ein. Bei bakteriellen Erkrankungen fällt es dem Menschen damit schon leichter, da durchzukommen, wenn sein Immunsystem eben mal versagt hat, dass bakterielle Infektionen sich dann so stark ausbreiten, dass man eine chemische Hilfe annehmen kann.

Wobei auch gesagt werden muss, dass viele bakterielle Erkrankungen spontan durch das Immunsystem beseitigt werden. Man braucht da nicht immer Antibiotika bei jedem banalen Infekt. Aber manchmal ist es eben schon so, wenn die tieferen Atemwege bei einer Pneumonie beispielsweise betroffen sind, da macht es Sinn, Antibiotika einzusetzen."

Michael Vogt: „Ein Argument – nicht nur in Afrika, da besonders, aber auch darüber hinaus – was den Kritikern vorgehalten wird, ist ja das Problem der Kinder. Hier vor allem das Problem der Übertragung von der Mutter auf das Kind. Was muss man in diesem Zusammenhang sagen? Was ist da an der Argumentation nicht schlüssig?"

Dr. Köhnlein: „Na ja, aus orthodoxer Sicht glaubt man, dass das Virus von der Mutter auf das Kind übertragen wird. Daraus resultiert natürlich die Empfehlung, die Mutter zu behandeln.

Es gibt allerdings heute Arbeiten, die nachweisen, dass die Kinder von ACT-behandelten Müttern schlechter dastehen als die Kinder von Müttern, welche nicht mit ACT behandelt worden sind. Das sind zwar vereinzelte Studien, aber die gibt es. Und daraus muss man schließen, dass ACT eher schadet als nutzt, egal ob es die HIVÜbertragung hemmt oder nicht.

Bei der Tuberkulose kann man sich natürlich fragen, inwieweit es sogar Sinn macht, weil ja die Tuberkulose auf jeden Fall von der Mutter aufs Kind übertragbar ist und man HIV-positive Mütter durch eine chemische Keule daran hindern möchte, die Krankheit auf die Kinder zu übertragen. Aber es wäre immer noch zu testen, ob diese Therapie wirksamer ist als eine tuberkulostatische Therapie, die man ja sonst durchführen würde. Leider ist es heutzutage häufig so, dass die Leute beides kriegen. Das ist dann ein Zuviel an Chemie."

Michael Vogt: „Nun gibt es aber auch genügend Fälle, wo HIVpositiv getestete Mütter HIV-negative Kinder gebären." Insofern ist dieser Automatismus nicht immer gegeben."

Dr. Köhnlein: „Durch das ACT nach Studien jedenfalls ist das Risiko etwas reduziert. Bloß aus unserer Sicht ist es ja gar nicht sinnvoll, das überhaupt zu verabreichen. Weil es ja unsere Auffassung ist, das HIV zu Unrecht zu einem tödlichen Virus hochstilisiert wurde, sondern ein harmloses Retro-Virus ist, was eben von der Mutter auf das Kind in zwanzig Prozent der Fälle übertragen wird und eben da nicht zwangsläufig Schaden anrichtet."

Michael Vogt: „Die Harmlosigkeit, die so überzeugt, aber auch so nebenbei formuliert, ist ja etwas, was zum Entsetzen der Orthodoxen, Luc Antoine Montagnier (ein französischer Virologe und Nobelpreisträger, gilt als Entdecker des Aids-Virus) noch mal bestätigt hat, der ja nun auf dem Gebiet gearbeitet hat und hoch prämiert wurde. Er erklärte schlicht und ergreifend, dass eine solche HIV-positive Testung, die nach vernünftiger Lebensweise auch wieder verschwinden kann."

Dr. Köhnlein: „Ja, Luc Montagnier hat offensichtlich seine Meinung da doch ganz entscheidend geändert. Womit das zusammenhängt, weiß ich nicht, ob das auch mit unserer Auffassung zusammenhängt, dass er davon vielleicht öfter gehört hat. Jedenfalls hat der ja eigentlich schon sehr früh gesagt: „Ja HIV alleine kann es nicht sein, „we need co-factors". Da haben sie ihn damals auch schon fast „aus der Kirche gejagt". Er war schon sehr früh der Auffassung, dass es der HIV-Virus alleine nicht sein kann. Ist ja auch ein Retro-Virus. Alleine macht der keine Zelle kaputt, deshalb hat man ja damals die Retro-Viren – damals zu Düsbergs Zeiten – als mögliche Karzinogene eigentlich beforscht, weil sie eben keine Zellen kaputtmachen. HIV wird ja nachgesagt, dass sie die Helfer-Zellen kaputtmachen. Aber das können sie eigentlich gar nicht."

Michael Vogt: „Müsste nicht eigentlich, nachdem was man bislang uns erzählt hat, im Bereich des Impfens - also in dem Moment, wo ich im Organismus die Antikörper gegen Windpocken habe, bin ich ja gegen Windpocken geschützt – jetzt wird ja hier die Argumentation komplett herumgedreht. Sie stellen Antikörper im Organismus fest und der ist plötzlich das entscheidende Problem, was bei der Impfphilosophie komplett um 180 Grad gedreht das Gegenteil ist."

Dr. Köhnlein: „Da musste das immunologische Paradigma einmal kurz gewechselt werden, um diese Auffassung zuzulassen, dass es Viren gibt, die mit der Latenzzeit von zwanzig oder dreißig Jahren eine tödliche Krankheit auslösen. Der Nachfolgevirus war dann der Hepatitis-C-Virus, der angeblich dann eine Leberentzündung verursachen soll, was ja auch kompletter Unsinn ist. Das sehen wir ja an zahllosen Krankheitsverläufen. Ich habe hier zahllose H-CPositive in der Praxis, deren Infektionszeitraum dreißig oder sogar vierzig Jahre zurückliegt, denen fehlt gar nichts.

Michael Vogt: „.... so lange sie nicht behandelt werden."

Dr. Köhnlein: „Ja genau, aber die werden ja auch behandelt und das ist richtig heftig, ein Jahr lang schwere virale Therapie, die gehen zum Teil auf dem Zahnfleisch, kriegen schwere Hämolysen und hinterher wird ihnen gesagt: ‚So, jetzt ist ihre Leber virenfrei bis auf weiteres und dann wird wieder getestet und man stellt Antikörper fest – so können sie die Patienten lange bei der Stange halten. Das ist schon unglaublich mit den Antikörpern. Aber das ist ganz richtig, was Sie sagen. Da musste die Immunologie-Lehre einmal auf den Kopf gestellt werden. Denn es ist in der Tat so, wenn Sie Antikörper gegen ein Virus haben, dann ist das der Schutz, die Schutzreaktion des Körpers gegen das Antigen und so funktioniert unser ImpfKonzept eigentlich – und das wurde bei HIV und HCV einmal schlichtweg umgedreht. Da heißt es, das sind inkomplette Antikörper, die schützen nicht."

Michael Vogt: „Ein Punkt, den wir schon angesprochen haben, aber den wir vielleicht auch noch einmal etwas deutlicher herausstellen sollten, ist die sich ständig ändernde und erweiternde Definition von AIDS. Dass man seitens der Institution der USA, der CDC (Centers for Disease Control and Prevention) eigentlich hergegangen ist und hat permanent immer noch mehr dazu gepackt."

Dr. Köhnlein: „Ja, das ist auch so ein Problem der AIDS-Definition. Das war ja letztlich das, was mich stutzig werden ließ ganz zu Anfang, als ich dachte, das ist ein Lymphom-Patient, jetzt ist es ein AIDS-Patient. Und das sollte dann das Hauptproblem der AIDSEpidemiologie werden, dass nämlich mittlerweile 27 vorher bekannte Erkrankungen wegen eines positiven HIV-Tests jetzt AIDS genannt werden. So können Sie natürlich unglaubliche Epidemien herbeizaubern, eben einfach nur durch die Verbreitung des Tests. Da, wo Sie den Test nicht verbreiten, haben die Krankheiten ihren ursprünglichen Namen und wenn Sie mit Ihrem Testköfferchen an der Grenze zu Indien, Russland oder China stehen, dann haben die plötzlich ein AIDS-Problem und vorher war es Tuberkulose und Gebärmutterhalskrebs und Lymphom und was es immer alles gibt so. Das ist ein Knackpunkt dieser Virus-Hypothese, die Epidemiologie. Es ist schlicht die Ausbreitung dieses Tests, der hinter dieser in Anführungszeichen „Seuche" steckt.

Michael Vogt: „Wenn man sich das in den Auswirkungen jetzt mal jenseits der medizinischen, gesundheitlichen Probleme ansieht, beschleicht einen eigentlich das nicht mehr wegzudiskutierende Gefühl, dass es hier mit einer solchen Ausdehnung in allererster Linie darum geht, die entsprechenden Medikamente zu verkaufen. Also dass diese Dinge erfunden werden – klingt jetzt vielleicht verschwörerisch."

Dr. Köhnlein: „Man hat den Eindruck. Wobei bei AIDS bin ich mir nicht so sicher. Bei AIDS ist es wirklich eine Annahme von Galo gewesen, der glaubt da auch - glaube ich - wirklich daran. Umso überzeugender sind ja solche Leute, die an ihren Irrtum glauben. Der glaubt daran. Ich glaube, der würde sich selbst auch behandeln und seine Kinder, so was. Das ist ja dann die Gretchenfrage: ‚Wie würden Sie es selbst machen?' Das würde der, glaube ich, tun. Genauso wie: ‚Wir würden uns auch mit HIV infizieren – vorausgesetzt, es ist reines HIV.' Und da geht es auch schon los, das Problem, reinen HIV zu finden. Blut von einem HIV-Positiven würde ich nicht so gerne nehmen, muss ich ganz ehrlich sagen, weil ich nicht weiß, was da alles sonst noch so herumschwimmt. Aber reines HIV würde ich schon nehmen. (Dr. Köhnlein schmunzelt an dieser Stelle.) Aber noch mal zurück zu Galo, dass da eine große Verschwörung dahinter steckt, glaube ich in dem Fall nicht. Bei den anderen Grippen hat man schon den Eindruck, dass es da im Wesentlichen um finanzielle Aspekte ging, wie beispielsweise die ‚Vogelgrippe' und ‚Schweinegrippe'. Da hatte man wirklich den Eindruck, das wurde richtig gepuscht, aufgebaut, um hinterher richtig abzusahnen. Bei der Vogelgrippe ging es um das Medikament Tamiflu und bei der Schweinegrippe ging es schlicht um die Impfung, die in der Pipeline war und die an den Mann gebracht werden sollte. Das haben ja erstaunlicherweise viele Leute nicht mehr mitgemacht. Die waren dann irgendwie doch ‚seuchenmüde', obwohl ordentlich Angst geschürt wurde. Da waren einige Unsicherheiten dann bezüglich der Impfung, dass es da unterschiedliche Chargen geben sollte, für die wichtigeren Leute die reineren Impfstoffe, man war dann doch irgendwie skeptisch, das haben die meisten Leute dann nicht mehr mitgemacht.

Michael Vogt: „Nun ist ja auch dann bald deutlich geworden, bzw. durchgesickert, dass es - von Amerika kommend – bei der Schweinegrippe so ein wundervolles Ping-Pong-Spiel zwischen Rumfsfeld und Bush gegeben hat, der eine hat verdient, der andere hat gepuscht."

Dr. Köhnlein: „Der eine hat den Krieg ausgerufen gegen die Schweinegrippe, der andere hat die Aktien gehalten und abkassiert."

Michael Vogt: „Das ist sicherlich richtig, dass bei SARS das alle noch geglaubt haben, und bei der Vogelgrippe schon die ersten Fragen kamen. Bei der Schweinegrippe ist es dann irgendwie gar nicht mehr ... Aber ich meine, das, was deutlich wird, was Sie ja auch ansprechen, dass da in allererster Linie ganz offensichtlich ein starkes ökonomisches Interesse zum Manifest wurde."

Dr. Köhnlein: „Das ganze Medizinsystem ist ja so. Seit die Politik das Gesundheitssystem als Wachstumsmarkt entdeckt hat, geht das in eine ungute Richtung, muss ich sagen. Also in anderen Bereichen auch, ob Sie die Onkologie nehmen oder die Kardiologie. Sie brauchen ja nur zu gucken, die Überlebenszeiten werden ja nicht wirklich länger, weder bei Krebspatienten noch bei kardiologischen Patienten, aber der Aufwand den wir treiben, der ist riesig. Die neuen Onkologika werden zum zehn- oder hundertfachen Preis angeboten, und der Aufwand, der in der Onkologie betrieben wird, der ist enorm, nur es kommt unterm Strich nicht mehr dabei raus. Es gibt immer wieder Einzelfälle, da hat man den Eindruck: ‚So ich bin gerettet, resistent und alles ist gut', aber unterm Strich, wenn Sie das statistisch gucken – das Einzige, was wirklich hilft, ist Prophylaxe durch körperliche Bewegung, Ernährung, normales Gewicht. Die ganzen medikamentösen Ansätze und die invasiven Ansätze bringen dagegen relativ wenig."

Michael Vogt: „Das ist natürlich etwas, was der Berufsstand – wenn Sie das als Arzt sagen, umso mehr Respekt – gar nicht vertragen kann, dem Patienten zu sagen: ‚Du, leb vernünftig, beweg Dich, kümmer Dich um eine gesunde Ernährung ..."

Dr. Köhnlein: „Das entspricht einer Lifestyle-Änderung. Sie müssen wirklich ihren Lebensstil ändern, und das machen die wenigsten. Da ist der Glaube an die Pille größer und wird schneller umgesetzt und dadurch gerät das System dann langsam, aber sicher ins Wanken. Es wird überbordend teuer, immer teurer, immer noch teurer und es ist irgendwie keine Grenze in Sicht."

Michael Vogt: „Wobei natürlich bei einem solchen System auch klar ist, wer die Nutznießer sind, insofern steht auch eigentlich nicht zu erwarten, dass seitens der Politik und Pharma-Industrie, die ja dahinter steht, eine große Wende eingeläutet wird. Das hätte man längst tun können. Also die Erkenntnisse sind ja alle da. Die Ernährungskritiker, die haben ihre Aussagen schon vor Jahrzehnten gemacht, eigentlich gibt es fast gar nichts Neues mehr."

Dr. Köhnlein: „Das sehe ich auch so, da müsste man ernährungstechnisch wesentlich mehr machen und Lifestyle mäßig, aber davon kann dieser Riesenmedizin-Apparat nicht leben."

Michael Vogt: „EHEC gehört in dieselbe Schublade?"

Dr. Köhnlein: „Da bin ich mir nicht sicher, bei EHEC bin ich mir nicht sicher, wie das gelaufen ist. Es ist nun auch hier so, dass zeitgleich ein hochpreisiges Medikament auf den Markt kam, dieses SOLIRIS. Da gibt es auch eine Publikation im New-England-Journal vom 25. Mai 2011 und praktisch zeitgleich tauchte diese EHEC-Hysterie auf oder „-Seuche". Also was unstrittig ist, dass viele relativ schwere Verläufe hier oben bei uns in Kiel gewesen sind. Ob die per se durch ein aggressiveres Bakterium entstanden sind, oder ob ungünstige therapeutische Maßnahmen dazu geführt haben, wie antibiotische Behandlungen oder eben auch Antikörperbehandlungen, kann ich so nicht sagen. Dazu müsste man jede einzelne Krankenakte nachgucken, um zu sehen, war der schwere Verlauf erst oder war erst das Medikament da und dann der schwere Verlauf. Das ist wirklich schwer zu beurteilen."

Michael Vogt: „Wenn wir jetzt – EHEC als ganz aktuell – aber in der Geschichte ein bisschen zurückgehen, war ja eines der ganz großen Themen die BSE-Problematik. Die wurde ja sehr schnell mit einer Gefährdung menschlicher Gesundheit in Verbindung gebracht und auch dort wurden Belege vorgelegt, dass es zwischen BSE und Creutzfeldt-Jakob-Syndrom einen Zusammenhang geben soll."

Dr. Köhnlein: „Das war ja praktisch die Nachfolge-Epidemie. AIDS, Hepatitis-C, BSE und auch hier gibt es eine ganz plausible Vergiftungshypothese, die auch bis in den britischen BSEUntersuchungsausschuss kam, dann aber abgebügelt wurde. Vermutlich aus ganz klaren Interessenskonflikten, weil erstens eine Gesetzesänderung zu diesen verschärften Anwendungen von Insektiziden geführt hatte. 1993 war da ein Gesetz herausgekommen, welches die Bauern dazu verpflichtete, ihre Rindviecher mit Insektiziden einzureiben – mit Fosmet – und zwar in einer deutlich höheren Dosierung als bislang. Das gleiche sollte auch in der Schweiz gemacht werden und in Nordirland und genau da tauchten auch diese BSE-Fälle auf. Es gibt auch laborchemische Hinweise, dass eben durch Organophosphate diese Priolen entstehen – diese Degeneration der Nervenfasern. Man braucht auch nur ein pharmakologisches Lehrbuch aufzuschlagen und unter Organophosphaten nachzuschauen, da findet man genau unter chronischer Vergiftung – die hatten ja praktisch eine chronische Vergiftung – wurden chronisch damit eingerieben – auch bei Säugetieren schwere neurologische Veränderungen, die klinisch genau zu dem Bild passen, was wir von dieser Kuh immer vor Augen haben, die da so ataktisch herum torkelte und eben BSE auslöste. Das scheint mir eine viel plausiblere Hypothese zu sein als die Tiermehlhypothese, zumal das Tiermehl tonnenweise in den Mittleren Osten exportiert wurde und nirgendwo tauchte BSE auf in diesen Ländern."

Michel Vogt: „Dort gab es aber dann diese in England und der Schweiz vorgegebene Verabreichung von Organophosphaten nicht."

Dr. Köhnlein: „Epidemiologisch und toxikologisch spricht alles für eine Vergiftungshypothese und nicht diese Tiermehlhypothese."
Michael Vogt: „Ist es so, dass es sich bei dem Thema BSE eigentlich auch um ein Krankheitsbild handelt, das man schon länger kannte?"

Dr. Köhnlein: „Ja, die Creutzfeldt-Jakob-Erkrankung – oder die Degeneration von Neuronen ist ja ein genetisches Krankheitsbild, was wir lange kennen, die sogenannten spongiformen Enzephalopathien. Da hat ja Gajdusek damals geforscht (Daniel Carleton Gajdusek war ein US-amerikanischer Virologe und Nobelpreisträger) und der kam jetzt auch wieder aufs Tablett, sozusagen durch seine Kuru-Kuru-Krankheit. Auf ihn geht das zurück, diese ganze kannibalistische Hypothese und dass wir es uns als Menschen dann auch durch den Verzehr von Rindfleisch holen könnten. Das ist Gajduseks Werk, der hat damals diese spongiformen Enzephalopathien erforscht, die es da in Papua Neuguinea relativ häufig gab, weil die Leute dort alle miteinander verwandt waren."

Michael Vogt: „Da war es dann ein Inzuchtproblem."

Dr. Köhnlein: „Ja, genau, ein Inzuchtproblem. Je höher der Inzucht-Koeffizient, desto wahrscheinlicher werden irgendwelche genetischen Krankheiten weitergegeben und deshalb waren dort diese spongiformen Enzephalopathien relativ häufig. Und er (Gajdusek) hat ja die Hypothese aufgestellt, dass es durch Kannibalismus übertragen wird, und hat dafür den Nobelpreis bekommen. Er hatte seine Hypothese durch Tierversuche untermauert und man muss sich heute fragen, wie er das der wissenschaftlichen Gemeinschaft verkaufen konnte, aber er konnte es offensichtlich. Er war wohl ein brillanter Erzähler."

Michael Vogt: „Sie sollten sie beschreiben, diese Tierversuche sind so obskur ..."

Dr. Köhnlein: „Er hat erst mal -um die kannibalistische Hypothese zu testen – folgerichtig den Affen das fraglich infizierte Hirn zu fressen gegeben, das hat die aber nicht beeindruckt. Dann hat er es ihnen in die Vene gespritzt, das hat die auch noch nicht beeindruckt. Und dann ist er eben auf dieses bizarre Experiment verfallen, intrazerebrale Inokulation zu machen, vereinfacht ausgedrückt, Bohrlöcher ins Hirn anzulegen und dann den Proteinextrakt da hineinzudrücken und dann wurden die Tiere in der Tat anschließend neurologisch auffällig... was einen eigentlich nicht verwundert.

Später wurde dann nachgewiesen, dass man so eine allergische Enzephalitis auslöst mit diesen Fremdproteinen, wenn man sie direkt ins Hirn einbringt. Das ist also letztlich auch eine toxische Reaktion, auch eine immunologische Reaktion, hat aber mit der Übertragung durch ein infektiöses Fremdprotein nichts zu tun."

Michael Vogt: „Und das ist dann allen Ernstes die Basis, aufgrund derer man dann später gesagt hat, durch den Verzehr von BSERindfleisch löse ich beim Menschen CJS (Creutzfeldt-Jakob-Syndrom) aus?"

Dr. Köhnlein: „Ja, genau. Das ist die Basis. Das muss man sich mal vorstellen."

Michael Vogt: „Sie sind in Ihrem Buch „Viruswahn" noch einen zeitlichen Schritt weiter nach vorne gegangen und haben sich auch mit Ihrem Kollegen zusammen des Themas Polio angenommen.

Was auf den ersten Blick eher überraschend ist, weil man ja sagt, Gott sei Dank, dass die Kinderlähmung beseitigt wurde und auch im Prinzip kein Thema mehr ist. Und auch hier muss man offensichtlich in der Erklärung Fragezeichen machen."

Dr. Köhnlein: „Als mein Co-Autor mit diesem Thema ankam, da sagte ich: ‚Lass uns da die Finger davon lassen, dann hört uns kein orthodoxer Mediziner mehr zu, wenn wir jetzt auch die Kinderlähmung noch mit reinnehmen.' Dann habe ich mir die Argumente angehört und stellte dann fest, dass es tatsächlich so sein könnte und bei den Kälbern ja auch anerkannt so gewesen ist, dass durch den damals sehr sorglosen Umgang mit DDT sich das Zeug in der Muttermilch angereichert hatte und dann bei den Kälbern die sogenannte Kälberlähmung auslöste. Da wurde es als ursächlich akzeptiert, als Agens das DDT. Man wusste doch damals gar nicht, wie giftig das Zeug ist. So ähnlich wie mit ACT, da wusste man es anfangs auch nicht. DDT hat eine sehr lange Halbwertzeit, uns so hat es sich in der Muttermilch angereichert und dann auf den Säugling, bzw. das Kalb übertragen. Bloß dann tauchte wieder ein Forscher auf, der sagte, er hätte das Virus isoliert, welches Kinderlähmung auslöst – und das war irgendein Entero-Virus. Er konnte das auf Affen züchten, das war ein riesen Hype, weil es natürlich um die Impfung ging – auch wieder ums große Geld. Jetzt kommt das Entscheidende. Dann haben wir die Arbeit gesucht, die zeigt, dass man mit diesem Virus, das er damals isoliert hatte, beim Tier Kinderlähmung auslösen konnte – und die gibt es nicht, die haben wir nicht gefunden und wir haben uns wirklich bemüht, denn das wäre ja das entscheidende gewesen. Wir sind nur immer wieder auf Hinweise gestoßen, dass Kinderlähmung ansteckend sei, belegt durch Untersuchungen, die weit zurückgehen auf den Forscher Langsteiner 1902, 1903 oder 1904 so in etwa. Und der hat auch intrazerebrale Inokulationsversuche gemacht, angeblich auch mit infiziertem Rückenmark von Verstorbenen bei Tieren gemacht und auch da Lähmungserscheinungen auslösen können. Das hat mich dann natürlich nicht überzeugt von dieser Geschichte. Sodass ich auch hier mittlerweile glaube, dass tatsächlich die Kinderlähmung auch möglicherweise oder überhaupt diese Lähmungserscheinungen, die ja gar nicht klassisch und spezifisch sind, das fiel mir dann auch noch auf in unseren Lehrbüchern, dass da überall steht: Die Kinderlähmung – die Klinik der Kinderlähmung ist von Lähmungserscheinungen, die durch Schwermetalle oder Insektizide hervorgerufen wird, gar nicht zu unterscheiden klinisch.

Das heißt, es steht und fällt wieder mit dem Virusnachweis. Das hat mich dann auch weiter skeptisch gemacht, sodass ich mir vorstellen kann, dass das Ganze eher eine Intoxikationserscheinung war, und auch in dem Maße zurück gegangen ist, als klar wurde, wie giftig die Sachen (DDT und andere Insektizide) sind. Dann wurde nicht mehr so sorglos damit umgegangen. Wenn man sich anschaut, wie der Verlauf der Epidemie ist, da bekommt man auch Zweifel. Die Impfung kam nämlich erst, nachdem die Kinderlähmung deutlich rückläufig war und dann setzte sich die Impfung auf den ohnehin absteigenden Schenkel. Da sind also auch erhebliche Fragezeichen zu setzen. Das ist im Übrigen bei fast allen Infektionskrankheiten zu sehen, also die Infektionskrankheiten schon fast weg waren, bevor die Massenimpfungen dann kamen. Ganz besonders gilt das für die Tuberkulose, da hat die Impfung nie etwas gebracht – im Gegenteil, da hat sie wahrscheinlich sogar großen Schaden angerichtet. Und die Tuberkulose ist hier in den entwickelten Ländern ganz klar zurückgegangen, trotz der Impfung – nicht aufgrund der Impfung."

Michael Vogt: „Das heißt, auch da muss man gerade bei den Statistiken, die man ja – wir haben ganz im Anfang mit Schwerpunkt AIDS bereits darüber gesprochen – immer wieder vorgehalten bekommt, lohnt es sich dann immer ganz genau hinzugucken, was steigt da wirklich an oder was wird durch irgendwelche Gaben von Medikamenten wirklich verändert? Meistens halten die Statistiken bei genauerer Betrachtung nicht das, was ihre Verfasser versprechen."

Dr. Köhnlein: „Ja, das ist sicherlich so, das ist ein Thema, was man sehr sorgfältig angehen muss. Statistiken in der Epidemiologie, da kann man viele Tricks mitmachen und durch Definitionsänderungen plötzlich Epidemien herbei zaubern, die in Wirklichkeit gar nicht da sind. Da gibt es auch eine wunderschöne Darstellung – die zeige ich immer – sie ist aus der CDC und zeigt, wie sich die AIDS-Seuche verändert hat, als ein Krankheitsbild mit in die Definition aufgenommen wurde, was eigentlich gar kein Krankheitsbild war, das war einfach nur eine Zahl der Helferzellen. War die Zahl unter 350, wurde das als AIDS klassifiziert. Diese Patienten wurden dann mit in die Statistik aufgenommen und das führte dann zu einer Verdreifachung der AIDS-Epidemie."

Michael Vogt: „Vor dem Hintergrund, dass ein Jahr vorher die Kurve schon nach unten gegangen ist. Es drängt sich einem der Verdacht auf, dass die Veränderung der Definition einfach verhindern sollte, dass das Thema irgendwann versandet und kein Problem mehr darstellt."

„Dr. Köhnlein: „Da haben wir direkten Kontakt gehabt mit dem Epidemiologen vom CDC, Dennis Brackman, der wurde damals gefeuert. Der hatte gesagt, dass die AIDS-Epidemie ihren Höhepunkt wahrscheinlich 1992 erreichen wird und dann abflachen. Das sollte nicht gehört werden. Er musste seinen Stuhl räumen, er wurde wegen dieser Aussage rausgeschmissen. Stattdessen kam dann 93 diese Definitionsänderung mit besagter Verdreifachung."

Michael Vogt: „Damit war dann klar, dass Brackman unrecht hatte … (Vogt schmunzelt). Es ist schon gespenstisch, wenn man diesen Zusammenhang über viele Jahrzehnte betrachtet."

Dr. Köhnlein: „Dreißig Jahre, wenn man Polio hinzunimmt, noch viel länger. Die ersten AIDS-Patienten tauchten 1981 auf, jetzt haben wir 2011. (Zeitpunkt des Interviews).

Max Planck hat mal gesagt: ‚Falsche Hypothesen fallen nach dreißig Jahren." Wobei die AIDS-Hypothese ja erst 1983 formuliert wurde, also haben wir noch zwei Jahre Zeit."

Michael Vogt: „Ich sage ein ganz herzliches Dankeschön über das, was Sie mit Ihrem Buch „Viruswahn" eigentlich auf den Punkt gebracht haben, nämlich einen gespenstischen Zusammenhang zwischen – ich sag das jetzt einfach mal so – einer ganz großen Geldschraube, an der gedreht wird, einer Erfindung von diversen Krankheiten und Seuchen. Schlimm ist, dass das eben nicht nur Geld kostet, noch schlimmer allerdings ist, dass diese Dinge auf dem Rücken von Menschen durchexerziert werden und dass da irgendwie kein Ende in Sicht ist. Wenn man jetzt die letzten PseudoEpidemien, wie Vogelgrippe, Schweinegrippe betrachtet, wartet man eigentlich nur noch, was wohl als Nächstes kommen wird. (Zum Zeitpunkt des Interviews wussten die Gesprächspartner noch nichts von dem 2009 in den USA patentierten künstlichen Virus
EBOLA und der Angst, die da 2014 geschürt wird, wie ungetestete Medikamente Anwendung finden werden und wie plötzlich Impfstoffe gegen Ebola aus dem Hut gezaubert werden, für deren Entwicklung normalerweise viele Jahre benötigt werden.) Vielen Dank für das Gespräch."

Ein weiterer Gedanke hierzu:

Zu der Manipulation von Statistiken durch Änderung der Definitionen kommt auch noch hinzu, dass Epidemien anders verlaufen, wenn man beispielsweise die Grenzwerte verschiebt. Hierdurch werden nicht nur Statistiken geschönt, sondern auch beträchtliche Umsatzsteigerungen erzielt.

Umsatzsteigerung durch Grenzwertverschiebungen

Die Manager von Pharmafirmen finden immer neue Strategien, um ihre Umsätze zu steigern. So wurde beispielsweise der Grenzwert des Gesamtcholesterins im Laufe der Jahre immer weiter abgesenkt (zunächst in den USA, dann in anderen Ländern). Früher galt der Cholesterinwert von 280 Milligramm pro Deziliter Blut als zu hoch, dann wurde er auf 240 und später auf 200 abgesenkt. Durch diesen Trick wurde plötzlich das halbe Volk zu Risikopatienten und behandlungsbedürftig. Die Statin-Umsätze stiegen daraufhin ins Unermessliche. Eine Ernährungsumstellung und körperliche Betätigungen wurden von den meisten Patienten nicht akzeptiert.

Kapitel Nr. 18 - Seehofer über die Pharmalobby

Es gab tatsächlich einmal Bestrebungen seitens der Politik, eine sogenannte „Positiv-Liste“ zu erstellen, nach der der Pharma-Mafia Einschränkungen, was zu teure oder wirkungsschwache bis wirkungslose Medikamente anbelangt. Diese sollten künftig nicht mehr von den Kassen getragen werden. Der Pharma drohte ein gewaltiger Umsatzverlust. Der Gesetzgeber verlor allerdings völlig den Boden unter den Füßen, das Gesetz kam nie zustande, die Lobby-Verbände der Pharma-Mafia hatten ein sehr gewaltiges Wort mitzureden. Wer das Kapital hat, hat auch das Sagen, so erfuhr es die Politik der Bundesregierung Deutschland.

In einem TV-Interview nahm Horst Seehofer dazu Stellung und machte den Skandal perfekt, in dem er erklären musste, dass man an der Pharma-Mafia nicht vorbeikommt.

Der Filmausschnitt beginnt mit dem Gesetzestext der „PositivListe“ und die Sprecherin sagt: „Diese Liste ist seit 2003 immer wieder gescheitert. Warum? Das hat der ehemalige Gesundheitsminister Horst Seehofer erfahren müssen. Heute gibt er erstmals zu, der Druck der Pharma-Lobby war zu groß.“

Frage an Seehofer: „Heißt das denn, dass die Lobby der Pharma so stark war gegen die Politik dieses Landes, dass die Regierung da quasi zurück ziehen mussten?"

Seehofer antwortet: „Ja, das ist so, seit ca. 30 Jahren bis zur Stunde, dass sinnvolle, strukturelle Veränderungen auch im Sinne von mehr sozialer Marktwirtschaft dem Deutschen Gesundheitswesen nicht möglich sind, wegen des Widerstandes der Lobby-Verbände."

Die Sprecherin: „Seehofers Staatssekretär Baldur Wagner hat seinerzeit dem Chef des Bundesverbandes der pharmazeutischen Industrie Hans Rüdiger Vogel sogar ein geschreddertes Exemplar der Positiv-Liste überreicht. Die Pharma-Lobby setzte sich durch mit massivem Druck."

Seehofer: „Ich kann ihnen nur beschreiben, dass es so ist und das es so abläuft, und zwar sehr wirksam."

Frage an Seehofer von der Interviewerin: „Aber es kann ja nicht sein, dass die Industrie stärker ist als die Politik. Letzen Endes muss doch die Politik sagen: ‚Nein, so geht es nicht.'"

Seehofer: „Ja, ich kann Ihnen nicht widersprechen."

Die Sprecherin: „Die Positiv-Liste ist gescheitert, zu teure oder nutzlose Medikamente müssen weiterhin von den Kassen bezahlt werden, weil es die Pharma-Lobby so wünscht."

Womit kann die Pharma-Mafia einen solchen Druck aufbauen? Diese Frage steht im Raum. Nun es ist allgemein bekannt, dass die Industrie den einzelnen Parteien jedes Jahr äußerst großzügige

Spenden zukommen lässt. So manche Partei wäre ohne diese Gelder nur auf die Mitgliedsbeiträge angewiesen und völlig handlungsunfähig – jedenfalls in ihrem gewohnten Rahmen.

Zum anderen liegen der Pharma-Industrie Dossiers über jeden einzelnen Politiker vor, da wurde die gesamte Vergangenheit, der komplette Werdegang durchleuchtet, jeder noch so geringe dunkle Punkt ist dort festgehalten. Im Zweifelsfalle kann die Pharma-Mafia jeden Einzelnen vom Abgeordneten bis zum Regierungschef simpel erpressen, damit die Regierungsarbeit im Sinne der Pharma-Mafia vonstattengeht. Manchmal reicht es schon, die Gerüchteküche etwas anzuheizen, um einzelnen Mitgliedern eines Ausschusses oder eines Expertengremiums zuzusetzen.

Kapitel Nr. 19 - Die Spitze des Eisberges – zumindest eines Eisberges

Wann auch immer gerichtlich nachgewiesen und per Endurteil bestätigt, bekennen sich die Pharma-Konzerne schuldig, bezahlen ihre Strafe und machen im gleichen Stil weiter wie vorher. Man nennt das auch „Business as usual“. Die finanziellen Quellen scheinen unerschöpflich und was man heute noch nicht in der Kasse hat, wird man garantiert morgen haben. Nicht nur mir und vielen anderen Autoren fällt auf, wie lax die Gesetzgebung mit Vergehen im Pharmabereich umgeht, nie wird ein Verantwortlicher zur Rechenschaft gezogen oder muss eventuell hinter ‚schwedische Gardinen‘. Wie kann das angehen, werden Sie fragen. Ganz einfach, wenn die Pharma-Mafia bereits in der Regierung die Fäden zieht, ist das alles kein Problem, schließlich sind unsere Volksvertreter durch die Bank weg erpressbar geworden. Im Kopp-Verlag las ich vor ein paar Tagen, was sich GlaxoSmithKline und Merck, Pfizer und Konsorten so alles leisten und zugeben, kriminell gehandelt zu haben:

Bestechung, Schwindel und schwere Straftaten beweisen: Big Pharma ist eine Gaunerbande.

(Übersetzung des Artikels von Mike Adams aus dem Kopp-Verlag)

Copyright © 2014 by NaturalNews

Wir alle, die wir schon lange die Pharmaindustrie als »kriminelle Gaunerbande« bezeichnen, werden durch neuere Nachrichten vollkommen bestätigt. Der Medikamenten- und Impfstoffhersteller Merck wurde von zwei seiner eigenen Wissenschaftler dabei ertappt, wie Daten über die Wirksamkeit von Impfstoffen gefälscht wurden, indem Blutproben mit tierischen Antikörpern versetzt wurden.

GlaxoSmithKline wurde soeben zu einer Geldstrafe von drei Milliarden Dollar verurteilt, weil Ärzte bestochen, die FDA (Food and Drug Administration, Lebensmittelsicherheits- und Arzneimittelzulassungsbehörde der USA) belogen, Daten von klinischen Studien gefälscht und betrügerisches Marketing betrieben wurde. Pfizer wurde von Pharmavertriebs-Firmen wegen des »umfassenden wettbewerbsverzerrenden Plans« angezeigt, generische Cholesterin-Medikamente vom Markt fernzuhalten, um den eigenen Profit zu steigern.

Es entsteht das Bild einer kriminellen Medikamenten-Industrie, die sich mangels echter wissenschaftlicher Nachweise für Sicherheit und Wirksamkeit ihrer Medikamente Mafia-Taktiken zugewendet hat. Die bekannt gewordenen Beweise für Bestechung, wissenschaftlichen Schwindel, Lügen gegenüber Aufsichtsbehörden und monopolistische Praktiken zulasten der

Verbraucher veranlassen Ärzte und »Skeptiker«, die Big Pharma und Impfstoffe verteidigt haben, ihre früheren Aussagen zurückzunehmen.

Heute Big Pharma zu verteidigen bedeutet, eine Clique krimineller Unternehmen zu verteidigen, die bewiesen haben, dass sie alles – wirklich alles – tun werden, damit die Gewinne weitersprudeln. Es ist egal, wen sie bestechen, welche Studien sie fälschen oder wen sie mundtot machen müssen. Sie schrecken vor nichts zurück, ihre Gewinnbasis auszuweiten, selbst wenn das bedeutet, unzählige Opfer zu schädigen (oder zu töten). Schauen wir uns die jüngsten Enthüllungen an:

Glaxo-Smith-Kline bekennt sich der Bestechung, des Betrugs und anderer Verbrechen schuldig

In dem bislang größten Vergleich in einem Strafprozess in der Pharmaindustrie hat sich GlaxoSmithKline schuldig bekannt und der Zahlung von einer Milliarde Dollar Strafe und zwei Milliarden Dollar Zivilstrafe zugestimmt. Vorangegangen waren neunjährige Ermittlungen von Bundesbehörden.

Nach Angaben der staatlichen Ermittler hat GlaxoSmithKline:

- routinemäßig Ärzte mit Luxusurlauben und Vortragshonoraren bestochen
- Sicherheitsdaten über Medikamente erfunden und die FDA belogen
- Medicare und Medicaid um Milliarden betrogen

- Aufsichtsbehörden über die Wirksamkeit seiner Medikamente getäuscht
- zu Mitteln der Täuschung gegriffen, um Milliarden Dollar durch den Verkauf von potenziell gefährlichen Medikamenten an nichtsahnende Verbraucher und Patienten zu verdienen

Und das ist nur der Teil, bei dem sie erwischt wurden. GSK leugnet die Vorwürfe nicht einmal. Der Konzern bezahlte einfach die drei Milliarden Dollar Strafe, entschuldigte sich bei seinen Kunden und kehrte wieder zum Business as usual zurück.

Übrigens, zusätzlich zu den Bestechungsgeldern für Ärzte hält GSK jede Menge Geld bereit, mit dem Prominente und andere bezahlt werden, die seine Produkte anpreisen. Angeblich bezahlte das Unternehmen 275.000 Dollar an einen als »Dr. Drew« bekannten Promi-Arzt, der Glaxos bewusstseinsveränderndes antidepressives Mittel Wellbutrin anpries.

Das Wall Street Journal berichtet:

»Im Juni 1999 nutzte der aus dem Radio bekannte Dr. Drew Pinski den Sender dafür, die Vorzüge von Glaxo-Smith-Klines PLCAntidepressivum Wellbutrin anzupreisen. Er erzählte seinen Zuhörern, er verschreibe dieses und andere Medikamente seinen depressiven Patienten, weil es »die sexuelle Erregung steigere, zumindest aber nicht dämpfe« wie andere Antidepressiva. Was die Zuhörer nicht wussten: Zwei Monate, bevor das Programm ausgestrahlt wurde, hatte Dr. Pinsky – der während seiner zweijährigen Tätigkeit als Co-Moderator der populären SexBeratungs-Show »Loveline« als »Dr.

Drew« berühmt wurde – für »Dienste für Wellbutrin« von Glaxo die zweite von zwei Zahlungen über insgesamt 275.000 Dollar erhalten.«

Merck fälschte Impfstoff-Daten, versetzte Blutproben und noch mehr, sagen frühere Mitarbeiter

Nach Angaben der früheren Merck-Virologen Stephen Krahling und Joan Wlochowski hat das Unternehmen:

- »Testergebnisse gefälscht, um für einen Impfstoff eine Wirksamkeit von 95 Prozent oder höher vorzutäuschen«
- Die Blutproben mit tierischen Antikörpern versetzt, um das Auftreten von Immun-Antikörpern künstlich in die Höhe zu treiben
- Die beiden Virologen unter Druck gesetzt, »bei dem Schwindel und der anschließenden Vertuschung mitzumachen«
- Gefälschte Studiendaten verwendet, um die US-Regierung um »mehrere Hundert Millionen Dollar für einen Impfstoff zu betrügen, der keine angemessene Immunisierung bewirkt«
- Die Wissenschaftler eingeschüchtert und ihnen mit Gefängnis gedroht, wenn sie den Mund nicht hielten

Das alles ist in einer Eingabe nach dem False Claims Act dokumentiert.

Millionen Kinder durch Merck in Gefahr gebracht

In ihrem Dokument schreiben die beiden Virologen, sie »hätten aus erster Hand unzulängliche Tests und die Fälschung von Daten erlebt, mit denen Merck die Ergebnisse über die Wirksamkeit des Impfstoffs künstlich aufgebläht« habe.

Außerdem habe die US-Regierung auf der Grundlage dieser gefälschten Impfstoff-Daten »in den letzten zehn Jahren Merck mehrere Hundert Millionen Dollar für einen Impfstoff bezahlt, der keine ausreichende Immunisierung bewirkt ... Die Vereinigten Staaten sind mit Abstand das größte Opfer von Mercks Betrug. Letztendlich sind die Millionen von Kindern die Opfer, denen Jahr für Jahr ein Mumps-Impfstoff injiziert wird, der sie nicht ausreichend schützt ... Dadurch, dass Mercks Impfstoff versagt, konnte diese Krankheit überdauern und dadurch kommt es immer wieder zu Ausbrüchen.«

Mercks Virenstamm ist 45 Jahre alt

Wie es in der Eingabe heißt, benutzt Merck denselben Mumps-Stamm – geschwächt durch die »Weitergabe« von einer Generation zur anderen – seit 45 Jahren:

»Seit über 30 Jahren besitzt Merck in den USA eine exklusive Lizenz der FDA für Herstellung und Verkauf eines Masern-Impfstoffs. Die FDA hat den Impfstoff 1967 erstmals zugelassen. Entwickelt wurde er von Dr. Maurice Hilleman in Mercks Forschungslabor West Point aus dem Mumpsvirus, mit dem sich seine fünfjährige Tochter Jeryl Lynn infiziert hatte. Merck nutzt diesen Jeryl Lynn-Stamm des Virus noch heute für seinen Impfstoff.«

Eine medizinische Farce

Diese Information deutet darauf hin, dass Mercks Mumpslmpfstoff medizinisch eine völlige Farce ist. Alle, die Mercks Impfstoffe blind unterstützt haben – die Wissenschafts-Blogger, »Skeptiker«, Ärzte, Behörden und sogar die FDA – haben sich als Trottel erwiesen, die ihren Ruf ruiniert haben, als sie sich auf die Seite einer Industrie schlugen, von denen heute jeder weiß, dass sie von wissenschaftlichem Schwindel und grenzenloser Kriminalität dominiert ist.

Und das ist das wirklich Lachhafte an der ganzen Sache: Nachdem Ärzte, Wissenschaftler und Regierungsbehörden jahrzehntelang blind und hirnlos das Mantra von »95-prozentiger Wirksamkeit« wiederholt haben, entpuppt es sich als quacksalberischer Unsinn. Komplett erfunden. Quack-quack-quack. Und Amerikaner, die sich millionenfach angestellt haben, um sich MMR-Impfstoffe injizieren zu lassen, wurden wiederholt betrogen und dazu gebracht, sich potenziell selbst zu schaden, ohne dass sie von der Prozedur einen medizinischen Nutzen gehabt hätten.

Merck hat die Wirksamkeit seines Impfstoffs falsch dargestellt und zur Verbreitung von Infektionskrankheiten beigetragen, heißt es vor Gericht

Die gefälschten Zahlen über die Wirksamkeit des Impfstoffs sind momentan nicht der einzige Ärger für Merck. Kurz nachdem die erwähnte Beschwerde nach dem False Claims Act publik wurde, erstattete auch Chatom Primary Care Anzeige gegen Merck. Darin heißt es:

- Merck hat ... die wahre Wirksamkeit seines Impfstoffs ein ganzes Jahrzehnt lang verfälscht und falsch dargestellt.
- Bei der Warenauszeichnung gibt Merck bis heute fälschlicherweise an, die Wirksamkeit seines MumpsImpfstoffs läge bei mindestens 95 Prozent.
- Merck weiß und hat sich – durch die Verwendung unzulässiger Testverfahren und Verfälschung der erhobenen Daten – aktiv bemüht zu verschweigen, dass die Wirksamkeit seines Mumps-Impfstoffs seit mindestens 1999 weit unter 95 Prozent liegt.
- Außerdem betrieb Merck »die Integrierung der Nutzung tierischer Antikörper, um die Ergebnisse künstlich aufzublähen ... die Zerstörung von Beweisen für die Fälschung von Daten und falsche Angaben gegenüber einem Ermittler der FDA, ... drohte einem Virologen in der Merck-Impfstoffabteilung mit Gefängnis, wenn er den Betrug der FDA melde.«
- »Merck entwickelte ein Testverfahren, bei dem sein Impfstoff gegen einen weniger virulenten Stamm des Mumpsvirus untersucht wurde. Nachdem die von Merck gewünschte Wirksamkeit damit nicht erreicht wurde, gab Merck das Verfahren auf und verschwieg die Ergebnisse der Studie. [Anschließend] entwarf Merck eine wissenschaftlich noch fragwürdigere Methode, dieses Mal unter Verwendung tierischer Antikörper, um die Ergebnisse künstlich zu verbessern, aber auch damit wurde die von Merck erfundene Wirksamkeitsrate nicht erreicht. Konfrontiert mit zwei fehlerhaften Methoden, fälschte Merck die Test-Daten, um

die gewünschten Resultate zu garantieren. Als der gewünschte – wenngleich gefälschte – Wirksamkeitsgrad erreicht war, reichte Merck diese betrügerischen Ergebnisse bei der FDA und der
Europäischen Arzneimittel-Agentur ein.«

- »Merck unternahm Schritte, die Spuren seiner betrügerischen Tests zu vertuschen, indem Beweise für gefälschte Daten zerstört und gegenüber einem Ermittler der FDA falsche Angaben gemacht wurden ... Außerdem versuchte Merck, sich das Schweigen und die Kooperation von Mitarbeitern zu erkaufen, indem ihnen finanzielle Anreize gemacht wurden, wenn sie den Anweisungen von Merck-Angestellten, die den betrügerischen Versuchsprozess beaufsichtigten, Folge leisteten.

  Außerdem drohte Merck ... dem Virologen Stephen Krahling, der von 1999 bis 2001 in der Impfstoff-Abteilung von Merck gearbeitet hatte, mit Gefängnis, wenn er den Betrug der FDA melde.«

- »Merck verschwieg das Wissen über die geringere Wirksamkeit seines Mumps-Impfstoffs auch noch nach größeren Mumpsausbrüchen in den Jahren 2006 und 2009.«

Die Obama-Regierung hat kein Interesse an echter Gerechtigkeit

Interessant ist außerdem, dass das US-Justizministerium unter Präsident Obama nach der False-Claims-Act-Beschwerde, die die zwei ehemaligen Virologen eingereicht hatten, nicht das geringste Interesse daran zeigte, gegen Merck zu ermitteln. Trotz überzeugender

Beweise für Betrug, die von den Whistleblowern detailliert beschrieben wurden, ignorierte Obamas Justizministerium, das von Justizminister Eric Holder geführt wird, der sich schon jetzt ernsten Fragen wegen Operation Fast and Furious (Ermittlungen im Zusammenhang mit illegalen Waffenkäufen mexikanischer Drogenhändler in den USA) stellen muss, die False-Claims-Act-Beschwerde einfach.

Mit anderen Worten: Als dem US-Justizministerium Beweise für Betrug vorgelegt wurden, schauten die Beamten augenzwinkernd weg und ignorierten die medizinischen Verbrechen, die da vor ihrer Nase abliefen. Wen kümmert es, wenn Millionen Kindern jedes Jahr betrügerische Mumps-Impfstoffe verpasst werden? Damit wird schließlich Geld gemacht, und die Körper kleiner Kinder zu Profitzwecken auszubeuten, ist nur Business as usual in einem faschistischen Land, das von Konzerninteressen dominiert ist.

Pfizer von Apotheken wegen wettbewerbsverzerrender Praktiken angezeigt

Auch Pfizer wird jetzt von fünf amerikanischen Einzelhändlern (Apotheken) angezeigt, die dem Unternehmen monopolistische Marktpraktiken vorwerfen. Laut der Anzeige versuchte Pfizer zu verhindern, dass generische Versionen seines gewinnträchtigen Cholesterinsenkers Lipitor auf den Markt kamen. Damit sollten milliardenschwere Profite geschützt und gleichzeitig sichergestellt werden, dass Patienten keinen Zugang zu billigeren Cholesterinsenkern bekamen. Pfizer macht mit Lipitor jedes Jahr zehn Milliarden Dollar Umsatz.

Wie Reuters über das Verfahren berichtet, wird Pfizer beschuldigt

- Ein betrügerisches Patent erhalten zu haben
- Einen Schein-Prozess zu führen
- Preisabsprachen zu betreiben, um billigere Generika zu verzögern
- Vereinbarungen mit Pharmacy Benefit Managern (Arzneimitteleinkaufs-Organisationen) zu treffen, um einzelne Apotheken zu zwingen, mehr Lipitor zu kaufen (der chemische Name ist Atorvastatin Calcium)

Keine Verhaftungen oder Strafverfahren gegen Big-Pharma-Direktoren

Eine der erstaunlichsten Erkenntnisse bei der ganzen Sache ist diese: Angesichts von Betrug, Bestechung, Falschdarstellung, Falschaussagen gegenüber der FDA, Preisabsprachen und anderen Verbrechen, die in der Pharmaindustrie ablaufen, würde man doch meinen, dass jemand verhaftet und eines Verbrechens angeklagt würde, oder?

Nicht doch. Bis heute ist kein einziger CEO eines Pharmakonzerns, kein Marketing-Mitarbeiter oder Pharmavertreter wegen irgendeines Verstoßes im Zusammenhang mit diesem Betrug angeklagt worden. In Amerika stehen Mitarbeiter von Pharmakonzernen »über dem Gesetz«, genauso wie die MafiaBosse früherer Zeiten.

Stellen Sie sich vor, SIE als Einzelperson, gingen herum und bestächen Ärzte, fälschten Daten, verkauften der Regierung ein betrügerisches Produkt, belögen Aufsichtsbehörden, beteiligten sich an illegalen Preisabsprachen und brächten Ihre Angestellten durch Drohungen dazu, den Mund zu halten. Was würde wohl mit Ihnen passieren? Sie würden wahrscheinlich im Gefängnis verrotten, nach vorangehenden FBI-Ermittlungen und einer Anklage des Justizministeriums.

Warum ist es dann für ein milliardenschweres Unternehmen in Ordnung, dieselben Verbrechen zu begehen und ungeschoren davonzukommen? Warum lässt man CEOs von Top-Pharmafirmen freie Hand, Verbrechen und endlosen Betrug zu begehen?

Ich werde Ihnen sagen, warum, und die Antwort wird Ihnen nicht gefallen: Weil Amerika zu einem Land geworden ist, das von Gaunern zugunsten von Gaunern regiert wird. Es ist ein großer Country Club, und wie der Comedian George Carlin zu sagen pflegte: »SIE sind da kein Mitglied«.

Wenn Big Pharma Daten über Impfstoffe fälscht, was würde die Industrie dann sonst noch tun?

Ich hoffe, Sie begreifen den größeren Zusammenhang. Wenn diese Pharma-Unternehmen routinemäßig Ärzte bestechen, Daten fälschen, die Regierung betrügen und Verbrechen begehen, was würden sie sonst noch des Profits wegen tun?

Würden sie:

- Daten über die Wirksamkeit anderer Medikamente fälschen?
- Kinder für gefährliche Impfstoff-Studien missbrauchen?

- Fiktive Krankheiten erfinden, um mehr Medikamente zu verkaufen?
- Biowaffen loslassen, um eine gewinnträchtige Pandemie auszulösen?
- Gemeinsam mit den Gesundheitsbehörden Angstmache betreiben, um Impfstoffe zu fördern?
- Whistleblower, die versuchen, mit der Wahrheit an die Öffentlichkeit zu gehen, mundtot machen?
- Menschen über verborgene Viren in Impfstoffen mit Krebs infizieren?
- Die Karrieren von Medizinern, die Big Pharma infrage stellen, zerstören?
- Der gesamten Bevölkerung der USA über eine sozialistische Gesundheits-Gesetzgebung ein Medizin-Monopol aufzwingen?

Natürlich würden sie das. Tatsächlich tut die Industrie das alles bereits. Und wenn Sie mir nicht glauben, erinnern Sie sich doch bitte daran, dass mir vor fünf Jahren auch niemand glaubte, als ich sagte, Pharmafirmen betrieben kriminelle Verschwörungen, um das Land zu betrügen – was sich nach neunjähriger Untersuchung jetzt als wahr erweist.

Solange wir Regierungen haben, denen das Wohl der Industrie näher am Herzen liegt als das der steuerzahlenden Bürger, solange ganze Gesetzestexte und Bundestagesreden von der jeweiligen

Lobby geschrieben werden, so lange wird sich an diesem Fehlverhalten, dieser Menschenleben verachtenden Produktion der fragwürdigsten Medikamente nichts ändern. Man weiß in diesen Kreisen einfach, dass niemand wirklich zur Rechenschaft gezogen wird. Und gestorben wird schließlich immer.

Soweit der Artikel von Mike Adams.

Kapitel Nr. 20 – Die Pharma-Mafia lässt sich alte Heilmethoden patentieren – und damit verschwinden sie vom Gesundheitsmarkt

Heute die Pharma-Mafia zu verteidigen bedeutet, eine Clique krimineller Unternehmen zu verteidigen, die bewiesen haben, dass sie alles – wirklich alles – tun werden, damit die Gewinne weitersprudeln. Es ist egal, wen sie bestechen, welche Studien sie fälschen oder wen sie mundtot machen müssen. Sie schrecken vor nichts zurück, ihre Gewinnbasis auszuweiten, selbst wenn das bedeutet, unzählige Opfer zu schädigen oder gar zu töten.

Die Entlarvungen und Enthüllungen nehmen kein Ende. Die Daten der letzte Woche aufgedeckten Skandale kann jeder geneigte Leser dem englischen Artikel: "Irrefutable proof that Big Pharma is a criminal racket" bei naturalnews.com entnehmen, der hier in Ausschnitten übersetzt zu lesen ist.

Der Lupo Cattivo-Blog, hat sich mit dem Thema "Pharma und Gesundheitssystem", (nicht nur, weil der Bloggründer Lupo Cattivo an Krebs verstorben ist) schon immer auseinandergesetzt und versucht, die Lügen in unserer modernen Gesundheits-Maschinerie zu enthüllen. Ich erinnere nur an die Berichte über die Neue Medizin und an den Skandal um das Herz-Wundermittel Strophanthin, das Lupo Cattivo schon im Jahr 2010 hier auf dem Blog ausführlich behandelt hat.

Strophanthin könnte die Rettung für Hunderttausende Herzkranke sein! Doch Schulmedizin und Pharmaindustrie setzen alles daran, das Thema aus dem öffentlichen Bewusstsein fernzuhalten, obwohl Strophanthin noch bis vor einigen Jahrzehnten auch in der deutschen Medizin allgemein anerkannt war. Rolf-Jürgen Petry, Verfasser des Buches: "Die Lösung des Herzinfarkt-Problems durch Strophanthin" stellt es deutlich heraus:

Zitat: "...Mit Strophanthin könnte man jedes Jahr Zigtausende Tote einsparen und auch mehrere Milliarden Euro, denn damit können fast alle anderen Medikamente und auch viele KatheterUntersuchungen und Bypass- und Stent-Operationen ersetzt werden ..."

Wo bleibt der Aufschrei? Das Fernsehen zeigt uns Dokumentationen, sogar in öffentlich-rechtlichen Sendern, wie Ärzte überflüssige Operationen durchführen, weil sie vertraglich dazu verpflichtet sind. Ärzte, die eigentlich das Vertrauen des Patienten genießen sollten, begehen bewusst "Körperverletzung mit Gewinnabsicht" und gestehen dies offen im Fernsehen! Wo sind hier die Ermittler, die Staatsanwälte und nicht zuletzt die Richter?

Nun, Sie werden sie lange suchen und nicht finden. Solange die deutsche Bundesregierung in jeder ihrer Handlungen fest in der Hand der Pharma-Lobby ist, wird auf dem Rechtswege absolut gar nichts geschehen. Es erscheint mir wie ein Freibrief zum Umgang mit der Volksgesundheit nach Gutdünken der Pharma-Mafia – selbst wenn bei sogenannten Feldversuchen Tausende Tote zu beklagen sind. Diese Opfer dienen nicht dem Fortschritt, sondern sind billigend in Kauf genommen, damit die Dividende der Aktie stimmt.

Aber nicht nur bestens bekannte und funktionierende Arzneien werden vom Markt ferngehalten, auch alte Heilungs-Therapien werden mit ein paar Kniffen „modifiziert" und dann als Patent angemeldet. Ganze Heerscharen von Anwälten freuen sich dann auf Arbeit im Sinne von Abmahnungen, wenn jemand eine solche Methode anwendet. Ich denke da besonders an die Bio-LogosMethode von Reiner Niessen in Thailand. Bewegung tut gut, dass wissen wir alle, das hören wir täglich, das ignorieren wir stündlich. Gymnastik ist gut für Herz, Gemüt und Körper, aber wenn man dann feststellt, dass gymnastische Übungen viele Medikamente überflüssig machen, weil der Körper seine Selbstheilungskräfte mobilisiert – HALT, da wird die Pharma-Mafia hellhörig. Denn da werden ja dann keine bunten Pillen mehr geschluckt.

Mir schien diese Bios-Logos-Methode als eine sehr wichtige Sache im Kampf gegen ein Gesundheitssystem, indem der gesunde Mensch eigentlich nur stört und der kranke Mensch nur noch ein Geschäftsfaktor ist – doch so denkt die Pharma-Mafia natürlich nicht.

Wie wir wissen, wird dieses System mit allen erdenklichen Mitteln bekämpft, bespuckt und beleidigt! Ich erinnere nur an die Berichte von Reiner Niessen, wie seine Außeneinrichtung mutwillig zerstört wurde, an die Drohanrufe und Droh-Mails an das Bios-LogosZentrum. Wie sich eine Universität bereit erklärte, die Methode in ihr Ausbildungsprogramm aufzunehmen und Reiner Niessen erhebliche Mittel aufwendete, um Lehrräume auszustatten, die Patientenaufnahme auf drei Monate stoppte, um dann von der Universität eine Absage zu erhalten, trotz einer vorher abgegebenen Absichtserklärung zog man sich ohne Begründung zurück. Der finanzielle

Schaden, der hierbei entstand, brachte das Bios-Logos-Zentrum an den Rand des Ruins.

Für mich ist klar, die Heilerfolge der Bios-Logos-Methode lassen sich nicht mehr wegdiskutieren und gerade solche Heilmethoden sind das letzte Bollwerk gegen ein marodes, von Gier zerfressenes Gesundheitssystem.

Ein Leser wies mich auf eine neue Variante hin, die zu Problemen bei Bios-Logos führen könnte. Ein bekanntes Mainstream-Magazin berichtete, das Muskeln Botenstoffe aussenden können, die in der Lage wären, unheilbare Krankheiten zu heilen. Hier wird die Erkenntnis, dass die Stimulation von Muskeln chemische Reaktionen im Körper bewirkt, welche Heilungsprozesse unterstützen, als neue Erfahrung bezeichnet, mit der man irgendwann in der Zukunft – vielleicht - sogar Krankheiten heilen kann. Kein Wort darüber, dass diese Methode über die Manipulation der verschiedenen Muskelpartien, Botenstoffe gezielt zur Heilung einzusetzen, seit Jahren schon bekannt ist und genutzt wird. Was sage ich seit Jahren, denken wir an Thai Chi, da wird es seit Jahrhunderten genutzt.

Der Pharma allerdings wäre natürlich viel lieber, wenn man, statt Kniebeugen zu machen, einfach eine Pille einwirft, welche das Blut dann so manipuliert, dass man Sport oder Gymnastik gar nicht mehr zu Heilung einsetzen muss. Selbst das soll durch Medikamente ersetzt werden. Pille einschmeißen statt Gymnastik – Nebenwirkungen selbstverständlich inbegriffen.

Reiner Niessen vom Bios-Logos-Zentrum:

"...ich war erstaunt als ich dort lesen konnte, dass Wissenschaftler die gleiche Methode erforschen, die wir hier schon lange praktizieren. Nur mit Gymnastik ohne Medikamente oder Blutentnahme wird bei uns geheilt, die Patienten-Berichte beweisen dies ..."

Es wird also an was geforscht, was seit Jahren nachweislich erfolgreich praktiziert wird. Dies nur, um ein Medikament zu entwickeln, das die Einnahmen der Pharma-Industrie in exorbitante Höhen treibt!

Scheinbar hat diese Enthüllung einen Stein ins Rollen gebracht, der letztlich eine Lawine auslösen könnte!

Vor ein paar Tagen schickte mir ein aufmerksamer Leser einen Bericht zu -in englischer Sprache- mit dem verheißungsvollen Titel: "The Body That Heals Itself". Auch in diesem Verfahren greift man die Bios-Logos-Methode auf, um über die Veränderung und Manipulation des Blutes zu heilen.

Bei dieser Methode, genannt Regenokine ist das Forschungsstadium schon abgeschlossen ... und, wie nicht anders zu erwarten, werden enorme Summen Geld damit verdient!

Zitat aus dem Artikel: "This is a new, proven way of treating chronic pain. We see a positive result in 80 to 90 percent of patients" (Das ist ein neues geprüftes Verfahren, chronische Schmerzen zu behandeln...wir haben eine Erfolgsquote von 80 – 90%.)
Berühmtester Patient: Papst Joh. Paul II., der Arthritis hatte.

Was geschieht? Dem Patienten wird Blut abgenommen, man bereitet das Blut sauerstoffmäßig auf und erhitzt es. Dabei erneuern sich die roten Blutkörperchen und man führt das so behandelte Blut dem Körper wieder zu. Warum man nicht das ganze Blut im Körper des Patienten benutzt und gezielt (wie bei Bios-Logos durch Gymnastik) die dadurch erreichte chemische Reaktion einsetzt, wird erst bei genauerer Betrachtung klar. Man braucht mehrere, sehr kostspielige Sitzungen und diese sollen jährlich noch wiederholt werden.

Dazu Rainer Niessen:

"...Nun ja, vorerst will man ja nur Schmerzen lindern, also nur eine Symptombehandlung. Noch mehr Kosten werden mit dieser Methode für die Patienten entstehen, wenn Ursachenbekämpfung der Krankheiten ermöglicht werden soll, wie es bei uns in Thailand bereits erfolgreich praktiziert wird – übrigens von absolut medizinischen Laien nur mit Gymnastik!

...Man muss wissen: In 1 Sekunde bilden sich 2 Millionen neue rote Blutkörperchen. Durch Wärme wird dieser Vorgang im Körper verstärkt. Oma machte deshalb auch warme Umschläge! Ich erwärme den ganzen Körper unter der Dusche und erzeuge dadurch 'künstliches Fieber'. Mit der richtigen Manipulation der Muskulatur wird der Vorgang der gesteuerten Botenstoffe aus den Muskeln gesteigert. Wunden heilen nicht nur vom äußeren Rand her, sondern beginnen auch von innen nach außen gesteigert schneller zu zuwachsen. Schau dir diese Wunden an – wirklich der Hammer, oder?

...Was aber jeden nun aufschrecken sollte – diese Methode bekam nun einen patentrechtlichen Schutz. Eine Heilmethode, die seit Jahren schon weiterentwickelt und kostengünstig praktiziert wird, soll nun patentrechtlich geschützt sein! ..."

Wird Rainer Niessen sein Bios-Logos-Zentrum trotzdem weiterführen können, werden weltweite Nachahmer nun vor Gerichte gezerrt und die Therapie verboten? `

Reiner Niessen: "...Wir arbeiten weiter, denn wir machen nur Gymnastik, was jedes Video belegen kann und wenn es Nebenwirkungen wie Heilungen herbeiführen kann, muss sich jeder die Frage stellen, was man sonst noch alles mit Gymnastik heilen kann? Ganz ohne Patent!"

Kapitel Nr. 21 – Verflechtung von Behörden und Pharma-Mafia

Nicht nur die WHO oder deutsche Institute wie das Paul-EhrlichInstitut und das Robert-Koch-Institut unterstehen nachgewiesenermaßen direkter Beeinflussung durch die PharmaKonzerne.

Selbst das amerikanische *CDC* (*Center for Disease Control*, US Gesundheits- und Seuchenschutzbehörde) spielt nach der Musik der Big-Pharma. Der Wechsel aus hohen Positionen in Ämtern und Instituten zu bestens bezahlten Positionen in der Pharma und umgekehrt mit entsprechender finanzieller Unterstützung, sind „branchenüblich".

Wehe dem, der da ausschert und gut gedeckelte Informationen an die Öffentlichkeit gelangen lässt.

Mike Adams schreibt in seinem neuesten Artikel über einen Whistleblower – also einen Insider, der mit seinem Wissen an die Öffentlichkeit gegangen ist:

„CDC verweigert die Übergabe von Dokumenten an den USKongress: Beweise, die MMR-Impfstoffe mit Autismus in Verbindung bringen, werden Ermittlern absichtlich vorenthalten.

In den »Wahrheitsmedien« macht die Nachricht über den CDCWhistleblower und seine schockierenden Enthüllungen Schlagzeilen: Eine eigene Untersuchung der USGesundheitsbehörde CDC ergab, dass MMR-Impfstoffe bei afroamerikanischen Kindern Autismus verursachten, und die Behörde begrub diese Beweise wissentlich, um sie vor der Öffentlichkeit zu verbergen.

Das wissenschaftliche Komplott reichte bis in die Führungsspitze der CDC, wo Dr. Julie Gerberding – heute in einer leitenden Stellung beim Impfstoffhersteller Merck tätig – aktiv an der Vertuschung mitmachte, und sogar dafür sorgte, dass der Whistleblower bestraft wurde, weil er oder sie die Wahrheit gesagt hatte.

CDC weigert sich, dem Kongress Beweise zu übergeben

Inzwischen wissen wir, dass sich die CDC (Center for Disease Control, US Gesundheits- und Seuchenschutzbehörde) geweigert hat, diese Information dem Kongress auszuhändigen. Der Abgeordnete Bill Posey (8. Wahldistrikt, Florida) forderte bei einer Anhörung im Kongress die Dokumente der CDC, doch diese mauert und weigert sich, überhaupt etwas herauszugeben.

Deshalb fordert Posey jetzt eine Untersuchung der CDC. »Der CDC ist in der Frage der Untersuchung über die Impfstoff-Sicherheit nicht zu trauen«, sagte er. »Ein gewaltiger Interessenkonflikt. Ich denke, die CDC sollte untersucht werden.« Das vollständige Interview können Sie (in englischer Sprache) auf der Autism-OneWebsite nachlesen.

Das alles wird in dieser Age-of-Autism-Story in allen Einzelheiten beschrieben. Sie zeigt auch das kriminelle Verhalten der CDC und die Quacksalber-Wissenschaft führender Vertreter wie Dr. Poul Thorsen. Dr. Thorsen – gegen den das Justizministerium wegen ausgeklügelter Geldwäsche unter Einbeziehung der CDC-Anzeige erstattete – tischte genau die Lügen und Täuschungen auf, denen wir bei Biotech-Propagandisten wie Jon Entine begegnen. Sogenannte »wissenschaftliche Experten« greifen routinemäßig zu Lügen und Erfindungen, um Konzerninteressen zu schützen und Skeptiker mundtot zu machen.

Dr. Thorsen war ein wichtiger Mitverschwörer, der Forschungsergebnisse fälschte, um zu »beweisen«, dass Impfstoffe keinen Autismus verursachten. Diese betrügerische Untersuchung wird bis heute von Impfstoff-Dealern zitiert, die sich zumeist der Gefahren von Impfstoffen völlig bewusst sind, aber die offenbar wollen, dass so viele Kinder wie möglich geschädigt oder umgebracht werden. Die CDC war aktiv daran beteiligt, diese betrügerische Forschung zu entwickeln und Dr. Thorsen Geld zukommen zu lassen, damit er seinen Impfstoff-Schwindel fortsetzen konnte.

Inzwischen ist völlig klar: Was die CDC hier beschreibt, lässt sich nur als »krimineller Schwindel« auf der Basis von wissenschaftlichem Betrug bezeichnen, der einzig und allein dazu dient, der Öffentlichkeit die Wahrheit über die Gefahren von MMRImpfstoffen zu verheimlichen. Der CDC lagen 2002 unbestreitbare

Beweise dafür vor, dass das Autismus-Risiko bei afroamerikanischen Babys durch MMR-Impfstoffe um das 3 bis 4fache erhöht wurde. Doch anstatt die Öffentlichkeit zu warnen, konspirierten führende Wissenschaftler und die Leitung der Behörde, diese Beweise zu verstecken.

Jetzt, wo der Kongressabgeordnete Posey versucht, Antworten zu erhalten, stellt sich die CDC auch gegenüber seinem Büro stur. Ich habe in Poseys Büro angerufen und mit seinem Pressevertreter gesprochen, der mir versicherte, die folgende Erklärung von Posey sei offiziell und aktenkundig:

»Was unsere Kinder anbelangt, muss gewährleistet sein, dass jeder Eingriff so sicher wie möglich ist, das gilt auch für Impfungen. Wissenschaftliche Integrität ist ein wichtiger Teil dieser Gewährleistung. Ich werde in dieser Lage auch weiter auf volle Einsicht in die Beweise drängen. Die CDC verweigert seit mehr als sechs Monaten die von mir beantragte Überstellung von Dokumenten zu dieser Frage. Das ist nicht die Art von Reaktion, die wir von der Regierung erwarten.«

Als ich um weitere Klärung bat, erwiderte der Sprecher:

»Wir wollen, dass die Wahrheit herauskommt, und letztendlich wollen wir, dass angemessene Studien durchgeführt werden, damit Familien sicher sein können ... und damit die Öffentlichkeit weiß, dass bei der Impfung ihrer Kinder verantwortungsvoll vorgegangen wird.«

Natürlich will die CDC absolut nicht, dass die Wahrheit ans Licht kommt. Deshalb versteckt sie die Beweise und weigert sich, dem

Kongress Dokumente zu überlassen. In dieser Hinsicht verhält sich die CDC fast zu 100 Prozent genauso wie die Steuerbehörde IRS (Internal Revenue Service), die konservative gemeinnützige Organisationen aufs Korn nimmt. Diese Regierungsbehörden verhalten sich wie kriminelle Lehnsgüter, die niemandem Rechenschaft schuldig sind.

CDC legt wissenschaftliche Integrität ab, fügt schwarzen Babys Schaden zu

Noch viel mehr schockiert bei der ganzen Sache, wie vor allem afroamerikanische Babys durch das Vorgehen der CDC zu Schaden kamen. Die medizinischen Gründe für diese Schädigung sind noch nicht klar, sie könnten aber mit dem verbreiteten Vitamin-DMangel bei Afroamerikanern zusammenhängen, der darauf zurückzuführen ist, dass die dunkle Haut die UV-Strahlen aus der Sonne blockiert. (Die Lage ist so schlecht, dass viele schwarzhäutige Babys heutzutage buchstäblich mit Rachitis geboren werden; die Krankheit entsteht durch einen Vitamin-D-Mangel.)

Hat die CDC vielleicht eine Sitzung einberufen, bei der die obersten Entscheidungsträger so etwas sagten wie: »Ach, wenn nur SCHWARZHÄUTIGE Babys dadurch zu Schaden kommen, verstecken wir doch die Beweise und erzählen der Welt, MMRImpfstoffe seien sicher?« Wenn sich herausgestellt hätte, dass hellhäutige Babys ebenfalls häufiger durch MMR-Impfstoffe geschädigt wurden, wäre die CDC dann mit diesen Erkenntnissen an die Öffentlichkeit gegangen, anstatt sie zu verstecken?

Wissenschaftlichen Betrug zu begehen, die Öffentlichkeit zu täuschen und Dokumente für eine Kongress-Untersuchung zurückzuhalten, ist eine Sache. Aber es ist etwas völlig anderes, dies aus rassistischen Erwägungen zu tun, wohl wissend, dass schwarzhäutig Babys durch das Vorgehen der CDC dauerhaft geschädigt und behindert würden.

Der Edward Snowden der CDC

Zum Glück gibt es bei der CDC einen Whistleblower, der mit all diesen Informationen an die Öffentlichkeit geht, und der unabhängigen Ermittlern, wie Dr. Brian Hooker bereits fast 100.000 Seiten an Dokumenten übergeben hat. Der Blogger Jon Rappoport fragt: "Haben wir einen »medizinischen Edward Snowden?“ Die Antwort lautet: Ja!

Und NaturalNews hat bereits erfahren, dass dieser Whistleblower bald den eigenen Namen und Einzelheiten über seine oder ihre Dienstzeit bei der CDC preisgeben wird, während der er oder sie persönlich erlebte, wie im Namen von »Immunisierung« und Gesundheitsvorsorge schreckliche Verbrechen gegen die Menschlichkeit begangen wurden.

Mainstream-Medien werden angewiesen, diese Story zu begraben

Die von Konzernen gelenkten Impfstoff-Dealer geraten natürlich bei dem Gedanken, dass die Wahrheit über die Verbindung zwischen

MMR-Impfstoffen und Autismus ans Licht kommen könnte, vollkommen in Panik. Ich habe sogar festgestellt, dass Desinformation und Propaganda, die über NaturalNews verbreitet werden, deutlich zugenommen haben; es ist der verzweifelte Versuch, uns mundtot zu machen, da wir kurz davor stehen, diese einmalige Geschichte herauszubringen.

Ich habe auch erfahren, dass die Impfstoff-Verfechter (die natürlich von Impfstoffherstellern finanziert werden) alles unternehmen, die Mainstream-Medien unter Druck zu setzen und diese Geschichte in derselben Manier zu verstecken, wie die CDC ihre eigenen Beweise versteckt. Wie man mir erzählte, wurde die New York Times bereits angewiesen, so zu tun, als gäbe es diesen CDC-Whistleblower gar nicht. (Achten Sie darauf, wie die NYT diese Story in den nächsten Tagen ignoriert ...) Andere Medien wie CNN, die Washington Post, Fox News usw. werden mit Sicherheit genauso unter Druck gesetzt. Und deshalb kann man den Mainstream-Medien bei KEINER Meldung vertrauen. (Denn egal, was sie berichten, es gibt viel mehr, das sie uns absichtlich nicht erzählen ...)

Die schlichte Wahrheit ist, dass die CDC jetzt auf frischer Tat bei wissenschaftlichem Betrug und einer kriminellen Verschwörung ertappt wurde, die afroamerikanischen Kindern Schaden und Leiden zufügt. Ein CDC-Whistleblower wird an die Öffentlichkeit gehen. Die Dokumente werden früher oder später alle veröffentlicht. Die Wahrheit kann nicht mehr versteckt werden.

Wahrheitsmedien bringen mittlerweile alle wichtigen Storys

Noch erstaunlicher ist, dass es gar nichts macht, wenn die New York Times diese Story komplett zensiert. Gut informierte Menschen beziehen ihre Nachrichten inzwischen vor allem aus den »Wahrheitsmedien«. NaturalNews allein erreicht im Monat rund sieben Millionen Leser, unsere Meldungen werden von Hunderten anderer Websites aufgegriffen und weiterverbreitet. Jeder verzweifelte Versuch der Mainstream-Medien, NaturalNews zu diskreditieren, hat uns nur weitere Leser eingebracht und den Kreis unserer Hörer erweitert, und zwar allein deswegen, weil Menschen naturgemäß nach Wahrheit suchen.

Und was noch wichtiger ist: Wenn die New York Times diese Geschichte nicht bringt, wird sie sich damit nur weiter als Propaganda-Sprachrohr von Konzernen diskreditieren. Überlegen Sie doch nur: Wie kann es sein, dass ein CDC-Whistleblower, wissenschaftlicher Betrug und ein Impfstoff mit rassistischen Obertönen, von einer ernsthaften Zeitung NICHT auf der ersten Seite gemeldet werden? Es ist eine Story, die jede einzelne Familie in Amerika angeht, und es ist eine Story von ungewöhnlicher Kriminalität und Täuschung durch eine korrupte staatliche Behörde, die bewusst zig Millionen schwarzhäutige Babys in Gefahr gebracht hat.

Es ist eine der größten Storys in der Geschichte der Medizin. Durch die Weigerung, sie zu bringen, verschaffen die Mainstream-Medien nur NaturalNews und anderen »Wahrheitsmedien« die exklusive Berichterstattung über das Thema. Deshalb sollten Sie immer wieder bei uns nachschauen, bis diese Verschwörung ans Licht kommt. Wir werden in den nächsten Tagen CDC-Dokumente veröffentlichen, lange bevor Sie diese in der New York Times lesen ... so sie denn dort überhaupt zu lesen sein werden.

Ethan A. Huff schreibt in diesem Zusammenhang: *„CDC-Whistleblower gesteht die Veröffentlichung falscher Daten, um Verbindung zwischen Impfstoffen und Autismus zu verschleiern.*

Ein medizinisches Komplott epischen Ausmaßes kann das ganze Impfstoff-Kartenhaus zum Einsturz bringen, nachdem jetzt bekannt wurde, dass die US-Gesundheits- und Seuchenschutzbehörde CDC (Centers for Disease Control and Prevention) wichtige Daten zensiert hat, die auf eine Verbindung zwischen dem MMR-Impfstoff und Autismus hinwiesen. Ein führender CDC-Forscher betätigt sich als Whistleblower und präsentiert die Wahrheit über eine Studie, die nach Angaben der CDC die Sicherheit von MMR bewies, während sie in Wirklichkeit genau das Gegenteil zeigte."

Unter der Bedingung, dass sein Name nicht genannt werde, berichtete der Whistleblower gegenüber Dr. Brian Hooker von der Focus-Autism-Stiftung (FAF) von einer CDC-Studie aus dem Jahre 2004, die unter dem Titel »Alter bei Masern-Mumps-Röteln Erstimpfung bei Kindern mit Autismus und einer Kontrollgruppe aus gleichaltrigen Schulkindern: Eine Bevölkerungsstudie im Großraum Atlanta« in der Fachzeitschrift *Pediatrics* veröffentlicht wurde. Darin enthaltene Daten wurden bewusst manipuliert, um die Verbindung zwischen Impfstoff und Autismus zu verschleiern.

Dr. Frank DeStefano, Dr. Marshalyn Yeargin-Allsopp und Dr. Coleen Boyle, alles Mitarbeiter der CDC, veröffentlichten eine gemeinsame Arbeit über eine Untersuchung an 624 Kindern mit Autismus aus dem Großraum Atlanta, Georgia. Diese Kinder wurden gleichzeitig mit 1.824 Kindern ohne Autismus, aber gleichen Alters, Geschlechts, Schule und Zeitpunkt der Impfung bewertet.

In beiden Gruppen wurden proportional ähnlich viele Kinder im Alter von unter 18 und unter 24 Monaten geimpft, die meisten erhielten die Impfung zwischen dem 12. und 17. Lebensmonat.
Gestützt auf diese Analyse behaupten die Forscher, sie hätten keine Verbindung zwischen dem MMR-Impfstoff und Autismus gefunden; eine Behauptung, die Dr. Boyle, die zurzeit das Zentrum für Geburtsfehler und Entwicklungsstörungen am CDC leitet, 2012 während einer Anhörung im US-Kongress noch einmal ausdrücklich bestätigte.

CDC änderte die Zahl der Probanden, um die Verbindung zu Autismus, vor allem bei afroamerikanischen Jungen, zu verschleiern.

Damit wollen sie natürlich sagen, diese Ergebnisse bewiesen ein für alle Mal, dass MMR-Impfstoff keinen Autismus hervorruft; eine Behauptung, die die Mainstream-Medien als unumstößliche Wahrheit übernehmen. Doch nach dem Bericht des CDC-Whistleblowers sind die Ergebnisse der Studie nicht so, wie sie auf den ersten Blick erscheinen.

Zu Beginn der Untersuchung wurde offenbar entdeckt, dass die Wahrscheinlichkeit, Autismus zu entwickeln, bei afroamerikanischen Jungen, die im Alter von drei Jahren oder jünger die erste MMR-Impfung erhielten, im Vergleich zu anderen Kindern um das 3 bis 4-fache erhöht war. Das war natürlich nicht im Sinne der CDC, denn das würde ja die Loyalität der Behörde gegenüber der Impfstoffindustrie gefährden. Also reinigte die CDC im Wesentlichen das Ergebnis, indem die Prüfgruppe verkleinert wurde: Kinder, für die keine Geburtsurkunde aus dem Staat Georgia vorlag, wurden ausgeschlossen.

»CDC-Forscher schlossen Kinder aus, für die keine gültige Geburtsurkunde aus dem Bundesstaat Georgia vorlag – dadurch wurde die Prüfgruppe um 41 Prozent verkleinert«, heißt es in einer FAF-Pressemitteilung. »Durch dieses willkürliche Kriterium wurde die Kohortengröße drastisch verkleinert, die statistische Aussagekraft zunichtegemacht und die enge Verbindung zwischen MMR und Autismus bei afroamerikanischen Jungen negiert.«

Dr. Wakefields neuer Film enthüllt die Vertuschung über MMR und Autismus bei der CDC.

Damit änderte die CDC praktisch das ursprüngliche Studien-Design, nachdem sich herausstellte, dass die anfängliche Studie negative Auswirkungen der MMR-Impfung zeigte. Mit anderen Worten: Die CDC hielt die Wahrheit über MMR bewusst zurück, sie konstruierte nachträglich eine falsche Studie, um ein Ergebnis zu erreichen, das offenbar schon vorher feststand.

»Die Ergebnisse der Studie erschienen in der Zeitschrift Pediatrics, die über Anzeigen oder direkte Spenden Geld von Impfstoffherstellern erhält«, sagt die FAF-Meldung weiter. »Diese falsche Studie wird von der CDC und anderen Gesundheitseinrichtungen weithin genutzt, um jede Verbindung zwischen Impfstoffen und Autismus – eine immer häufiger auftretende neurologische Störung – zu leugnen.«

Für Menschen wie Dr. Andrew Wakefield, den britischen Gastroenterologen, dessen Karriere zerstört wurde, nachdem er ähnliche

Erkenntnisse bekannt machte, kommt diese Enthüllung zur rechten Zeit. Die Mainstream-Medien werden nicht mehr behaupten können, es gäbe keine Verbindung zwischen Impfstoffen und Autismus, da dieses große Täuschungsmanöver bei der CDC beweist, dass MMR bei Weitem nicht so sicher ist, wie man uns allen weismacht.

»Wir haben zehn Jahre Forschung verloren, weil die CDC zurzeit durch alles, was mit Autismus zu tun hat, gelähmt ist«, gab der Whistleblower zu, der seine Beteiligung an der Vertuschung von MMR und Autismus nach eigenen Angaben zutiefst bereut. »Sie unternehmen das Erforderliche nicht, weil sie Angst haben, etwas zu finden, was damit zusammenhängen könnte.«

Ein neuer kurzer Film von Dr. Wakefield präsentiert einen Zeitstrahl der Zweifel der CDC über MMR und Autismus, er vergleicht das ursprüngliche Experiment mit dem fürchterlichen Syphilis-Experiment in Tuskegee, das in den 1930er Jahren an nichts ahnenden Afroamerikanern durchgeführt wurde."

Kapitel Nr. 22 - Zehn Fakten über Impfstoffe

Machen Sie sich auf einen Schock gefasst. Hier sind zehn ungeheuerliche Fakten, die Sie – ginge es nach dem Willen der Gesundheitsbehörde und der Impfstoffindustrie – nicht wissen sollten:

Fakt Nr. 1

Ja, Quecksilber wird in Impfstoffen immer noch verwendet, und die US-Gesundheitsbehörde CDC gibt das auch offen zu. Es gibt KEINEN unbedenklichen Wert für Quecksilberinjektionen für ein Kind. Schon »Spuren« sind zu viel. Bei Quecksilber gibt es KEINE Sicherheit, egal bei welcher Dosierung. Ein Arzt, der behauptet, der Quecksilberwert in einem Impfstoff sei »sicher«, um ihn einem Kind zu injizieren, offenbart nur seine unglaubliche Unkenntnis wissenschaftlicher Tatsachen.

Quecksilber ist wahrscheinlich das am stärksten neurotoxische Element im gesamten Periodensystem. Es wird in Impfstoffen verwendet, weil es für die Hersteller bequem ist, auf Kosten der Sicherheit eines Kindes. Jedem Arzt, der einem Kind Quecksilber spritzt – in jeglicher Dosierung – sollte umgehend seine Zulassung entzogen werden.

Zusätzliche Tatsache: Es gibt keine »sichere« Form von Quecksilber, wie die Impfstoff-Puscher so gern behaupten. Sowohl Ethylquecksilber als auch Methylquecksilber sind für das menschliche Nervensystem extrem giftig. Keines von beiden sollte jemals bewusst einem Kind injiziert werden, egal in welcher Dosierung.

Fakt Nr. 2

Eine Substanz, die in den menschlichen Körper injiziert wird, wird potenziell um Größenordnungen giftiger, weil dabei die Schmutzmechanismen des Verdauungstrakts und des Atemsystems umgangen werden. Einem Menschen Quecksilber zu injizieren – in welcher Dosierung auch immer – sollte weltweit als Verbrechen geahndet werden. Dass es heute in der Medizin als akzeptables Verfahren gilt, spricht umso mehr für die destruktive Natur der modernen Medizin. Unter der Impfstoff-Doktrin ist aus dem Grundsatz »zuallererst: Nicht schaden!« ein »Um des Profits willen Kinder vergiften« geworden.

Fakt Nr. 3

Jahrzehntelang enthielten Polio-Impfstoffe, die zig Millionen Menschen injiziert wurden, versteckte Krebsviren (SV40 und andere). Das wurde von einem führenden Impfstoffwissenschaftler bei Merck namens Hilleman offen zugegeben. Die CDC haben diese Information erst vor Kurzem in einer Säuberungsaktion »revisionistischer Geschichte« von ihrer Website entfernt. Bis zu 98 Millionen Amerikaner waren versteckten Krebsviren in PolioImpfstoffen ausgesetzt. Das ist eine historische Tatsache.

Fakt Nr. 4

Top-Virologen, die für Merck arbeiten, sind mit schockierenden Enthüllungen an die Öffentlichkeit gegangen, denen zufolge das Unternehmen regelmäßig Laborergebnisse erfand, um eine 95prozentige Wirksamkeit seines Mumpsimpfstoffs zu behaupten und sich dadurch von den Behörden Verträge für einen unwirksamen Wirkstoff zu verschaffen. Das Originaldokument in Englisch, welches diese Wissenschaftler gemäß dem False Claims Act bei der US-Regierung einreichten, können Sie hier herunterladen: www. aturalnews.com/gallery/documents/MerckFalse-Claims-Act.pdf

Fakt Nr. 5

Bei fast jedem Ausbruch einer Kinderkrankheit, von dem Sie heutzutage hören, war die Mehrheit der erkrankten Kinder bereits gegen das Virus geimpft! So sind zum Beispiel von Keuchhusten bei jedem Ausbruch auch Kinder betroffen, die gegen Keuchhusten geimpft waren. Das ist ein weiterer Beweis dafür, dass Impfstoffe keine Immunität bewirken.

Fakt Nr. 6

Die behaupteten Impf-»Erfolge« gegen Polio und andere Krankheiten sind reine Erfindung. Das wird in dem tollen neuen Buch „Dissolving Illusions" (zu Deutsch etwa: »Schluss mit Illusionen«) von Dr. Suzanne Humphries detailliert beschrieben.

Fakt Nr. 7

Die Impfstoffindustrie weigert sich, wissenschaftliche Studien über den Gesundheitszustand geimpfter Kinder im Vergleich zu ungeimpften Kindern durchzuführen. Warum? Weil diese Tests ohne jeden Zweifel zeigen würden, dass ungeimpfte Kinder gesünder, klüger und in viel besserer Verfassung sind als geimpfte, vor allem in Hinsicht auf Verhaltensstörungen, Allergien und sogar Autoimmunerkrankungen. Denken Sie an Leute, die Sie kennen: Finden Sie nicht immer wieder, dass die am meisten geimpften Kinder die ganze Zeit krank sind? Bei Bevölkerungsgruppen wie den Amish, die es weitgehend ablehnen, ihre Kinder impfen zu lassen, gibt es dagegen so gut wie keine Fälle von Autismus.

Fakt Nr. 8

Der Oberste Gerichtshof der USA hat das »geheime Impfgericht« bereits zu einer höheren Autorität als den Gerichtshof erklärt. Dem so genannten »Impfgericht« wird die Vollmacht gewährt, außerhalb der Verfassung, der Bill of Rights (Grundrechtekatalog), und den Bestimmungen für ein ordentliches Gerichtsverfahren zu handeln. Das Gericht selbst – das nicht einmal ein echtes Gericht ist

– bedeutet einen Verstoß gegen das Recht und eine Menschenrechtsverletzung. Es gehört abgeschafft wie die Apartheid.

Fakt Nr. 9

Die Mainstream-Medien erhalten einen großen Teil ihrer Einnahmen von den Pharmafirmen, die Impfstoffe verkaufen. Dieser finanzielle Einfluss führt dazu, dass sich die Medien weigern, Artikel über impfgeschädigte Kinder zu bringen, weil sie um ihre Anzeigeneinnahmen fürchten.

Deshalb präsentieren die Mainstream-Medien häufig Gäste und Autoren, die die lächerliche Behauptung aufstellen, all die impfgeschädigten Kinder in Amerika gebe es gar nicht, sie seien »lediglich Einbildung« ihrer Eltern. Diese Impfverfechter sind intellektuelle Tyrannen, die an einem verheerenden Feldzug beteiligt sind, unter dem Millionen von Kindern auf der ganzen Welt leiden müssen.

Fakt Nr. 10

Die CDC geben offen zu, dass Impfstoffe Zusätze enthalten, die als kräftige neurotoxische Substanzen bekannt sind. Dazu gehören:

- Quecksilber (noch immer als Konservierungsstoff verwendet)
- Aluminium (als entzündungshemmender Zusatzstoff)

- Formaldehyd (zur »Deaktivierung« lebender Viren)
- MSG / Mononatriumglutamat (zur Verbesserung der Immunantwort)

Alle diese Substanzen sind für den menschlichen Organismus giftig, wenn sie injiziert werden. Und alle werden auf der CDC-Website noch immer als Zusatzstoffe gelistet. Kein rationaler Arzt oder Wissenschaftler auf der Welt kann sagen, er glaube, es sei »sicher«, einem Säugling oder Kind Quecksilber, Formaldehyd, MSG oder Aluminium zu injizieren, und trotzdem spritzen Ärzte jeden Tag Kindern diese Stoffe in Form von Impfstoffen.

Ärzte, die Kindern Impfstoffe injizieren, begehen Täuschung. Sie praktizieren einen medizinischen Völkermord gegen die Menschheit, den sie »Immunisierung« nennen. Um es deutlich und klar herauszustellen: Impfen ist nicht dasselbe wie Immunisieren.

Kapitel Nr. 23 – Die Droge, die nicht helfen darf

Wenn man den weltweiten Erfolgen von MMS (Master Mineral Solution) Glauben schenken darf, ist die Antwort auf AIDS, Hepatitis A, B und C, Malaria, Herpes, Tuberkulose, die meisten Krebsarten und viele andere schlimme Krankheiten des Menschen endlich gefunden worden. Das ist der Pharma-Mafia natürlich ein Dorn im Auge man stemmt sich mit allen Mitteln gegen die Verbreitung der Information, wie dies übrigens auch mit natürlichen Nahrungsergänzungen geschieht. Jahrhunderte altes Wissen soll verboten werden. Lange bevor mit den 68igern die Kiffer auf der Szene erschienen, wusste man über die wunderbaren und preiswerten heilenden Kräfte der Hanfpflanze Bescheid.

Für einige Schwerkranke sind Hanf-Mittel die beste Therapie. Drogengesetze erschweren den Einsatz als Arznei. Diese Drogengesetze wurden mit großer Wahrscheinlichkeit den maßgeblichen Regierungen von der Pharma-Lobby „suggeriert". In der Zeitschrift DIE ZEIT erschien am 26. Juli 2014 ein von Sven Stockrahm verfasster Aufsatz:

Zehn Fakten zu Heilkraft und Nebenwirkungen von Cannabis

Das perfekte Medikament wäre eines ohne Nebenwirkungen. Doch so ein Mittel gibt es nicht. Arzneistoffe verändern die Biochemie des

Körpers. Ohne Nebenwirkung keine Wirkung. Genau wie Drogen – was ursprünglich nichts anderes als "Heilkraut" heißt – nehmen wir sie für den positiven Effekt. Schlimmstenfalls machen sie abhängig, wie manch heftiges Schmerzmittel. Hohe Dosen können langfristig ganze Organe schädigen. Und manches, was als Rauschmittel gilt, ist auch Arznei. Wie Cannabis. Als Droge verboten, können die Inhaltsstoffe des Hanfs vielen Kranken helfen.

1. Die Heilkraft des Hanfs ist seit Jahrtausenden bekannt.

Seit Jahrtausenden kennen verschiedene Kulturen die Pflanze mit den Blättern, die sich wie Finger einer Hand von ihren Stielen spreizen. Schon in der Steinzeit nutzten Chinesen Cannabis auch als Heilmittel (Spicer, 2002). Heute steht das Hanfblatt vor allem für das Klischee kiffender oder Marihuana-Tee-schlürfender Menschen, die sich lediglich berauschen wollen.

2. Cannabinoide lindern vor allem Schmerzen.

Recht gut erforscht ist Cannabidiol (CBD), einer von einigen Dutzend auch pharmakologisch wirksamen Hanfinhalten. CBD hemmt nachweislich Entzündungen (Booz, 2011) und wirkt entspannend. Der Hauptbestandteil von Cannabis, das Delta-9Tetrahydrocannabinol, kurz THC, kann nicht nur berauschen, sondern auch Krämpfe von Multiple-Sklerose-Patienten lindern. Gegen Schmerzen hilft es teils ähnlich gut wie manch zugelassenes Medikament (Martín-Sánchez et al., 2009). Besonders eignet es sich zur Therapie chronischer Schmerzen, die auf Nervenschäden zurückgehen (Rahn & Hohmann, 2009). Oft gibt es für diese Patienten keine andere wirksame Therapie oder Arznei mehr.

Die appetitanregende Wirkung der Moleküle hilft Aidskranken, womöglich greift THC sogar direkt den Erreger der Immunschwäche an (Lutge et al., 2013). Krebspatienten, die eine Chemotherapie machen müssen, bekommen in einigen Fällen Cannabis-Wirkstoffe. Sie dämpfen die schweren Nebenwirkungen der vielen Arzneien, die Tumoren im Körper attackieren (Cridge & Rosengren, 2013; Velasco et al., 2012).

Die Hanfinhalte können zudem womöglich die Therapie vieler weiterer Krankheiten fördern, von Tourette (Müller-Vahl, 2013) bis hin zu Bewegungsproblemen und dem Augenleiden Grüner Star (Glaukom). Von positiven Effekten durch Joints und inhalierte Bestandteile des Hanfs berichten vereinzelt auch Allergiker und Menschen mit Depressionen oder der Aufmerksamkeitsdefizit/Hyperaktivitätsstörung (ADHS) (ACM-Magazin, 2014). Ehe sich Cannabinoide als Arznei für diese Fälle etablieren könnten, wären aber Studien mit deutlich mehr Teilnehmern nötig.

3. Weltweit gibt es nur drei Cannabis-Medikamente.

Einige Medikamente auf Basis von THC und CBD haben Arzneibehörden bereits freigegeben. In den USA dürfen Mediziner etwa Marinol-Kapseln an Aids- und Krebspatienten verschreiben, die an Übelkeit leiden. Das Mittel regt den Appetit an und enthält vor allem aus THC-Moleküle, als Wirkstoff Dronabinol genannt, die zum Teil im Labor zusammengefügt werden.

Ein zweites Mittel, ebenfalls für Aids-Patienten, wird unter dem Handelsnamen Cesamet verkauft, sein Wirkstoff Nabilon wird komplett künstlich hergestellt.

Epidiolex, ein drittes THC-Medikament, muss erst noch klinisch getestet werden. Es basiert auf Cannabidiol und soll Kindern gegeben werden, die an einer sehr seltenen und schweren Form von Epilepsie leiden (Dravet-Syndrom).

4. Die Krankenkasse zahlt nur eine Hanftherapie.

Der Wirkstoff Dronabinol ist hierzulande als Betäubungsmittel eingestuft und nicht als Medikament zugelassen. Er darf also nicht einfach zu Arzneien verarbeitet und verabreicht werden. Dennoch gibt es Ausnahmen, in denen Ärzte auch Betäubungsmittel verschreiben dürfen. Etwa, wenn es der Forschung dient oder Patienten kein anderes Mittel mehr helfen kann. Nur etwa 3.500 deutsche Patienten erhalten auf dieser Grundlage CannabisWirkstoffe auf Rezept – meist gegen chronische Schmerzen.

Als Arznei ist in Deutschland nur ein Mittel zugelassen: Sativex. Das flüssige Präparat, das in die Mundhöhle gesprüht wird, erhalten Menschen mit der Nervenkrankheit Multiple Sklerose (MS) gegen Krämpfe. Als Wirkstoffe enthält es THC und CBD. Auch in anderen europäischen Ländern ist es auf dem Markt, nicht aber in den USA.

Die Krankenkassen zahlen diese MS-Therapie. Zwar kann jeder Arzt Sativex auch gegen andere Beschwerden verschreiben, die Kosten muss der Patient dann aber selbst zahlen. Schnell kommen da mehrere Hundert Euro pro Monat zusammen.

5. Hanf als Arznei ist kaum zu bekommen.

Wer schwer krank ist und Hanf gegen seine Schmerzen braucht, dem bleiben hierzulande nur sehr bürokratische, umständliche oder illegale Wege. Rund 300 Männer und Frauen besitzen eine Ausnahmegenehmigung der Bundesopiumstelle. Damit dürfen sie sich über eine Apotheke zum Beispiel Hanfblüten für Tees oder Cannabis-Extrakt besorgen.

Es sind nur so wenige, da das zuständige Bundesinstitut für Arzneimittel und Medizinprodukte nur dann ein Rezept bewilligt, wenn ein Patient als austherapiert gilt. Das heißt, wer Cannabis therapeutisch nutzen möchte, braucht einen Nachweis seines Arztes, dass ihm alle sonst verfügbaren Arzneien nicht mehr helfen. Ganz gleich, ob diese vielleicht verheerendere Nebenwirkungen hätten als das Gras selbst.

Krankenkassen zahlen für eine solche Hanftherapie per Sonderregelung ohnehin nicht. Oft haben Apotheken das medizinische Cannabis nicht vorrätig, was zu langen Wartezeiten und erneuten Schmerzen der Patienten führt.

6. Cannabis selbst wird nie Medikament werden.

Cannabis enthält Hunderte Inhaltsstoffe. Deshalb kann es nach international geltenden Arzneimittelgesetzen nicht als Medikament zugelassen werden. Zunächst muss für Medikamentenprüfer klar sein, welche Moleküle im Hanf wie genau wirken. In manchen US-Bundesstaaten können Kranke Cannabis aber trotzdem für medizinische Zwecke erwerben, ohne sich strafbar zu machen.

In Deutschland ist es für Patienten auf legalem Wege schwer zu bekommen. Daran wird auch das neuste Urteil des Kölner Verwaltungsgerichts wenig ändern, wenngleich der vorsitzende Richter den Eigenanbau von Cannabis in bestimmten Fällen befürwortet hat.

7. Cannabis macht selten abhängig.

Die Wirksubstanzen im Cannabis sind keineswegs ungefährlich. Viele unerwünschte Folgen kennen Mediziner und Suchtspezialisten aus dem Drogenalltag von Hanfkonsumenten. Die Wirkstoffe THC und CBD sind im Marihuana oder Haschisch deutlich höher konzentriert als in den zugelassenen Arzneien.

Abhängig macht aber erst der regelmäßige Konsum und das auch nur in etwa einem von zehn Fällen (Budney et al., 2007). Kaum eine andere illegale Droge macht seltener süchtig, zugleich ist keine verbotene Substanz so weit verbreitet wie Cannabis. Geschätzt hat fast jeder vierte Deutsche in seinem Leben mindestens einmal Gras oder das Harz des Hanfs als Droge probiert. Hochgerechnet sind etwa 557.000 Deutsche hanfabhängig (Pabst et al., 2013).

Häufiger oder gar täglicher Konsum kann Psychosen auslösen (Moore et al., 2007). Absolut gesichert ist dies nicht, aber in Einzelfällen belegt. Ohnehin ist Cannabis auf merkwürdige Art auch mit Schizophrenie verknüpft. Einen Zusammenhang zeigte vor fast 30 Jahren eine Langzeitstudie unter 46.000 Wehrpflichtigen in Schweden (Andréasson et al, 1987). Doch bis heute bleibt die Frage, ob tatsächlich Cannabis die seltene psychische Erkrankung auslöst oder es umgekehrt gerade von Menschen, die zu einer Schizophrenie neigen, häufiger genommen wird. Ursache und Wirkung sind bislang ungeklärt.

8. Cannabis ist riskant für Jugendliche.

Für Jugendliche und Heranwachsende sind Haschisch und Marihuana – wie übrigens auch Alkohol und Zigaretten – besonders gefährlich, da sich deren Gehirne noch entwickeln (Petersen & Thomasius, 2006). Wer ständig und wiederholt kifft, riskiert Entwicklungs- und Persönlichkeitsstörungen, die sich nicht heilen lassen. Mangelnde Konzentration, Gedächtnisstörungen und depressive Phasen können jene treffen, die sehr häufig zu Bong, Joints, Haschkeksen oder Hanftees greifen oder auf andere Weise Cannabinoide konsumieren (Meier, 2012). Die größte verkannte Gesundheitsgefahr durch Cannabis ist das Rauchen selbst. Die giftigen Stoffe, die durch das Verbrennen von Papier und Tabak in den Körper gelangen, schaden der Lunge erheblich.

Viele Patienten, die auf Arzneien aus Hanf angewiesen sind, nutzen deshalb lieber Verdampfer oder Vape Pens. Gerade unter medizinischen Nutzern scheint dies verbreitet. Sie inhalieren die sich durch Wärme etwa aus THC-Öl lösenden Cannabinoide.

9. Alkohol und Tabak sind meist gefährlicher als Hanf.

Viele Menschen, auch Politiker, halten Cannabis im Vergleich zu anderen legalen Rauschmitteln, wie Alkohol oder Tabak, immer noch für besonders gefährlich. Studien untermauern dies aber nicht (Nutt et al., 2010). Zuletzt veröffentlichten zahlreiche Medien die Meldung, dass Cannabis-Konsum tödlich enden könne (Hartung, 2014). Eine Falschmeldung, denn eindeutige Belege fehlten. Bis heute ist kein Todesfall dokumentiert. Umso fraglicher ist das generelle Verbot der Hanfpflanze. Konsequent wäre aus wissenschaftlicher Sicht entweder eine Legalisierung von Haschisch und Marihuana oder aber ein Verbot von Alkohol und Tabak.

10. Die Drogenpolitik behindert Hanftherapien.

Cannabinoide wären nachweislich gegen viele Leiden sinnvoll einsetzbar – und zwar häufig mit weniger unangenehmen Nebenwirkungen als zugelassene Arzneien. Um sie als Medikamente gegen alle möglichen Symptome zulassen zu können, wären aber umfassendere Studien an Tausenden Patienten nötig. In Deutschland verhindert das strenge Betäubungsmittelgesetz eine solche Entwicklung. Das ohnehin fragwürdige Verbot von Cannabis als Droge verhindert im Zweifel also, dass Schwerkranken geholfen werden könnte.

Der Schutz Jugendlicher mag gegen den freien Verkauf von Haschisch und Marihuana sprechen. Dass schon Kinder in Deutschland trotz gesetzlicher Beschränkungen so leicht an Alkohol und Zigaretten kommen, ist angesichts der bekannten Folgen für die Gesundheit ebenfalls ein Problem. Als Arznei aber sollte Cannabis längst frei zugänglich sein, zumindest auf Rezept.

Das Argument der möglichen Sucht im Bereich der Medizin ist deshalb schon nicht zu verstehen, wenn andererseits durch immer noch sehr, sehr lockere Verschreibungspraxis von Benzodiazepinen, weiterhin Sucht auf Rezept in Kauf genommen wird. Von Polytoxer-Erfahrenen ist bekannt, dass die Benzosucht wesentlich schwieriger in den Griff zu bekommen ist als z. B. Heroinsucht.

In diesem Zusammenhang möchte ich darauf hinweisen, dass Cannabis für über 40.000 Produkte aus den Bereichen Werkstoffe, Baumaterial, Kosmetika, Nahrungs- und Futtermittel, Biomasse, Öle, Ölprodukte (also auch Treibstoff), sowie Papier, Vliese, Zellstoffe, natürliche Dämmstoffe und jede Art von textilen Stoffen, wie Kleidung, Netze, Seile, Tücher oder Teppiche verwendet werden kann. Verwendung finden könnte - muss man sagen - wenn die Pharma-Mafia es zuließe.

(Über MMS hat der Autor ein eigenes Buch in Arbeit.)

Kapitel Nr. 24 – Der Krieg der Pharma-Mafia

So, wie die Energiekonzerne einen gewaltigen Kampf führen gegen alles, was auch nur im Ansatz Erfolg versprechend günstige Energie erzeugen könnte – und da wird nicht mit Glacé-Handschuhen gearbeitet – so führt die Pharma einen regelrechten Krieg gegen jeden, der erfolgreich mit neuen Heilmethoden gegen den Krebs in Erscheinung tritt.

Paul Fassa, der, unter anderen, Autor vieler Artikel in Mike Adams NaturalNews ist, hat im Kopp-Verlag am 14. Februar 2013 einen höchst bemerkenswerten Artikel geschrieben:

„Der Krieg der Krebsindustrie gegen alternative Krebstherapien

Rick Simpson ist mit dem Versuch gescheitert, von den kanadischen Gesundheitsbehörden die Zulassung für sein Hanföl zu erreichen, obwohl er beweisen konnte, dass es viele Krebspatienten in seiner Stadt geheilt hatte, und zwar kostenlos. Inzwischen ist ihm klar, dass die Krebsindustrie gar keine Heilung anstrebt.

Er lebt heute in Amsterdam im Exil, weil er sich geweigert hat, die kostenlose Hilfe für seine Nachbarn einzustellen. Außerdem weigert er sich, zu widerrufen, dass sein Hanföl gegen Krebs wirke.

Wie Dr. Robert Atkins behauptete, gibt es bereits Hunderte von Krebsheilverfahren.

Weil er eine Frau mit einer Ozontherapie vom Brustkrebs heilte, wurde ihm die Zulassung als Arzt entzogen.

Erkenntnisse aus dem Fall Dr. Burzynski

Dr. Stanislaw Burzynski wurde 15 Jahre lang von den texanischen Medizinbehörden und der US-Arzneimittelbehörde FDA verfolgt, obwohl er im Rahmen der klinischen Erprobung Erfolge bei schwierigen Krebserkrankungen nachweisen konnte. Die Tests hatte er ohne Fremdfinanzierung durchgeführt.

Wichtige Faktoren enthüllt ein neuer Dokumentarfilm, Burzynski – the Movie, oder: Burzynski: Krebs ist eine ernsthafte Angelegenheit, die FDA-Tyrannei.

Die FDA kassiert pro Jahr eine halbe Milliarde Dollar an »Nutzergebühren« von Big Pharma. Diese Nutzergebühren tragen zur Finanzierung der FDA bei, und sie helfen natürlich bei der beschleunigten Zulassung frisch patentierter Arzneimittel. Der Dokumentarfilm zeigt eine Intrige, bei der sich eine unter Vertrag stehende Forscherin aufmachte, eine weitere Testphase genehmigt zu bekommen, stattdessen aber mit einem anderen
Pharmaunternehmen in Kontakt trat, um Burzynskis Patente zu stehlen.

Daraus entwickelte sich eine Kaskade von Ereignissen, an denen das *National Cancer Institute* und die FDA beteiligt waren, wie der

Dokumentarfilm ausführlich zeigt (ab ca. 1¼ Stunden nach Beginn des Films bis zum Ende). Die Krebsindustrie geht bei ihrem Krieg gegen Krebstherapien auf zweierlei taktische Weise vor: Ist ein Mittel patentierbar, stiehlt sie es und macht den ursprünglichen Halter des Patents fertig, wie bei Burzynski versucht. Kann sie es nicht patentieren lassen oder stehlen, so wird es in unzulänglicher Weise getestet, sodass es versagt und diskreditiert werden kann.

Einen solchen Test, der mit Sicherheit scheitern sollte, konnte man in jüngster Zeit beobachten, als Nicholas Gonzales sich bei der FDA um die Zulassung für seine neue Version von Dr. William Kelleys Krebstherapie aus den 1970er Jahren bemühte.

Das Gleiche passierte, als das Sloan-Kettering Cancer Institute Dr. Krebbs' erfolgreiche Laetril-Krebstherapie testete. Auch im Fall der kanadischen Krankenschwester Renée Caisse, die den Essiac-Tee, eine indianische Kräutermischung, entwickelt hatte, wurde versucht, ein naturmedizinisches Mittel niederzumachen.

Der amerikanische Ärzteverband AMA unter Dr. Morris Fischbein hat versucht, Harry Hoxseys Kräutermischung aufzukaufen, sodass dieser sich schließlich nach jahrelangem Rechtsstreit gezwungen sah, seine erfolgreiche Praxis nach Mexiko zu verlegen.
Anschließend versuchten Fischbein und Co., auch das elektronische Gerät aufzukaufen, das der mehrfach ausgezeichnete Wissenschaftler Royal Raymond Rife entwickelt hatte. Es wurde in den 1940er Jahren in Kalifornien als wirksam bei der Krebsheilung gepriesen. Rife wurde schließlich finanziell ruiniert.

Vielleicht sind Ihnen die Methoden bekannt, mit denen Dr. Max Gerson erfolgreich Krebserkrankungen behandelte. Seine Klinik musste nach Mexiko verlegt werden, wo seine Tochter Charlotte und ihr Sohn nach den Verfolgungen durch die Pharma-Mafia weiter arbeiten. Mehrmals wurden Anschläge auf Dr. Gersons Leben verübt, seine medizinischen Unterlagen wurden ihm entwendet.

Das sind nur ein paar der ungeheuerlichsten Beispiele dafür, warum die meisten Krebspatienten und gutwilligen Ärzte, die mit der Diagnose Krebs konfrontiert sind, nichts über wirksamere und weniger giftige Heilverfahren und Mittel – von denen es mehr als 200 gibt – wissen.

Auf der Seite der Krebsindustrie sind Milliarden von Dollar im Spiel, viel zu viel Geld, um zuzulassen, dass kostengünstige, wirksame und sichere Krebstherapien das Territorium der Pharma-Mafia erobern.

Kapitel Nr. 25 – Die Pharma und ihr Einfluss auf die Medizin

Dr. med. Dieter Lehmkuhl hat mit seinem Dossier „Die Pharmaindustrie und ihr Einfluss auf die Medizin“ Aufsehen erregt. Hier ein Auszug:

Desinformation und Manipulation

Mehr Desinformation als Information, so der einhellige Tenor namhafter Ärzte und Experten in der "Berliner Ärzte" (12/06), Zeitschrift der Berliner Ärztekammer, über die Informationspolitik der Pharmaindustrie. 40 % der Industriestudien sind manipuliert. In den USA wurden zwischen 2003-2005 9 Firmen zusammen mit $ 2.4 Mrd. wegen nachgewiesener Falschaussagen bestraft.

Beispiel Proactive Studie:

Die Studie behauptet, das Diabetesmittel Actos (Pioglitazone) schütze Diabetiker vor Tod, Herzinfarkt und Schlaganfall. Gegenüber Placebo ergaben sich jedoch keine Unterschiede. Manipulation ist die Ursache für die behaupteten Unterschiede. Nachträglich wurden die Daten selektiert mit angeblicher signifikanter Risikoreduktion. Ausgelassen wurden dabei die drei Prozent der Patienten mit schweren Nebenwirkungen.

Beispiel Mamma-Carcinom:

Von 46.000 Neuerkrankungen sind ca. 4.000 durch Hormonersatztherapie selbst verursacht, ein Rundschreiben aus dem Berufsverband der Frauenärzte e.V. (BdF), dem ein mit "Ihre Frauenarztpraxis" gekennzeichneter "Patientinnen Aufklärungsbogen" beigefügt war, der die gravierenden Nebenwirkungen der Hormonersatztherapie verharmloste bzw. verfälschte, erwies sich als von Schering verfasst und als von Prof. Teichmann vom BdF nur unterschrieben. Dafür habe er laut Fokus
42.000 DM erhalten.

Beispiel sog. atypische Neuroleptika:

Laut Müller-Oerlinghausen, langjähriger Vorsitzender der Arzneimittelkommission, hatten Meinungsführer in der Psychiatrie sie als Mittel der ersten Wahl propagiert, die man keinem schizophrenen Patienten vorenthalten dürfte. Denn sie hätten nicht die schweren motorischen Nebenwirkungen wie zum Beispiel das herkömmliche Neuroleptikum Haloperidol. In Wahrheit hingegen seien sie den konventionellen Neuroleptika weder in der Wirksamkeit noch in der Verträglichkeit überlegen - nur im etwa zehnmal so hohen Preis. Vor allem die beiden Substanzen Risperidon (Risperdal) und Olanzapin (Zyprexa) seien "Musterbeispiele dafür, wie durch Unterdrückung frühzeitig vorhandener wissenschaftlicher Daten ein unzutreffendes verherrlichendes Bild gezaubert wurde".

Massive Beeinflussung

Der Einfluss der Pharmaindustrie auf Ärzte, Forschung, Fachzeitschriften, Behandlungsleitlinien, Patientenorganisationen, die Politik und Regulierungsbehörden ist so weit fortgeschritten, dass

Transparency International (TI) von einer "strukturellen Korruption", spricht, die zwar gemeinschaftsschädlich, aber gesetzeskonform sei.

Wie ist das zu erklären?

Ca. 35 - 40% der Kosten der Pharmaindustrie gehen ins Marketing, nur ca. 10-15% in die Forschung und Entwicklung. Bei 10 (-15) % der neu in den Markt eingeführten Wirkstoffe handelt es sich um Neuerungen mit einem nennenswerten Zusatznutzen. Die überwiegende Zahl der neuen Medikamente besteht aus sog. Scheininnovationen, ohne jeglichen oder allenfalls geringen Zusatznutzen. Daher werden sie mit einem enormen
Werbeaufwand vermarktet, da niemand sie wirklich braucht. Durch die Patentierung verfügt das Pharmaunternehmen über ein Monopol und kann den Preis 20 J. lang frei bestimmen. Sogenannte Nachahmer Präparate, d. h. patentgeschützte Arzneimittel, die nur eine geringfügige Moleküländerung eines bekannten Wirkstoffes darstellen, werden nur deshalb auf den Markt gebracht, weil sie höhere Preise erzielen als Medikamente, deren Patentschutz bereits abgelaufen ist, oder um an dem profitablen Markt des Originalpräparates Teil zu haben. Die Behauptung, Patente förderten effiziente und innovative Forschung ist daher ein Mythos. Sie sind heute kaum mehr eine Belohnung für Erfindungen und Menschheitsfortschritt, sondern "ein strategisches Instrument zur Sicherung ökonomischer Vorherrschaft". Die Pharmaindustrie, die zu den profitabelsten Industriebranchen mit einer Eigenkapitalrendite von 18-19 % nach Steuern zählt (andere Industriezweige 3-7 %), erweist sich daher im Hinblick auf die Entwicklung für die Gesundheit wirklich relevanter, innovativer und preiswerter Medikamente als äußerst ineffizient.

Durch die hohen Medikamentenpreise mit jährlich hohen Steigerungsraten werden systematisch die Gesundheitssysteme ausgehöhlt.

Möglich ist das Ganze nur dadurch, dass 20.000 Pharmareferenten rund 20 Millionen Mal pro Jahr im Auftrag ihrer Firmen bei Ärztinnen und Ärzten vorsprechen und die Pharmaunternehmen sich diesen "Service" 2.5 Milliarden Euro kosten lassen: 8-13.000 Euro für jeden einzelnen Doktor, allein für Marketing. Kaum ein Kongress oder medizinische Fortbildung, der nicht von der Pharmaindustrie gesponsert wird, einschließlich horrender Honorare für "freundliche" Referenten und üppiger Buffets für die Teilnehmer.

Wo sonst ist es üblich, dass einer der bestverdienenden Berufe sich seine Fortbildung von Dritten zulasten der Beitragszahler finanzieren lässt?

Fast alle medizinischen Zeitschriften interessengesteuert

Der Einfluss auf die medizinischen Fachverbände und Fachzeitschriften ist enorm und nahezu alle medizinischen "Experten" stehen in irgendeiner Abhängigkeit zur Industrie, von der sie finanziell profitieren. Ein großer Teil der wissenschaftlichen Zeitschriften ist von der Pharmaindustrie abhängig und beeinflusst, ohne dass dies für den Leser erkennbar ist. Die Kontakte zwischen Unternehmen und Forschern sind inzwischen so beherrschend, dass das New England Journal of Medicine auf seine Forderung verzichten musste, dass Autoren, die klinische Studien beurteilen, keine finanziellen Verbindungen zu den Firmen aufweisen dürfen, deren Medikamente bewertet werden. Die Zeitschrift fand einfach nicht mehr genug unabhängige Experten und musste deren finanzielle Abhängigkeit auf bis $ 10.000/Jahr begrenzen (8). Über die Hälfte aller Editorials und Übersichten selbst in renommierten Fachzeitschriften werden in wesentlichen Teilen durch professionelle Schreiber aus der Industrie vorbereitet.

Auch Fakultäten und Fachgesellschaften stehen in einer intransparenten Abhängigkeit von der Industrie. Viel zu wenig beachtet wird der Einfluss der Industrie auf die Formulierung von Behandlungsleitlinien. Zwischen den Äußerungen der Fachgesellschaften und solchen der Industrie sei oft kaum zu unterscheiden.

Die vielfältigen Verflechtungen zwischen Industrie und Medizin haben in der US Medizin, darunter führende medizinische Fakultäten, die Forderung nach der Unabhängigkeit der Forschung und Fortbildung vom unmittelbaren Einfluss der Industrie laut werden lassen und Drittmittel sowie Gelder für Fortbildung in einen Pool einfließe zu lassen, der von einem unabhängigen Gremium zugeteilt wird.

Massive politische Einflussnahme schadet dem öffentlichen Interesse an einer rationalen und preiswerten Medikamentenversorgung.

Nach einer US amerikanischen Quelle gab die US Industrie $ 163.6 Milliarden für die politische Einflussnahme aus, darunter 121.4 Mrd. für die Lobbyarbeit auf Bundes- und Staatenebene zur Verhinderung von Preiskontrollen, zur Sicherung und Durchsetzung von Patenten weltweit, was auch Zahlungen an die Generikahersteller einschließt, um die Konkurrenz aus dem Markt zu halten. Weiterhin knapp $ 5 Mrd. für die Einflussnahme auf die

FDA, die US Zulassungsbehörde. Im Jahre 2002 beschäftigte die Pharmaindustrie 675 Lobbyisten von 138 Firmen - fast 7 für jeden US-Senator. Unter den Lobbyisten befinden sich 26 frühere Kongressmitglieder und alles in allem verfügten 342 von ihnen über "Drehtür" Verbindungen zur US-Bundesregierung.

Auch in Deutschland reicht die Lobby der Industrie weit. Der SPD Gesundheitsexperte und Bundestagsabgeordnete Lauterbach berichtete vor einiger Zeit aus dem Gesundheitsausschuss des Bundestages, dass er seinen Augen nicht trauen wollte, als ein Gesetzentwurf der FDP unverblümt die Handschrift und den Absender der Pharmaindustrie trug. Die Einführung einer
Positivliste, von Gesundheitsexperten im Rahmen von Arzneimittelsicherheit und zur Kostensenkung seit Jahren gefordert und zunächst auch im Gesetzentwurf zur Reform des Gesundheitswesens (2003) enthalten, scheiterte an der industriellen Lobby. Deutschland ist weltweit eines der wenigen Länder, wo es bis vor kurzem keine Preisverhandlungen zwischen Pharmaindustrie und Staat bzw. Kostenträger gab, mit entsprechend hohen Medikamentenpreisen. (In Ländern mit solchen bzw. öffentlicher Ausschreibung, z. B. Neuseeland, liegen die Preise bis zu 50% (Original-Präparate) und 90 % (Generika) unter den bei uns üblichen. Auch dies ein Resultat der Lobby.

Die Unterminierung von Ethik und Vertrauen

Eins der Hauptursache der Abhängigkeit besteht in der "gefühlten" Unabhängigkeit der Ärzte gegenüber den Marketingmethoden der Industrie, obwohl deren Einfluss auf das Verschreibungsverhalten eindeutig nachweisbar ist. Bezeichnend auch das Ergebnis einer Befragung von Ärzten, in der 80% äußerten, durch die Werbung der Pharmaindustrie nicht beeinflusst zu sein, dies jedoch für 60% ihrer Kollegen annehmen. Daher ist es entscheidend, dass (angehende) Ärzte gegenüber ihrer Pharma(früh)Sozialisation sensibilisiert werden und Strategien lernen, wie sie sich dagegen immunisieren und unabhängig informieren können. Dies muss, wie gefordert, regelmäßiger Bestandteil des Medizinstudiums sowie der Fort- und Weiterbildung sein.

Die hier beschriebenen Mechanismen der Einflussnahme nützen, wie Transparency ausführt, nur wenigen, schaden aber der Mehrheit. "Vor allem aber untergraben sie durch die Korruption von Ethik das Vertrauen in die moralische Integrität der Heilberufe und in die Leistungsfähigkeit des Systems." Angesichts dieser Auswüchse und Missstände, die hier nur kurz beleuchtet werden konnten, regt sich auch hierzulande zunehmend Kritik und Widerstand. Eine große (fach-) öffentliche Debatte, wie sie in den angelsächsischen Ländern geführt wird, ist auch hier überfällig. Wir als Ärzte müssen im Interesse der Medizin als Wissenschaft und der Integrität unseres Berufes auf größere Unabhängigkeit von der Pharmaindustrie bedacht sein, wollen wir nicht, wie es der renommierte US Psychiater E. Fuller Torrey vom *Stanley Medical Research Institut* in Bezug auf einen Teil seiner Kollegen und sein Fachgebiet äußerte, dazu beitragen, dass unser Berufsstand zu einem pharmazeutischen Bordell verkommt.

Kapitel Nr. 26 – Das Geschäft mit der Chemo-Therapie

Todesursache Chemo-Therapie

Chemo-Therapien werden eigentlich dazu eingesetzt, um Krebs zum Verschwinden zu bringen. Sie sollen den Krebskranken heilen oder wenigstens dafür sorgen, dass der Patient nicht am Krebs verstirbt. Eine amerikanische Studie aus dem Jahr 2012 fand jedoch heraus, warum es gerade die Chemo-Therapie ist, die den Betroffenen nicht selten sterben lässt – und zwar ausgerechnet an Krebs.

Chemo-Therapie – Der Königsweg der Schulmedizin

Nach einer Krebsdiagnose gibt es laut Schulmedizin nicht sehr viele Wahlmöglichkeiten. Oft wird operiert, häufig bestrahlt und sehr häufig mit einer Chemo-Therapie behandelt. 10.000 bis 20.000 Euro kostet eine einzige Chemo-Therapie – oft sind mehrere „Chemos" notwendig. Bei 1,6 Millionen Krebsneuerkrankungen allein in den USA, 500.000 in Deutschland und 35.000 in der Schweiz kann man sich in etwa vorstellen, in welch schwindelerregenden Höhen sich die Profite der Pharmaindustrie allein im Bereich der Zytostatika bewegen. Hier geht es nicht mehr um Millionengewinne, sondern wir sprechen von zig Milliarden Euro. Krebspatienten sind also ein höchst interessanter und lukrativer Markt.

Bekannte Nebenwirkungen der Chemo-Therapie

Zytostatika sind spezielle Medikamente, die bei Chemo-Therapien gegen den Krebs zum Einsatz kommen. Sie werden meist über Infusionen verabreicht, manchmal auch oral eingenommen. Zytostatika wirken sich hemmend auf das Wachstum jener Zellen aus, die eine sehr hohe Zellteilungsrate aufweisen, sich also sehr schnell vermehren. Krebszellen tun das, aber leider auch die völlig gesunden und lebenswichtigen Blutzellen, die Zellen der Haarfollikel sowie die Zellen der Magen- und Darmschleimhaut.

Zytostatika schädigen daher – je nach persönlicher Widerstandsfähigkeit des Patienten und der Intensität der Chemo-Therapie - massiv das Verdauungssystem und verschlechtern das Blutbild. Durchfall, Übelkeit, Erbrechen und Haarausfall sowie Anämien (Blutarmut) mit starker Abgeschlagenheit und Müdigkeit begleiten infolgedessen viele Menschen während einer ChemoTherapie.

Doch handelt es sich dabei ja um die unmittelbaren Auswirkungen der Therapie, die man gerne in Kauf nähme, wenn sicher wäre, dass nach der Chemo-Therapie wieder alles ins Lot kommt. Doch gerade das ist nicht der Fall, zumindest nicht immer.

Chemo-Therapien sind krebserregend

Die Chemo-Therapie ist oft schon allein eine Tortur. Das aber, was danach kommen kann, ist auch nicht zu verachten. Längst weiß man, dass viele Zytostatika zu bleibenden Schäden des Herzens führen können und darüber hinaus selbst krebserregend sind. Letzteres äußert sich nicht selten im Ausbruch einer Leukämie

(„Blutkrebs“) – und zwar besonders nach der chemotherapeutischen Behandlung von Gebärmutterhalskrebs, Prostatakrebs oder Speiseröhrenkrebs.

Wenn Chemo nicht mehr wirkt...

Nun kommt es aber auch vor, dass bei Krebspatienten die erste Chemo-Therapie ganz wunderbar anschlägt.

Computertomografien und Röntgenbilder beweisen dann den Erfolg der Chemo-Therapie. Kein Krebs mehr weit und breit. Der Patient ist frohen Mutes. Ein darauf folgender Rückfall schockt folglich kaum mehr, da man ja weiß, die Chemo hilft gut und zuverlässig. Man erträgt also die nächste Chemo-Therapie – und plötzlich schlägt sie nicht mehr an. Was ist passiert?

Der Onkologe erklärt, dass das eben vorkomme und der Tumor nun eine Chemo-Therapieresistenz entwickelt habe. Das bedeutet, die Krebszellen lassen sich vom hochgiftigen Chemotherapeutikum nicht mehr im Geringsten beeindrucken. Sie wachsen und vermehren sich eifrig weiter.

Jetzt werden weitere Zytostatika und Zytostatika-Kombinationen probiert. Und auch wenn der Krebs resistent ist, die Darmschleimhautzellen und Blutzellen sind es leider nicht. Der Patient wird schwächer und schwächer, leidet an Durchfall, Erbrechen, völliger Erschöpfung und nicht selten auch an starken Schmerzen.

Die Onkologen sagen jetzt, die Chemo-Therapie hätte das Leben des Krebskranken aber deutlich verlängert, denn ohne ChemoTherapie wäre er längst verstorben. Nicht selten verweigern Menschen in dieser Situation aber jede weitere Behandlung und sagen, dass sie auf diese Lebensverlängerung keinen Wert legen. Das einzige, was ihnen die Chemo-Therapie beschert hätte, seien zig Krankenhausbesuche und unermessliches Leid.

Resistenter Krebs wächst trotz Chemo-Therapie

Wie aber kommt es überhaupt dazu, dass ein Tumor Resistenzen gegen Chemo-Therapien entwickeln kann? Allzu viel weiß man in diesem Bereich noch nicht. Erklärungsmodelle gibt es jedoch einige: Da Zytostatika beispielsweise nur auf jene Zellen tödlich wirken, die sich gerade teilen, geht man von der Existenz einzelner „schlafender" Krebszellen aus. Diese bleiben aufgrund ihrer Inaktivität von der Chemo-Therapie verschont.

Irgendwann wachen sie jedoch auf. Das kann selbst lange nach dem ersten Chemo-Therapie-Durchlauf der Fall sein, also dann, wenn sich der Patient längst geheilt wähnt. Die frisch aufgewachten Krebszellen wechseln jetzt in die Teilungsphase und wachsen schnell zu einem neuen Tumor heran.

Eine andere Möglichkeit wäre, dass manche Tumoren aus Zellen bestehen, die über eine äußerst gute Entgiftungsfähigkeit verfügen. Das heißt, sie nehmen die Zytostatika zwar zunächst auf, werfen sie aber genauso schnell wieder aus der Zelle hinaus. Auf diese Weise können ihnen die Medikamente nichts anhaben.

Nicht weniger beängstigend sind Krebszellen, die – auch wenn sie von der Chemo-Therapie geschädigt wurden – einfach nicht mehr sterben. Sie leben weiter – ganz egal wie krank, wie alt, wie entartet, oder wie fehlgesteuert sie auch immer sein mögen. Sie sind unsterblich geworden.

Studie: Chemo-Therapie fördert die Entstehung resistenter Krebszellen.

US-Wissenschaftler am Fred Hutchinson Cancer Research Center in Seattle/USA entdeckten im Jahr 2012 einen bislang unbekannten Mechanismus, der erklären könnte, warum sich Krebszellen anfangs noch von einer Chemo-Therapie in die Flucht schlagen lassen, später aber nicht mehr. Finanziert wurde die Studie von den National Institutes of Health, dem *National Cancer Institute* sowie u. a. der *Prostate Cancer Foundation*, veröffentlicht wurden die Ergebnisse im August 2012 im Fachmagazin Nature Medicine.

Das Ziel der Wissenschaftler war es, die Basis für neue und effektive Krebstherapien zu schaffen. Denn noch immer bedeutet die Chemo-Therapieresistenz eines Tumors (besonders bei Brust-, Prostata-, Lungen- und Darmkrebs) das Todesurteil für viele Menschen - vor allem dann, wenn der Krebs bereits gestreut und Metastasen in anderen Organen gebildet hat.

Gesunde Zellen helfen Krebszellen

Krebszellen leben im Körper in einem sehr komplexen Umfeld. Der Aufenthaltsort einer Krebszelle im Körper sowie ihre unmittelbare Nachbarschaft beeinflussen die Reaktionen des Tumors ganz entscheidend, so Peter S. Nelson, M.D., der leitende Wissenschaftler besagter Studie. Nelson und seine Kollegen fanden heraus, dass unter dem Einfluss einer Chemo-Therapie völlig gesunde Fibroblasten

(Bindegewebszellen) nicht nur einen, sondern ein ganzes Sammelsurium an Wachstumsfaktoren (z. B. das Protein WNT16B) an ihre Umgebung aussenden.

Die Fibroblasten tun dies, weil sie damit hoffen, die durch die Chemo-Therapie eingetretenen Gewebeschäden möglichst schnell wieder reparieren zu können. Doch treffen die Wachstumsfaktoren natürlich auch auf benachbarte Krebszellen und stimulieren diese ebenfalls zu einem raschen und verstärkten Wachstum. Das Protein WNT16B sorgt außerdem nicht nur für Wachstum, sondern verhilft den Krebszellen auch dazu, das umgebende Gewebe leichter durchdringen und sich den Zytostatika besser widersetzen zu können.

Chemo-Therapien fördern das Krebswachstum

Die Forscher berichten von einer bis zu 30fach höheren Produktion von Wachstumsfaktoren unter dem Einfluss von Chemo-Therapien.

„Dies stellt ein völlig unerwartetes Ergebnis dar", erklärte Dr. Nelson. „Bis jetzt wussten wir nichts von der bedeutenden Rolle, die Wachstumsfaktoren aus der WNT-Familie bei der Resistenzentwicklung von Tumoren spielen können."

Die Erkenntnisse dieser Studie, so hofft Nelsons Team, könnten nun dabei helfen, wirksamere Krebstherapien zu entwickeln. Denn der Hauptgrund, warum Chemo-Therapien oft scheiterten, sei die Tatsache, dass jene Dosen, die zur Auslöschung des Krebses nötig wären, auch den Patienten töten würden.

Dummerweise könne man im Labor Krebs sehr leicht heilen. Man schütte einfach Zytostatika in eine Petrischale mit Krebszellen und schon könne man deren Tod beobachten. Sobald sich Krebszellen aber im Körper von Menschen befinden und diese während einer Chemo-Therapie mit Wachstumsfaktoren von ums Überleben kämpfenden Fibroblasten versorgt werden, bleiben sie munter und höchst teilungsaktiv.

Ganzheitliche Konzepte sollten jede Krebstherapie begleiten

Für den Krebs bietet die Chemo-Therapie also nicht nur Nachteile, sondern durchaus auch interessante Chancen, um sich besser ausbreiten und schneller wachsen zu können. Leidtragender ist der Patient, der nicht weiß was ihn erwartet und wie sein Krebs reagieren wird.

Wichtig für Betroffene ist daher, in jedem Fall – auch wenn eine Chemo-Therapie durchgeführt wird – begleitend eine ganzheitliche Krebstherapie einzuleiten, die alle Ebenen des menschlichen Seins in das Heilkonzept mit einbezieht. Dazu gehören neben der richtigen - idealerweise basenüberschüssigen – Ernährung, die Pflege der Darmgesundheit, die Entgiftung des Körpers, die Versorgung mit hochwertigen und individuell passenden Nahrungsergänzungsmitteln, der Einsatz von alternativen Therapiemethoden sowie die Beschäftigung mit möglichen seelischen Aspekten der Erkrankung.

Auf die Chemo-Therapie allein sollte sich jedoch niemand mehr verlassen müssen.

Wenn sich dann ein bekannter Arzt wie Dr. Retzek auf seinen Webseiten umfassend mit der Chemo-Therapie auseinandersetzt und dieser dann eine durchaus preiswerte Therapie mit simplen Zitronen gegenüberstellt und Studien anführt, die nicht nur seine Thesen beweisen, sondern auch unzählige Heilerfolge verzeichnen kann, spätestens dann läuten bei der Pharma-Mafia sämtliche Alarmglocken und es werden schwere Geschütze aufgefahren, um Dr. Retzek und alle Ärzte, die Ähnliches publizieren, mundtot zu machen, zu verunglimpfen, finanziell zu ruinieren oder noch drastischer in „Al-Capone-Manier" aus dem Weg zu räumen. Dr. Retzek schreibt am 1. Oktober 2013 auf seiner Internetseite:

Zitrusfrüchte als Anti-Krebs-Mittel

Unglaublich spannende Studien beweisen eine hohe Anti-KrebsWirkung von Zitronenschalen und Zitronen-Kernen gegen eine Vielzahl von Krebserkrankungen.

Zitrone gegen Krebs - Studienmäßig / wissenschaftlich nachgewiesene Effekte bei zahlreichen Krebsarten!

Um diese Studien realistisch einschätzen zu können, ist es wichtig, die "Validität" zu verstehen: Es macht einen Unterschied, ob ich Zellkultur-Experimente oder Mäuse-Experimente oder Menschen-Studien betrachte.

Überblick über Studien-Daten, Validität, Übertragbarkeit auf Menschen. Die meisten Zitrus-Studien sind nur ZelllinienExperimente (in vitro = im Glas).

Zelllinien – in vitro – Experimente

Zelllinien-Experimente haben sehr geringe Übertragbarkeit der Ergebnisse für menschliche Erkrankungen, geben nur erste Hinweise, dass hier ein interessanter Effekt sein könnte. in vivo: Tumor-Transplantat-Studien in Nacktmäusen

Valider sind Xeno-Transplantat – Experimente, bei denen Tumore in Mäuse transplantiert werden. Hierzu hab ich eine eigene Seite Xeno-Transplantat geschrieben.

Zitronenschale bringt Prostatakrebs zu 95% zum Verschwinden: Diese Studie ist im Nacktmaus-Modell durchgeführt worden.

Menschen-Studien haben natürlich die höchste Validität. Kann man einen Zusammenhang zwischen Zitrus-Flavenoiden und Krebshemmung im Menschen nachweisen, gibt das direkte Hinweise auf therapeutischen Einsatz.

Auch solche Studien hab ich gefunden: bei Brustkrebs, bei Blasenkrebs

Viele Krebsarten reagieren auf Zitrus-Flavenoide. Ich habe – um die unterschiedliche Validität herauszustreichen – die Studien getrennt in

Zelllinien-Studien

Xeno-Transplantat-Maus-Studien

Menschen-Studien

1. Zelllinien, die auf Zitrone reagieren:

Brustkrebs (2/2013), Brustkrebs-Metastasierung (10/12)

Cervix-Karzinom (6/12)

Darmkrebs s.u.

Leberkrebszellen (s.u. – 5/2013),

Lungenkrebs NSCBC (12/12)

Magenkrebs-Zellen (4/2013) | (2/2013),

Neuroblastomzellen (4/2013),

Blasen-Krebs .... Sarkom .... Lymphome. Leukämie ...

Ehrlich gesagt, ich fand bis jetzt noch gar keine Krebsart, zu der man keine Studien findet, ich habe eben nicht mehr untersucht.

Beurteilbarkeit dieser Studien ...

Studien mit hoher Übertragbarkeit

Für folgende Krebsarten habe ich Studien gefunden, deren Aussagekraft so hoch ist, dass man von einem sicheren, nutzbringenden Effekt sprechen kann. Reine in-vitro Studien sind interessante Hinweise, aber keine Relevanz für tatsächliche KrebsTherapie.

Wertvolle Studien – hier übersichtlich die Krebsarten, die Studien sind dann weiter unten aufgelistet.

2. Xeno-Transplantat Experimente

Brustkrebs (s.u.)

Prostata-Krebs (s.u.)

Sarkom (s.u.)

3. Menschen-basierte Studien

Brustkrebs

Prostata-Karzinom verschwindet fast unter Zitronenschale

Zitrone unterstützt Chemotherapie-Wirkung Über

1000 Studien für Zitrone und Chemotherapie

in vivo: Doxorubizin-Chemo: Herzschäden durch Zitronenschalen-Flavenoid verhindert, schützt jedoch nicht Leberzellen. Mai 2013

in vitro: Bei Darmkrebs verstärkte Oxaliplatin-Therapie Wirkung – Studie 1/2013

Multidrug-resistenz (chemo-resistenz) wird abgeschaltet, Aufnahme von Chemo Doxorubizin in Darm-Krebszellen verstärkt durch Zitrone 11/2012

Gute Studien "Zitrus-Früchte und Effekt gegen Krebs"

Blutorange fantastische Gesundheits-Aspekte – sehr schöne Übersichts-Arbeit (Review) über 130 Studien mit Thema Blutorange und Gesundheit im FullText aus 2013

Verschiedene Krebs-Xenotransplantate und SARKOM-Modell durch Zitrus-Pectin deutlich gehemmt. Studie Juni 2013

Leberkrebs-Zellen (hepatocelluläres Karzinom) durch Zitrusflavenoide gehemmt. Studie Mai 2013

Brustkrebs: je mehr Zitronensaft getrunken wird, desto weniger Brustkrebs – April 2013

Darmkrebs: synergistisch mit Kurkumin April 2013

Zitronen-Schalen-Bestandteile reichern sich im Brustgewebe gezielt an und hemmen dort Krebszellen Juni 2013.

Zitronen-Schalen-Extrakt hemmt die chemische LeberkrebsInduktion Mai 2013.

In vivo: Orangensaft hemmt Blasenkrebs-Bildung Jan 2013.

Super Xenotransplantat-Studie: Hierzu habe ich eine eigene Seite erstellt "Zitrone - unglaubliche Hemmung von Prostata-Krebs"

.....

Einzelne Krebsarten – Suchterminus in der Fachzeitschrift „Pubmed" zum selbst recherchieren:

Brustkrebs

Leberkrebs

Leukämie

Lungenkrebs – 42

Lymphome Non Hodgkin

Pankreas-Krebs

Plattenepithel-Karzinom

Prostata Krebs

Sarkome

Bis jetzt fand ich nur bei HODGKIN Lymphomen keine positiven Effekte. Tatsächlich sieht man bei allen Tumoren durch Zitronen-Schalen-Bestandteile (sowohl die Flavonoide als auch die im Zitronenöl befindlichen Terpene) Apoptose und Redifferenzierungs-Phänomene auf Tumore.

Auf Payoli kann man allgemein verständlich lesen:

Das Geheimnis der Zitrone

Es ist 10.000mal stärker als Chemotherapie. Alles, was man braucht, ist ... eine gefrorene BIO-Zitrone. Viele Profis in Restaurants und Gaststätten verwenden bzw. verbrauchen die gesamte Zitrone, und nichts wird weggeworfen. Wie können Sie die ganze Zitrone verwenden – ohne Abfall? Einfach ... legen Sie die gewaschene Bio-Zitrone ins Gefrierfach Ihres Kühlschranks. Sobald die Zitrone gefroren ist, nehmen Sie Ihre Küchenreibe und zerschnetzeln die ganze Zitrone (ohne sie zu schälen) und bestreuen damit Ihre Speisen.

Streuen Sie alles über Salate, Eiscreme, Suppen, Getreideflocken, Nudeln, Spaghetti-Soßen, Reis, Sushi, Fischgerichte, Whisky... die

Liste ist endlos. Alle Lebensmittel werden einen unerwartet wunderbaren Geschmack erhalten, wie Sie ihn nie zuvor gekannt haben.

Höchstwahrscheinlich haben Sie bisher bei Zitronen nur an Zitronensaft und Vitamin C gedacht. Ab jetzt wohl nicht mehr. Nun, da Sie dieses Geheimnis der ganzen Bio-Zitrone erfahren haben, kann man sie natürlich auch für Instant-Nudelgerichte verwenden.

Was ist der größte Vorteil bei der Verwendung der ganzen Zitrone, also der Vermeidung von Abfall und dem Hinzufügen von neuem Geschmack zu Ihren Gerichten? Nun, Bio-Zitronenschalen enthalten 5- bis 10-mal mehr Vitamine als der Zitronensaft selbst. Und ja, genau diese Schalen waren es, die Sie bisher weggeworfen haben.

Aber von nun an, indem Sie dieses einfache Verfahren mit dem Einfrieren der ganzen Zitrone anwenden und dann alles auf Ihre Speisen reiben, können Sie die vollen Nährstoffe aufnehmen und werden dabei nur noch gesünder.

Zitronenschalen sind nämlich gesundheitsfördernd durch die Zerstörung toxischer Elemente im Körper. Geben Sie Ihre gewaschenen Bio-Zitronen in den Gefrierschrank und reiben Sie sie dann täglich auf Ihre Mahlzeiten oder Getränke. Das ist ein magischer Schlüssel, um Ihre Lebensmittel schmackhafter zu machen, und Sie werden gesünder und länger leben!

Das ist das Geheimnis der Zitronenfrucht!

Besser spät als nie gewusst, oder? Die überraschenden Vorteile der Zitrone: Zitrone (Citrus) ist ein wundertätiges Produkt, um Krebszellen abzutöten.

Es ist 10.000mal stärker als die Chemotherapie. Warum wissen wir nichts darüber? Weil es Labors gibt, welche an der Herstellung einer synthetischen Version mit daraus riesigen Gewinnen interessiert sind.

Sie können nun einem Freund in Not helfen, indem Sie wissen lassen, dass Bio-Zitronensaft Vorteile bei der Verhinderung von Krebskrankheiten bringt.

Der Geschmack ist angenehm, und es gibt nicht die schrecklichen Nebenwirkungen der Chemotherapie. Wie viele Menschen müssen noch sterben, während dieses Geheimnis weiterhin streng unter Verschluss gehalten wird, nur um nicht die gewinnorientierten Multimillionäre mit ihren Großkonzernen zu gefährden?

Wie Sie wissen, ist der Zitronenbaum bekannt für seine Vielfalt an Zitronen, Limonen und Limetten. Sie können die Früchte in unterschiedlicher Weise genießen: Sie können das Fruchtfleisch essen, Saft pressen, Getränke zubereiten, Sorbets, Kuchen, etc.

Es werden ihnen viele Tugenden zugeschrieben, aber am interessantesten ist die Wirkung, die sie auf Zysten und Tumore erzeugt. Diese Pflanze ist ein bewährtes Mittel gegen Krebs der verschiedensten Arten. Manche sagen sogar, sie ist hilfreich bei sämtlichen Arten von Krebs. Sie wird auch als antimikrobielles Spektrum gegen bakterielle Infektionen und Pilze betrachtet, ist wirksam gegen interne Parasiten und Würmer, reguliert zu hohen Blutdruck, ist ein Antidepressivum und bekämpft auch Stress und nervöse Störungen.

Die Quelle dieser Informationen ist faszinierend:

Sie kommt von einem der größten Arzneimittelhersteller der Welt und besagt nach mehr als 20 Labortests seit 1970 im Ergebnis, dass die bösartigen Zellen in 12 Krebsarten, darunter Darm-, Brust-, Prostata-, Lungen- und Bauchspeicheldrüsenkrebs zerstört werden ...

Die wirksamen Inhaltsstoffe dieses Zitronenbaumes erwiesen sich als 10.000mal besser als das Produkt Adriamycin, ein Chemotherapeutikum, das weltweit zur Verlangsamung des Wachstums von Krebszellen eingesetzt wird.

Und was noch erstaunlicher ist: Bei dieser Art von Therapie mit Zitronen-Extrakt werden nur die bösartigen Krebszellen zerstört und keinerlei gesunde Zellen angegriffen.

Also waschen Sie Ihre Zitronen gründlich, frieren Sie sie ein und zerreiben Sie die ganze Frucht. Ihr Körper wird es Ihnen danken!

Kapitel Nr. 27 – Tödliche Medikamente und organisiertes Verbrechen

Dr. Dieter Lehmkuhl, der mich in meinem Buch mit seinen eigenen Erfahrungen und seinen Beiträgen freundlich unterstützt, sendete mir heute diesen schockierenden Aufsatz von Asmus Finzen zu. Es handelt sich um eine Buchbesprechung zu dem Buch von Peter C. Götzsche mit dem Titel „Deadly Medicines and Organized Crime“:

"Drugs are the third leading cause of death after heart disease and cancer “. (Götzsche)

„Ärzte sind wie andere Menschen; sie haben keine Ehre und kein Gewissen.“ Diese Schmähkritik in George Bernhard Shaws „Vorrede über die Ärzte“ von mehr als 100 Jahren ist gewiss ungerecht. Damals konnte er noch nicht schreiben: „Große Pharmakonzerne sind wie andere Multis; sie haben keine Ehre und kein Gewissen.“

Immer wenn es um Hunderte von Millionen Euros oder Dollar geht, wie im Gesundheitswesen oder eben in der Pharmaindustrie, sind Altruismus und ethische Prinzipien Traumtänzereien. Wenn es um sehr viel Geld geht, sind Korruption, Betrügereien, Manipulationen, verbotene Absprachen und organisierte Kriminalität an der Tagesordnung. Wir beobachten sie täglich bei angesehenen Industriekonzernen, weltumspannenden

Handelsunternehmungen, sowie ehemals honorigen Banken und weniger honorigen Investmentgesellschaften.

Allzu lange haben wir die Illusion gehätschelt, dass unsere „freundliche Pharmaindustrie" da anders ist. Wir machen uns vor, dass sie ihren Hippokrates gelesen und das Wohl der Kranken im Auge hat, - nicht die Gewinnmarge von 25 %. Gewiss haben wir das auch getan, weil wir dieser Branche in unserer Biografie und in unserm Alltag häufig allzu nahegekommen sind (Finzen 2002). Wir lassen – immer noch – unsere Fachzeitschriften, unsere Kongresse, unsere Fortbildung und unsere Forschungen allzu oft von der Industrie unterstützen, weil es ja schon immer so gewesen ist, weil es anders nicht gehe, anders nicht finanzierbar sei. Im Grunde unseres Herzens und unseres Hirns aber wissen wir, dass wir uns so der Perpetuierung eines korrumpierten Systems mitschuldig machen.

Wie die Mafia

Der ausgestiegene Ex-Vizepräsident eines weltweit agierenden Pharmakonzerns ist gewiss nicht der Erste, der den Vergleich von „Big Pharma" und Mafia gemacht hat:

„Es ist beängstigend, wie große Ähnlichkeiten zwischen dieser Branche und dem Mob bestehen. Der Mob generierte obszöne Gewinne, wie diese Industrie. Die Nebenwirkungen organisierten Verbrechens sind Mord und Totschlag. Die Nebenwirkungen dieser Industrie sind das auch. Der Mob besticht Politiker und andere Menschen. Die Pharmaindustrie tut das auch." (Richard Smith, Alt-Herausgeber des British Medical Journal (2013) im Vorwort zu dem hier besprochenen Buch).

Wir sind geneigt auszurufen, das kann doch nicht wahr sein! Zumindest muss es maßlos übertrieben sein! Wirklich? Es fällt auf, dass im vergangenen Jahrzehnt eine ganze Reihe von fundamental kritischen Büchern von Autoren erschienen sind, die sich über lange Berufsjahre von jeglicher Radikalität ferngehalten haben. David Healys Geschichte der Psychopharmakologie (2002) kommt im Verhältnis dazu noch relativ harmlos daher. Richard Smiths (2006) Monografie über die Korrumpierung medizinischer Fachzeitschriften und Jerome Kassirers (2005) über die Komplizenschaft von Medizin und Big Pharma tun das ebenso wenig wie Marcia Angell (2004) in ihrem Buch mit dem Anspruch, die „Wahrheit über die Pharmakonzerne" zu berichten: „Wie sie uns betrügen; und was wir dagegen tun können." Angell und Kassirer waren langjährige Herausgeber des angesehenen New England Journal of Medicine.

2010 ist das pharmakritische Buch des amerikanischen Wissenschaftsjournalisten Robert Whitaker dazugekommen. 2013 Joanna Moncrieffs Monografie „The Bitterest Pills: The Troubling Story of Antipsychotic Drugs" und das Buch des Kopenhagener Wissenschaftlers Peter Götzsche darüber, wie „Big Pharma das Gesundheitswesen korrumpiert" – welches Gegenstand dieser Rezension ist. Es ist kein Zufall, dass die Psychiatrie in allen diesen Büchern eine zentrale Rolle spielt: Für Götzsche, der als Mitbegründer der Cochrane Collaboration in Skandinavien gut ausgewiesen ist, ist sie das „Paradies der Pharmaindustrie". Auf die Psychiatrie werde ich mich im Folgenden konzentrieren – nicht nur, weil ich mich auskenne, sondern auch weil das Buch auf seinen 310 eng bedruckten Seiten eine solche Fülle von Material enthält, dass man ein eigenes schreiben müsste, um es umfassend zu rezensieren.

Milliardenstrafen: „Hall of Shame“

Man könnte meinen, Götzsche trägt dick auf, wenn er im Zusammenhang mit der Pharmaindustrie vom „organisierten Verbrechen“ spricht. Er führt zahlreiche Argumente dafür an, über die man teilweise trefflich streiten kann. Man muss aber nicht ins Detail gehen; denn es gibt harte Daten, die nicht wegzudiskutieren sind. Götzsche präsentiert sie in einer „Hall of Shame for Big Pharma“ (S. 28-32). Es handelt sich dabei um eine Liste der Geldbußen, die die zehn größten in den USA tätigen Pharmakonzerne nach Anschuldigungen durch das US-Justizministerium im letzten Jahrzehnt gezahlt haben, um weiterer Strafverfolgung zu entgehen:

1. Pfizer 2009 2,3 Milliarden Dollar
2. Novartis 2010 423.000.000 Dollar
3. Sanofi-Aventis 2009 95.000.000 Dollar
4. GlaxoSmithKline 2011 3 Milliarden Dollar
5. AstraZeneca 2010 520.000.000 Dollar
6. Hoffmann-La-Roche Ende der 90er 500.000.000 Dollar (Vitaminkartell)
7. Johnson & Johnson 2012 1, 1 Milliarden Dollar
8. Merck 2000 670.000.000 Dollar

9. Eli Lilly 2009 1,4 Milliarden

10. Abbott 2012 1,5 Milliarden Dollar

In den meisten dieser Fälle ging es um Psychopharmaka oder Antiepileptika. Die konkreten Vorwürfe reichten von Betrug über verbotene Marketing-Aktivitäten bis zur verbotenen Off-LabelWerbung zum Vertrieb von nicht zugelassenen Medikamenten unter anderem bei Kindern und Alzheimer-Kranken. Jenseits dieser Vorkommnisse bei den 10 größten Konzernen haben zahlreiche weitere Unternehmen Vergleichen mit Geldbußen geschlossen, die zusammen einen hohen einstelligen Milliardenbetrag ausmachen.

Von interessierter Seite wird immer wieder behauptet, dies habe sich längst gebessert, seit die Behörden eingegriffen hätten. Das aber trifft nicht zu, schreibt Götzsche: Von 165 Strafzahlungen über insgesamt 20.000.000.000 Dollar während der letzten 20 Jahre bis 2010. Davon wurden 15 Milliarden allein in letzten fünf Jahren geleistet. In den 21 Monaten danach bis Juli 2012 erfolgten weitere 10 Milliarden Dollar an Strafzahlungen (S. 37-39). Angesichts solcher Dimensionen kann man gut verstehen, dass nicht nur vereinzelte Kritiker von mafiösen Verstrickungen sprechen.

Organisierte Manipulation und Korruption

Götsches Liste der Verfehlungen ist so lang, dass man sie im Rahmen einer Rezension allenfalls aufzählen kann: Manipulation klinischer Studien; zweifelhafte wirtschaftliche Interessenkonflikte wissenschaftlicher Zeitschriften und ihrer Herausgeber; korrupte Praktiken wie direkte Geldzahlungen an Ärzte und Wissenschaftler; ver-

steckte Geldzahlungen an viele Tausend Ärzte, die angeblich als Berater fungieren; Ghostwriting: Erstellung wissenschaftlicher Studien durch Vertreter von Pharmaunternehmen, aber unter dem Namen renommierter Wissenschaftler; unangemessen hohe Vortragshonorare für meinungsbildende Ärzte und Wissenschaftler (Miet-Mäuler); überteuerte, angeblich neuartige Medikamente;
Inkompetenz und Impotenz von Zulassungs- und Regulierungsbehörden; destruktive politische Einflüsse; Akzeptanz von unzureichend oder inkompetent durchgeführten klinischen Studien für die Zulassung; Verweigerung der Einsicht in die Unterlagen sowohl von Regulierungsbehörden wie von Pharmakonzernen; Verschweigen von negativen Ergebnissen; wirtschaftliche Umgarnung von Patientenorganisationen, Ärzteverbänden, wissenschaftlichen Zeitschriften und Journalisten; Anwendung von Tricks zur Patentschutzverlängerung; Einschüchterungen, Bedrohungen und Überziehung mit gerichtlichen Klagen von kritischen Wissenschaftlern und Ärzten und vieles andere mehr. Wer mehr über die Auswirkungen solcher und ähnlicher Praktiken auf die Psychiatrie und ihre Kranken wissen will, sei auf die beiden Bücher von Jörg Blech verwiesen (2004 und ganz aktuell 2014).

Die Psychiatrie, das Paradies der Pharmaindustrie

Die Psychiatrie bezeichnet Götzsche als „Paradies der Pharmaindustrie. Ihre Vertreter seien besonders empfänglich für die Einflüsterungen der Unternehmen. Eines seiner Beispiele betrifft die US-Firma Forrest, die amerikanische Partnerin von Lundbeck, die bis zu 19.000 von etwa 30.000 amerikanischen Psychiatern als bezahlte Berater beschäftigt habe. Psychiater seien besonders anfällig für korrupte Praktiken der Industrie. Ihre Profession sei zu einer Branche von Drug-Pushern verkommen, die auf alle möglichen scheinwissenschaftlichen Werbetricks der Industrie hereinfielen. Dabei hat er es besonders auf Eli Lilly mit ihren Präparaten Prozac und Zyprexa abgesehen, die er als schreckliche Medikamente bezeichnet. Es entsteht der Eindruck, dass er gelegentlich doch überzieht und dass ihm einzelne Fehler unterlaufen. Aber viele seiner Argumente sind einfach nicht von der Hand zu weisen. Die Anfälligkeit der Psychiatrie für zweifelhafte industrielle Forschungsgelder und das ebenso zweifelhafte Sponsern vieler Weiterbildungsveranstaltungen sind gewiss nicht aus der Luft gegriffen.

Ein schockierendes Buch

Götzsches Buch schockiert. Streckenweise kann man sich des Eindrucks nicht erwehren, dass er im Eifer des Gefechts den Überblick verliert. Aber im Großen und Ganzen kann man nicht bestreiten: Er hat recht! Die Realität der Pharmaindustrie ist mehr als beängstigend; das Verhältnis der Medizin zu diesem pharmakologisch-industriellen Komplex ist es auch. Nüchtern betrachtet kann man nicht so naiv sein, zu erwarten, dass eine Industrie, die Hunderte von Millionen Dollar/Euro jährlich umsetzt, in erster Linie das Wohl der Kranken im Auge hat. Es geht ihr nicht um Menschenfreundlichkeit, sondern um Gewinn. Man sollte auch nicht so naiv sein, zu glauben, die Pharmaindustrie sei die geborene Freundin der Ärzte.

Sie ist freundlich zu uns; sie hofiert uns. Sie finanziert unsere Fortbildung und unter bestimmten Bedingungen unsere Forschung. Aber vor allem will sie uns ihre Präparate verkaufen. Sie ist nicht mehr so plump dabei wie vor 20 Jahren. Aber auch subtiles Korrumpieren lässt uns am Ende selber korrupt dastehen. Wenn wir daran etwas ändern wollen, müssen wir die harten Realitäten begreifen. Unsere Patienten und wir sind nicht die Freunde der Pharmaindustrie. Wir sind ihre Kunden. Und als Kunden haben wir Macht und Einfluss, wenn wir beide nutzen. Wir sind unseren Patienten verpflichtet, die Industrie ihren Shareholdern. Entsprechend müssen wir uns verhalten. Es mag utopisch erscheinen, das zu fordern. Aber das zu tun, wäre ein erster Schritt aus der korrumpierenden Beziehung zwischen Ärzten und Industrie. Damit wird das Gesundheitswesen nicht gesund. Es gibt noch andere Spieler im System, für die die eigenen wirtschaftlichen Interessen im Vordergrund stehen. Aber es wäre ein erster gewaltiger Schritt. Auf dem Wege dahin hat Götzsche mit seinem Buch einen wichtigen Beitrag geleistet.

Kapitel Nr. 28 - Fehlbehandlungen wegen verfälschter Studien

Dr. med. Wolfgang Becker-Brüser ist Herausgeber des Informationsdienstes „Arznei-Telegramm“ und beschreibt, wie problematisch die Qualität von Pharmastudien hierzulande ist und mit welchen Tricks und Mitteln die Industrie arbeitet, um ihre – allzu oft schlechten – Ergebnisse als Erfolge der Forschung und Wohltat für die Patienten zu vermarkten.

Etwa zwei Drittel der klinischen Studien werden von pharmazeutischen Herstellern beziehungsweise BiotechnologieFirmen finanziert. Dies hat Folgen: Nach wie vor erachten Firmen Studien, die sie finanziert haben, als Eigentum und meinen, deren Ergebnisse manipulieren oder in ihren Tresoren verschwinden lassen zu können, wenn ungünstige Resultate den Verkauf ihrer Arzneimittel gefährden könnten. Ein oder zwei zurechtgebogene Studienergebnisse mögen dem Marketing von Herstellern nützen, führen jedoch die Anwender von Arzneimitteln nachhaltig in die Irre – zum Schaden von Patienten. Erfahrungen mit Arzneimitteln wie Gabapentin, Rofecoxib und Rosiglitazon machen deutlich, wie stark Marketingziele wissenschaftliche Veröffentlichungen beeinflussen können.

Strategien firmenfinanzierter Forschung

Die Diskussion über Studienmanipulationen nimmt zu und führt auch zu der Frage, ab welchem Grad der Verfälschung eine Studie zurückgezogen werden muss. Die Diskussion greift beispielsweise eine 2001 im „Journal of the American Academy of Child and Adolescent Psychiatry" (JAACAP) veröffentlichte Studie auf. Darin folgern die Autoren klipp und klar, dass der selektive SerotoninWiederaufnahme-Hemmer (SSRI) Paroxetin »gut verträglich und wirksam zur Behandlung der Major Depression von Jugendlichen« ist. Seit einigen Jahren wissen wir aber, dass dies nicht der Fall ist und dass Paroxetin im Gegenteil Suizidtendenzen bei Kindern und Jugendlichen – und auch bei Erwachsenen – im Vergleich zu Placebos erhöht. Bis zu dieser Erkenntnis war es ein langer Weg. Mitarbeiter des Herstellers Smith-Kline-Beecham (heute GlaxoSmith-Kline) wurden in den Jahren zuvor angewiesen, Negativdaten zu verheimlichen. Und um dennoch zu positiven Ergebnissen zu kommen, wurde in das Studiendesign eingegriffen. Endpunkte wurden nachträglich neu definiert. Die Aussagekraft solcher Studien tendiert dann gegen Null. Dies lässt sich leicht veranschaulichen: Wer beispielsweise auf einem Schützenfest erst schießt und dann erst die Zielscheibe um die »Treffer« herum malt, trifft anscheinend zuverlässig ins Schwarze.

Paroxetin ist ein typisches Beispiel für die strategische Ausrichtung der firmenfinanzierten Pharmaforschung. Von der klassischen akademischen Forschung geht der Trend zum komplexen »Ghostmanagement«. Im Extremfall werden Studien von der Pharmaindustrie konzipiert, von Auftragsforschungsinstituten – die von den Auftraggebern finanziell abhängig sind – ausgeführt und durch Ghostwriter geschrieben. Die Leser der Studien erfahren davon nichts. Das Manuskript der Paroxetin-Studie ist von einer »medical communications company« erstellt worden. Die erste Version ging an das „Journal of the American Medical Association“ (JAMA) – und wurde prompt abgelehnt. Einer der Peer-Reviewer bemerkte süffisant: »Das wesentliche Ergebnis der Studie ist die hohe Placeboresponderrate.« Das überarbeitete Manuskript ging dann an JAACAP. Auch hier meldeten die Reviewer Zweifel am Nutzen von Paroxetin an. Dennoch wurde die Arbeit akzeptiert. Und die Herausgeber von JAA-CAP sehen bis heute weder Inakkurate Elemente noch einen Grund, die inzwischen mehr als zweihundertfach zitierte Studie zurückzurufen.

Etablierte Kriterien für Studienrückrufe fehlen

Manche Herausgeber tun sich schwer, Studien zurückzurufen. Auch gibt es keine etablierten Kriterien für Rückrufe. Möglicherweise wirken sich hier die Einkünfte aus Geschäften mit Pharmafirmen kontraproduktiv aus. So hat das Flaggschiff „The Lancet“ einer Umfrage zufolge 2005/2006 41 Prozent des Einkommens über Sonderdrucke erzielt. Bis zu eine Million Dollar Umsatz für Sonderdrucke einer einzigen Studie werden eingenommen, räumt der ehemalige Herausgeber des „British Medical Journal“ Richard Smith ein. Großes Sonderdruckpotenzial haben die Studien, in denen marktrelevante neue Wirkstoffe gut abzuschneiden scheinen, wie beispielsweise die VIGOR-Studie mit Rofecoxib. Bei solchen Studien ist von einem besonderen Manipulationspotenzial auszugehen. Würden konsequente Kriterien für Studienrückrufe etabliert, dürfte sich der wissenschaftliche Datenpool sehr wahrscheinlich dem Bild von Schweizer Käse annähern. Wir sprechen hier nicht von Studien mit (korrigierbaren) Fehlern und Irrtümern, die immer vorkommen können.

Es geht dabei um Studien, deren Ergebnisse systematisch geschönt und gefälscht worden sind. Und es geht nicht um Einzelfälle!

Die Meister der »unmöglichen« Studien

Nach zwei 2003 erschienenen systematische Übersichtsarbeiten, die insgesamt 1140 Fremdstudien bzw. 2269 eigenen Studien einschließen, fallen herstellergestützte Studien etwa viermal so häufig zu Gunsten des Prüfpräparates aus wie Studien mit anderen Geldgebern. Eine Nachfolgeübersicht, die über 2 600 Studien der Jahre 2003 bis 2006 einbezieht, geht mit diesem Ergebnis konform. Die Situation beruht nicht etwa darauf, dass Pharmahersteller Studien vor allem für solche Arzneimittel finanzieren, von deren besonderem Nutzen sie überzeugt sind. Hier greifen andere Einflussgrößen. Wenn zwei Hersteller in einer Vergleichsstudie die gleichen Arzneimittel prüfen, hängt das Ergebnis wesentlich davon ab, wer die Studie finanziert hat. Daraus ergibt sich eine Situation, die an Bilder des Grafikers Maurits Escher erinnert, der für seine »unmöglichen« Bilder bekannt ist, etwa von Treppen, die in sich geschlossen sind, aber nur aufwärtszuführen scheinen.

Auch pharmazeutische Firmen beanspruchen für ihre Arzneimittel permanent Aufwärtstrends und Fortschritte. Sie sind quasi Meister der unmöglichen Studien. So hinterlässt ein Vergleich der Ergebnisse für »atypische« Neuroleptika den verwirrenden Eindruck, Olanzapin sei besser als Risperidon, dieses dem Quetiapin überlegen, welches seinerseits wiederum Olanzapin überträfe.

Einige »Stellrädchen« reichen aus, Ergebnisse von Studien in die gewünschte Richtung zu lenken (Designbias). So schneidet ein Prüfprodukt in puncto Wirksamkeit tendenziell besser ab, wenn es in höherer Äquivalenzdosis getestet wird als das Vergleichspräparat.

Auch lässt eine inaktive Vergleichsgruppe – also mit Placebos oder keiner Therapie – den Nutzen eines Prüfpräparates automatisch günstiger ausfallen. Den Vogel solcher für das Marketing konzipierten Studien schießt eine Veröffentlichung ab, nach der sich eine Einmaldosis einer Schmerzmittelkombination bei Migräne einem Placebo überlegen erweist. Anschließend wurde die Analgetika-Kombination Thomapyrin auf der Basis dieser Studie in einer Leitlinie »Evidenzbasiert« als Mittel der Wahl positioniert.

Während sich solche Strategien relativ einfach durchschauen lassen, bleiben direkte Eingriffe in die Ergebnisse von Studien häufig verborgen und kommen nur zufällig an das Licht der Fachöffentlichkeit, beispielsweise in Verbindung mit Gerichtsverfahren in den USA. In diesen beleuchten Gerichtsgutachten strategische Verfälschungen von Studiendaten zum Off-Label-Gebrauch des Antiepileptikums Gabapentin, den die Firma Pfizer propagiert hatte. Durch Veränderung des primären Endpunktes bei fünf Studien sowie Nichtveröffentlichung ungünstiger Daten war eine Wirksamkeit bei Off-Label-Indikation wie Migräneprophylaxe vorgetäuscht worden.

Verzerrte Datenlage mit Folgen

Den besten Überblick über die Diskrepanz zwischen durchgeführten Studien und dem tatsächlich veröffentlichten Kenntnisstand sollten

– neben den Firmen selbst – die Zulassungsbehörden haben. Solche seltenen Vergleiche sind aufschlussreich. Schwedische Behördenmitarbeiter werteten 42
Studien zu fünf SSRI (Selektive Serotonin-Wiederaufnahmehemmer) aus, die der schwedischen Behörde im Rahmen von Zulassungsanträgen vorgelegt wurden. Die Arbeit mit der bezeichnenden Überschrift »Evidence based Medicine« veranschaulicht das Prinzip des selektiven Veröffentlichens: Die 21 Positivstudien mit Vorteil des SSRI gegenüber Placebo werden dreimal so häufig als Einzelpublikationen veröffentlicht – zum Teil gleich doppelt – wie die Studien mit nicht signifikantem Ergebnis. Vier der insgesamt 21 Negativstudien wurden gar nicht publiziert und 11 in Sammelveröffentlichungen versteckt. Die Autoren folgern, dass »jegliche Empfehlung eines SSRI auf der Basis der veröffentlichten Daten ... auf einer verzerrten Datenlage« beruht.

Noch deutlicher werden Publikationsbias und Datenmanipulationen auf der Basis einer 2008 erschienenen Auswertung der 74 von 1987 bis 2004 bei der US-amerikanischen Arzneimittelbehörde FDA eingereichten Studien zu Antidepressiva. Werden alle der FDA vorliegenden Studien ausgewertet, spiegelt sich die widersprüchliche Datenlage für Antidepressiva realistisch wider: 51 Prozent der Studien fallen positiv aus, 49 Prozent negativ oder nicht eindeutig. Von den 38 für die Prüfpräparate positiven Studien ist nur eine (drei Prozent) nicht veröffentlicht, von den 36 negativ bzw. nicht eindeutig ausgefallenen Studien sind hingegen nur drei veröffentlicht, 22 (61 Prozent) nicht. Ein ganz anderes Bild ergibt sich, wenn man nur die veröffentlichten Daten berücksichtigt. Dies ist die typische Sicht des Arztes oder Forschers ohne Zugang zu Behörden- oder Firmendaten. Per

Datenbankrecherche fanden die Autoren lediglich 51 der Studien, darunter 37 der nach FDA-Bewertung positiven Studien sowie 11 der von der FDA als negativ bzw. fraglich eingestuften Untersuchungen. Diese wurden jedoch vor der Veröffentlichung so manipuliert, dass sie inzwischen positiv erscheinen. Jetzt fallen 48 (94 Prozent) der 51 tatsächlich veröffentlichten Studien für das Prüfpräparat positiv aus: 37 tatsächlich positiv und 11 geschönt – was den Veröffentlichungen nicht anzumerken ist – und lediglich drei negativ.

Die Folgen solcher Manipulationen setzen sich fort, beispielsweise wirken sie sich auf Metaanalysen, Kosten-Nutzen-Analysen und Leitlinien aus, die überwiegend auf der Grundlage veröffentlichter Studien erarbeitet werden. Ärzte verordnen nichtsahnend Arzneimittel, deren Nutzen vorgetäuscht und deren Verträglichkeit unzureichend gesichert ist. Denn auch durch Verschweigen oder Verharmlosung unerwünschter Wirkungen (z. B. Benfluorex, Cerivastatin, Paroxetin, Rofecoxib, Rosiglitazon) wird aus Firmensicht Schaden von Arzneimitteln abgewendet, wenn auch allenfalls vorübergehend – NICHT ABER VOM PATIENTEN.

Nicht zuletzt sind Studien, deren Design sich an Marketinggesichtspunkten orientiert, und Datenunterdrückung, auch Betrug an Studienteilnehmern, die sich für eine Studie zur Verfügung gestellt und damit ein persönliches Risiko auf sich genommen haben, um den medizinischen Erkenntnisfortschritt zu fördern. Manipulationen stellen die Rechtmäßigkeit der Einwilligungen zur Teilnahme an den Untersuchungen infrage. Studien mit interessengesteuertem Design sind unethisch. Sie belasten Probanden und Patienten und bedeuten eine Verschleuderung von Forschungskapazitäten.

Manipulierte Studien sind weder eine Ausnahmeerscheinung noch handelt es sich dabei um ein Kavaliersdelikt. Die verantwortlichen Firmenmanager und wissenschaftlichen Autoren sollten für Verfälschung und Unterdrückung von Daten sowie illegales Marketing persönlich und strafrechtlich haften, wobei auch Haftstrafen nicht auszuschließen sind. Denn selbst Strafzahlungen von Firmen in Höhe von Milliarden Dollar scheinen unethische Vermarktungsstrategien nicht stoppen zu können. Marcia Angell, ehemalige Chefredakteurin des „New England Journal of Medicine", bringt die Gründe für die vielfältigen Manipulationen und Desinformationen auf den Punkt: »Das Problem ist das Streben nach Profit, der für die Existenz einer Firma, für Forschungsausgaben und den Erhalt von Arbeitsplätzen erforderlich ist, wohl aber solche Profitmargen, die es Firmen ermöglichen, in den vergangenen 5 Jahren allein in den USA Strafzahlungen von 15 Milliarden Dollar wegzustecken – beispielsweise die Firma Pfizer 2009 mit 2,3 Milliarden Dollar wegen illegaler Marketingpraktiken einschließlich Schmiergeldzahlungen – und dennoch Profit zu machen.

Kapitel Nr. 29 – Risiken werden verheimlicht

Die Frankfurter Rundschau veröffentlichte am 25.09.2013 ein Interview, es ging um die Pharmaindustrie, geführt wurde es von dem Journalisten Timot Szent-Ivanyi:

Der Chef der Arzneimittelkommission der Ärzteschaft, WolfDieter Ludwig, spricht im Interview über die Pharmaindustrie.

Wer in das Büro von Wolf-Dieter Ludwig will, geht vorbei an vielen Patienten, die Schlimmes durchmachen. Ludwig ist Chefarzt der Klinik für Hämatologie, Onkologie und Tumorimmunologie im Helios-Klinikum Berlin-Buch. Gleichzeitig schaut er als Vorsitzender der Arzneimittelkommission der deutschen Ärzteschaft der Pharmaindustrie genau auf die Finger. Die Unternehmen, so sein Vorwurf, sorgen sich oft mehr um ihre Gewinne als um die Heilung von Menschen.

Herr Professor Ludwig, wann hat Sie die Pharmaindustrie zuletzt wieder einmal richtig erbost?

Wir wissen aus vielen Beispielen, dass Pharmaunternehmen Publikationen zu ihren Arzneimitteln schönen oder Ergebnisse selektiv veröffentlichen. Günstige Ergebnisse zur Wirksamkeit werden herausgestellt, Nebenwirkungen verheimlicht. Jetzt kam anhand firmeninterner Unterlagen in den USA heraus, dass Boehringer Ingelheim beim Medikament Pradaxa zur Verhütung von Schlaganfällen, das mit schweren, teilweise tödlich verlaufenen Blutungen in Verbindung gebracht wird, wichtige Ergebnisse verschwiegen hat.

Wie wurde getrickst?

Geworben hat der Hersteller damit, dass mit Pradaxa anders als bei bewährten Wirkstoffen zur Hemmung der Blutgerinnung eine kontinuierliche Überwachung der Patienten nicht mehr notwendig ist. In internen Analysen kamen Mitarbeiter des Unternehmens aber zu dem Schluss, dass das Blutungsrisiko auch bei Pradaxa durch regelmäßige Laborkontrollen gesenkt werden kann. Damit wäre aber der beworbene Wettbewerbsvorteil dahin gewesen. Aus Marketinggründen unterschlug Boehringer daher wichtige Daten. Das zeigt wieder einmal, wie kommerzielle Interessen über das Interesse der Patienten und Ärzte gestellt wird.

Haben die Marketing-Aktivitäten der Industrie zugenommen?

Eindeutig ja. Sie werden vor allem immer unseriöser. Als Onkologe erhalte ich pro Monat unentgeltlich bis zu zehn Zeitschriften, in denen, finanziell unterstützt von der Pharmaindustrie, sogenannte Experten neue Krebsmedikamente anhand entsprechender Studien beurteilen. Diese Veröffentlichungen dienen eher dem Marketing als der Vermittlung unabhängiger, kritischer Informationen zu neuen Wirkstoffen.

Hat die Industrie das nötig?

Die Innovationskraft der Pharmaunternehmen hat erheblich nachgelassen. Die Entwicklung von Arzneimitteln, die einen echten therapeutischen Fortschritt bringen, ist ins Stocken gekommen. Nur etwa ein bis zwei von zehn neuen Medikamenten wirken deutlich besser oder sind sicherer als bereits vorhandene Arzneimittel. Diese Innovationskrise bei der Pharmaindustrie z.B. Boehringer in Ingelheim führt dazu, dass neue Arzneimittel ohne belegten Zusatznutzen, von der Industrie immer stärker zur Verschreibung des Medikaments "Pradaxa" gegen Schlaganfall beworben werden.

Verständlich: Die Pharmafirmen wollen ja dennoch etwas verdienen.

Das tun sie. Denn obwohl sie für die Patienten keinen oder nur einen geringen Nutzen haben, kosten die Medikamente mitunter deutlich mehr als die schon auf dem Markt befindlichen Arzneimittel. Im Übrigen zeigt das massive Marketing, dass die Hersteller selbst nicht an den therapeutischen Fortschritt durch viele ihrer Produkte glauben. Bei wirklich innovativen Produkten wäre diese massive Werbung, für die die Pharmafirmen inzwischen deutlich mehr Geld ausgeben als für Forschung und Entwicklung neuer Wirkstoffe, gar nicht nötig.

Die Entwicklung neuer Medikamente ist extrem aufwendig. Muss man der Industrie da nicht Zugeständnisse machen, damit Geld für echte Durchbrüche da ist?

Grundsätzlich stimmt das. Nur etwa fünf Prozent aller Arzneimittel aus der präklinischen Prüfung, beispielsweise für Krebserkrankungen, werden am Ende tatsächlich für die Behandlung am Menschen zugelassen. Dass diese Rate so gering ist, liegt aber vor allem an der Industrie selbst. Sie investiert zu wenig in die Grundlagenforschung.

Daraus resultiert sehr häufig ein Scheitern der Wirkstoffe vor der Zulassung – infolge unzureichender Wirksamkeit oder Sicherheit.

Die Gewinne werden also mitnichten zur Entwicklung echter Innovationen verwendet?

Schauen wir auch hier auf die Onkologie, einen Bereich, für den derzeit ein Drittel aller neuen Arzneimittel zugelassen wird: Die Industrie konzentriert sich auf Arzneimittel, die relativ einfach und kostengünstig entwickelt werden können. Die Herstellung von Wirkstoffen, die den Krebs an der Wurzel packen und damit ein echter Fortschritt wären, wird dagegen aus Kostengründen viel zu selten angegangen.

Aber ein Durchbruch bei Krebs wäre doch eine Lizenz zum Gelddrucken für ein Unternehmen?

Sicher. Aber dafür braucht es einen langen Atem, Risikobereitschaft und qualitativ hochwertige klinische Studien. Statt für Patienten tatsächlich neue, besser wirksame Arzneimittel zu entwickeln, verfolgen Pharmaunternehmen leider zu häufig das Ziel der Profitabilität. Allein in der Onkologie befinden sich rund 800 neue Wirkstoffe in der Forschungs-Pipeline. Wir wissen aber schon jetzt, dass viele, die auf den Markt kommen werden, gar keinen oder nur einen geringen Fortschritt bieten werden.

So pharmakritisch wie Sie sind viele Ihrer Kollegen offenbar nicht. Denn beim Verkauf neuer Medikamente sind die Pharmahersteller sehr erfolgreich.

Leider denken immer noch viele meiner Kollegen, dass bei Arzneimitteln neu auch gleichzeitig besser bedeutet. Das ist jedoch meistens nicht der Fall. Die Kollegen würden das auch erfahren, wenn sie statt der von Pharmafirmen gesponserten Magazine häufiger unabhängige Arzneimittel-Informationsblätter lesen würden. Es ist allerdings nicht ganz leicht, sich dem Einfluss der Industrie zu entziehen. Pharmamarketing und der Schutz davor ist nichts, was man im Studium lernt. Das muss sich dringend ändern.

Wie beeinflusst die Industrie das Verschreibungsverhalten der Ärzte?

Häufig nutzen sie Patientenorganisationen und digitale Medien, um neue Arzneien in den Markt zu drücken. Glücklicherweise gibt es immer mehr Selbsthilfegruppen, die versuchen, unabhängig zu sein und Patienten kritisch zu informieren. Sehr problematisch sind die vielen Fortbildungsveranstaltungen, die Ärzte regelmäßig besuchen müssen. Wir gehen davon aus, dass etwa 70 bis 80 Prozent aller dieser Veranstaltungen von der Industrie gesponsert werden.

Wie sieht das konkret aus?

Die Veranstaltungen sind umsonst, die mitunter sehr gute Bewirtung auch. Und dann treten hier und auf Satellitensymposien großer Kongresse häufig Kollegen auf, die enge Kontakte zur Industrie haben und in ihren Vorträgen kein objektives Bild vom Nutzen und Schaden neuer Medikamente vermitteln.

Warum gibt es keine neutrale Fortbildung?

Dies muss durch die Berufs- und Fortbildungsordnungen der Landesärztekammern besser geregelt werden. Mit der Ärztekammer Berlin veranstaltet die Arzneimittelkommission der deutschen Ärzteschaft beispielsweise seit zwei Jahren einen unabhängigen Fortbildungskongress. Er ist stets restlos ausgebucht. Gerade jüngere Ärzte sind sich der Probleme bei Industrie-gesponserten Veranstaltungen zunehmend bewusst.

Wo gibt es noch Möglichkeiten der Beeinflussung?

Die Leitlinien der medizinischen Fachgesellschaften sind leider auch heute noch ein Einfallstor für die Industrie. Als ich mir zum Beispiel die Liste der Ärzte mit Interessenkonflikten bei der aktuellen Leitlinie zur Multiplen Sklerose angeschaut habe, war ich wirklich erschrocken über Zahl und Umfang der Industriekontakte. Ich erwarte zumindest von dem federführenden Autor einer Leitlinie und der Mehrheit der beteiligten Experten, dass sie von der Industrie unabhängig sind.

Ärzte behaupten, sie seien trotz einer Zusammenarbeit mit der Industrie weiter objektiv.

Leider gibt es immer noch zahlreiche Ärzte, die sich, aber nicht ihre Kollegen, für immun gegenüber der Beeinflussung durch die Industrie halten. Doch inzwischen wissen wir, dass Entscheidungsprozesse auch unbewusst beeinflusst werden. Es reicht also nicht, nur seine Interessenkonflikte anzugeben. Es muss darum gehen, mit diesen richtig umzugehen und generell die Berührungspunkte zu reduzieren. Das ist doch illusorisch, denn klinische Studien der Industrie unter Mithilfe der Ärzte sind notwendig für die Zulassung eines Medikamentes.

Eine Zusammenarbeit von Ärzten und Pharmaindustrie bei der Entwicklung und klinischen Forschung zu neuen Arzneimitteln ist notwendig und auch grundsätzlich im Interesse einer guten Gesundheitsversorgung. Insofern wird es immer
Interessenkonflikte geben. Wer als Arzt enge, finanzielle oder intellektuelle Beziehungen zur Industrie hat, kann auf seinem Fachgebiet natürlich trotzdem seine Expertise einbringen. Aber er darf beispielsweise nicht bei Leitlinien an Entscheidungen beteiligt sein, die am Ende das Verschreibungsverhalten der Ärzte beeinflussen sollen.

Ab 2016 will die Pharmaindustrie alle Zahlungen an Ärzte offen legen. Reicht diese Selbstverpflichtung?

Ich bin da eher skeptisch. Die Ärzte müssen nämlich der öffentlich zugänglichen Dokumentation aller finanziellen Zuwendungen und Sachleistungen zustimmen. Und da bin ich mir nicht sicher, wie sich viele Kollegen verhalten werden. Es könnte also sein, dass letztlich doch eine gesetzliche Regelung nach dem Vorbild der USA nötig ist. Dort gilt seit diesem Jahr der „Sunshine-Act", nach dem alle Zuwendungen veröffentlicht werden müssen, egal, ob der Arzt zustimmt.

Kapitel Nr. 30 – Wegen Impfungen vom obersten Gericht verklagt

Bill Gates Foundation in Indien angeklagt

Unter anderem veröffentlicht am 8. Oktober 2014 auf der Website von ww.gegefrage.com

Leider sind die ärmsten Länder immer noch die Versuchslabore der reichen und mächtigen Pharma-Konzerne. Selbst afrikanische und indische Gebietsverwaltungen bekommen Schmier- und Schweigegelder, damit die Pharma-Mafia unbehelligt experimentieren kann. Die Regierung eines Landes mit über einer Milliarde Einwohner verklagt nun die Gates Foundation, zwei von ihr unterstützte Pharma-Konzerne und die WHO. Man stellt sich schützend vor seine Bürger.

Die Bill & Melinda Gates Foundation, sowie zwei von ihr finanzierte Organisationen und die WHO werden in Indien vom Obersten Gerichtshof angeklagt. Grund sind mögliche Versuche an Zehntausenden von Kindern, die ohne Einwilligung und Aufklärung über mögliche Nebenwirkungen gegen Gebärmutterhalskrebs geimpft wurden.

Im Jahr 2009 wurden in mehreren Schulen im indischen Khammam-Bezirk in Telangana 16.000 Mädchen zwischen neun und 15 Jahren gegen Gebärmutterhalskrebs geimpft, was allein schon aus medizinischer Sicht völliger Unfug ist. Der Gardasil-Impfstoff vom Hersteller Merck gegen das Human Papilloma Virus (HPV) wurde unter staatlicher Aufsicht in drei Dosen verabreicht.

Monate später wurden viele Mädchen krank und bis 2010 verstarben fünf von ihnen. Zwei weitere Todesfälle gab es in Vadodara, Gujarat, wo schätzungsweise 14.000 Kinder gegen das HPV-Virus geimpft wurden, allerdings mit dem Impfstoff Cervarix von GlaxoSmithKline.

Zuvor hatten Medien gemeldet, dass auch in Kolumbien Dutzende Mädchen aus derselben Ursache in Krankenhäuser eingeliefert worden seien, nachdem ihnen Gardasil verabreicht wurde. Am 30. August des vergangenen Jahres legte ein Ausschuss eine Beobachtungsstudie über die Unregelmäßigkeiten vor, worin festgestellt wurde, dass den zuständigen Behörden in einem
Großteil der Fälle keine ordnungsgemäßen Einverständniserklärungen für die Impfungen der Kinder vorlagen.

Laut einem Bericht von Health Impact News sind die Gates Foundation und zwei von ihr finanzierte Organisationen, PATH (Program for Appropriate Technology in Health) und GAVI (Global Alliance for Vaccines and Immunization) dafür verantwortlich, weshalb sich nun der Oberste Gerichtshof Indiens der Sache annimmt. Die indische Economic Times zitierte in einem aktuellen Beitrag einen der Verfasser der Petition, dass es unmoralisch sei, wenn dieselben Personen die Vorteile von Impfungen propagieren, welche auch gleichzeitig in deren Entwicklung investieren.

Dem vorausgegangen war eine Petition, in der es hieß, dass die Gates Foundation, PATH und die WHO fahrlässig und auf kriminelle

Weise Impfstoffe an anfälligen und ungebildeten Personen getestet hätten, und zwar ohne Einwilligung und ohne Beratung über mögliche Nebenwirkungen.

Bereits vor zwei Jahren waren Berichte erschienen, laut denen die Gates Foundation in Indien für Lähmungen nach Polio-Impfungen in über 47.000 Fällen verantwortlich gemacht wurde.

Multimilliardär, die Gott spielen wollen und sich mit ihrem ungeheuren Kapital zum Ziel gesetzt haben, möglichst rasch die Weltbevölkerung zu reduzieren, setzen auf die Pharma-Mafia. Kein Krieg, keine Seuche und Krankheit kann so schnell Menschenleben auslöschen, wie Impfungen, wenn man die nötigen Zutaten hineingibt. Die geforderten Antikörper werden künstlich hinzugefügt oder die Testergebnisse werden schlicht gefälscht, bis es passt, dann kommen die Impfungen unters Volk, ohne auch nur einer Institution offenlegen zu müssen, welche genauen Inhaltsstoffe verabreicht werden, denn das zählt unter das „Betriebsgeheimnis".

Mit dieser Erklärung lässt sich sowohl das Paul-Ehrlich-Institut wie das Robert-Koch-Institut und die ANVISA (Brasilien), bzw. CDC (USA) abspeisen. Warum? Weil diese Institutionen reichlich mit Geld von der Pharma-Mafia bedacht werden und ohne diese Zuwendungen und Spenden gar nicht existieren könnten.

Kapitel Nr. 31 - Deutscher Grippe-Impfstoff unter Krebsverdacht

Wenn bereits deutsche Ärzte und Apotheker an die Öffentlichkeit gehen, weil sie merken, dass mit den Seren, Arzneien, Medikamenten und Therapien etwas nicht stimmt, werte ich das als ernstes Alarmsignal. Ob das alles zusammengenommen aber ausreicht, um halbwegs intelligente Politiker zu finden, die dem Treiben ein Ende machen, muss man bezweifeln – leider. Über zu viele Jahre hinweg hatte die Pharma-Mafia Gelegenheit, sich bestens zu rüsten und Präsens in allen wichtigen Schaltstellen der Gesundheitsfürsorge und der Gesundheits-Politik zu zeigen. Mit unvorstellbaren Summen von finanziellen Mitteln kann man die Geldgier eines jeden Verantwortlichen in Entscheidungsebenen reizen und Bedenken zerstreuen.

In diesen Tagen wird in Deutschland möglicherweise ein Impfstoff gegen Grippe eingesetzt, der offenbar Krebs auslösen kann. Das Präparat wird in speziell präparierten Tumorzellen von Hunden gezüchtet. In den USA ist der Impfstoff nicht zugelassen.

Den Krebs-Verdacht äußerte der Berliner Arzt und Apotheker Wolfgang Becker-Brüser dieser Tage gegenüber mehreren Medien, unter anderem dem „Spiegel" und dem „Berliner Kurier". Obwohl das Thema das Potenzial eines ausgewachsenen Skandals hat, verschwand das Thema in den Randspalten der Zeitungen. Grund genug also, es hier noch einmal aufzugreifen, zumal der Impfstoff in den USA nicht zugelassen ist.

Becker-Brüsers Kritik und Warnung bezieht sich auf den Impfstoff, der unter dem Namen „Optaflu" vertrieben wird. „Optaflu" wurde 2007 erstmals von der europäischen Arzneimittelbehörde EMA zugelassen. In Deutschland gab ihn das Paul-Ehrlich-Institut frei. Anders als gängige Impfstoffe, wird „Optaflu" nicht in Hühnereiern gezüchtet, sondern in speziell präparierten Tumorzellen von Hunden. Diese sogenannten MDCK-Zellen können bei Mäusen mit abgeschwächter Immunreaktion Tumore an der Stelle erzeugen, an der diese Zellen injiziert wurden, sagen Experten. „In den Zellen sind noch Genbruchstücke enthalten, die immer noch Krebsinformationen enthalten können", sagt Becker-Brüser, der auch Chefredakteur des pharmakritischen „Arznei-Telegramm" ist.

Dem hält das Paul-Ehrlich-Institut entgegen, weltweit seien bereits über 100.000 Menschen mit „Optaflu" geimpft worden, „ohne dass über eine durch den Impfstoff verursachte lokale oder systemische Tumorentstehung berichtet wurde". Um den Verdacht ein für alle Mal auszuräumen, wurden 4000 Geimpfte untersucht. Dies sei allerdings bereits ein halbes Jahr nach ihrer Impfung geschehen, sagte Becker-Brüser gegenüber dem „Spiegel". „Will man eine mögliche Krebsgefahr ausschließen, muss man die Versuchspersonen viel länger beobachten."

Anlass für das Einschreiten des Berliner Arztes und Apothekers ist das Vorgehen des Pharma-Unternehmens Novartis. Weil Novartis offenbar Lieferschwierigkeiten bei dem klassischen Impfstoff ‚Begripal' nicht lösen könne, wolle es „Optaflu" „mit einem Trick" auf dem deutschen Markt durchsetzen, so der „Spiegel". Das Unternehmen habe mit den Krankenkassen einen Exklusivvertrag für Hamburg und Schleswig-Holstein geschlossen. Die Kassen benötigten 700.000 Dosen, die Novartis aber nicht liefern könne. Als Ersatz habe es „Optaflu“ angeboten.

Entwickelt wurde der Impfstoff in Marburg von Novartis Behring, dem deutschen Impfstoffstandort von Novartis Vaccines and Diagnostics. Dort stehe auch die weltweit erste Anlage, die Zellkultur-Grippeimpfstoff im industriellen Maßstab für den Markt produziert. Erstmals zur Saison 2007/2008 sollen der deutsche und österreichische Markt beliefert werden, berichtet die „Pharmazeutische Zeitung Online“.

Neben Hamburg und Schleswig-Holstein soll auch Bayern von den Lieferschwierigkeiten der Firma Novartis betroffen sein. Angeblich liegt dies an dem neuartigen Bestellverfahren, bei dem die Krankenkassen direkt mit der Pharmaindustrie über das exklusive Bereitstellen eines Grippeimpfstoffes verhandeln. Allerdings wird dieses Verfahren nicht in allen Bundesländern praktiziert. In Hessen etwa bestellen die Ärzte und Apotheker ihre Impfstoffe noch selbst bei den Lieferanten und Herstellern.

Ein guter Rat zum Schluss: Wer also dieser Tage zum Arzt geht, um sich gegen Grippe impfen zu lassen, der sollte unbedingt nachfragen, welches Präparat der Arzt ihm spritzen will! Wenn er sich überhaupt impfen lassen will. Ich persönlich habe in meinem Buch „Impfen? – Der Zweihundert-Jahre-Irrtum“ alle Bedenken gegen den Impfwahnsinn aufgeführt.

Kapitel Nr. 32 - Impfstoffzusatz zerstört Hirnzellen

Auf den Internetseiten von ‚Zentrum der Gesundheit' liest man im Oktober 2014 wieder einmal mehr, dass Aluminiumhydroxid in direkter Verbindung zu neurologischen Auffälligkeiten steht. Nicht umsonst sind in Deutschland Aluminium-Kochtöpfe seit vielen Jahren verboten, allerdings ist es nicht gelungen, Aluminium aus kosmetischen Artikeln, wie Desodorants und Hautcremes zu verbannen, da steht eine zu starke Lobby den gesundheitlichen Bedürfnissen gegenüber. Und die Pharma-Mafia verwendet Aluminium in großem Stil auch in Arzneimitteln, Seren und Impfstoffen. Aber lesen Sie selbst:

„Wenn das Ergebnis der Obduktion von zwei Dutzend einst sehr lebendiger Mäuse auch auf den Menschen übertragbar ist, könnten die Regierungen der Welt bald von einer Welle von Gerichtsprozessen überrollt werden. Neue Studien deuten auf eine direkte Verbindung zwischen Aluminiumhydroxid in Impfstoffen und Symptomen der Parkinson-Krankheit hin.

Zusammenhang Impfzusätze und Parkinson

Neue, bislang noch unveröffentlichte Studien, geleitet vom Neurowissenschaftler Chris Shaw aus Vancouver, deuten auf eine direkte

Verbindung zwischen Aluminiumhydroxid in Impfstoffen und Symptomen der Parkinson-Krankheit, der amyotrophen Lateralsklerose (ALS oder Lou Gehrig-Syndrom) und Alzheimer hin.

Shaw ist sehr erstaunt darüber, dass seine Untersuchungen nicht schon viel früher durchgeführt wurden. Immerhin injizieren Ärzte ihren Patienten seit 80 Jahren Aluminiumhydroxid - ein Zusatz, der eine immunologische Abwehrreaktion hervorruft.

Unterlassene Sicherheitsstandards

Shaw: „Das ist verdächtig. Entweder ist diese Verbindung der Industrie bereits seit langem bekannt und wurde niemals publik gemacht, oder Health Canada hat die Industrie nie dazu angehalten, diese Studien durchzuführen. Ich bin nicht sicher, welche Variante furchterregender ist." Shaws Aufsatz zufolge werden ähnliche Zusätze in den Hepatitis-A- und B-Impfstoffen sowie im Pentacel-Cocktail verwendet, der gegen Diphterie, Keuchhusten, Tetanus, Polio und eine Form von Meningitis eingesetzt wird.

Um ihre Theorie zu überprüfen, injizierten Shaw und sein Team aus vier Wissenschaftlern der UBC und der Louisiana State University Mäusen den Anthrax-Impfstoff, der für den ersten Golfkrieg entwickelt wurde. Da das Golfkriegssyndrom sehr stark der ALS ähnelt, konnten sie die dafür verantwortliche Substanz herausfiltern. Es war das Aluminiumhydroxid. Alle im Golfkrieg eingesetzten Truppen wurden mit einer Beigabe von Aluminiumhydroxid geimpft und alle entwickelten ähnliche Symptome.

Verdächtige Reaktionen

Nachdem die Mäuse geimpft waren, wurden sie 20 Wochen lang untersucht. Auch sie entwickelten diese statistisch signifikanten Symptome - wie Angst (38 Prozent), Gedächtnislücken (41-mal mehr Fehler als in der Kontrollgruppe) und allergische Hautreaktionen (20 Prozent).

Zellproben mit erschreckenden Ergebnissen

Zellproben nach der "Opferung" der Mäuse zeigten, dass Nervenzellen abgestorben waren. Innerhalb der Mäusehirne zerstörten sich in einem Bereich, der die Bewegungen koordiniert, 35 Prozent der Zellen von selbst.

Gegenbeweise fehlen

Shaw wies in diesem Zusammenhang auch auf die vielen Studien hin, die die Sicherheit von Aluminiumhydroxid in Impfungen belegen. Allerdings sei ihm noch keine Studie untergekommen, in der die Probanden über die ersten Wochen nach Verabreichung der Impfung hinaus untersucht worden wären. Wenn es auch nur eine Studie gäbe, die seine Ergebnisse in Bezug auf die Auswirkungen von Aluminiumhydroxid auf die Gehirnfunktion widerlegen könne, dann sollte diese auf den Tisch gebracht werden, so Shaw in seinem Abschlussbericht.

Bereits in der Pressemitteilung der Gesellschaft für Ernährungsheilkunde GmbH vom 20.10.2006 wurde der
Sachverhalt „Gebräuchlicher Impfstoffzusatz zerstört Hirnzellen“ veröffentlicht, ohne dass irgendeine spürbare Wende in der Produktion der Impfstoffe stattgefunden hätte.

Dem Text in der Pressemitteilung ist zu entnehmen, dass mit diesem gebräuchlichen Zusatz der Impfstoffe der Hilfsstoff Aluminiumhydroxid, in nahezu jedem Impfstoff vorhanden, gemeint ist. In einer unveröffentlichten Studie, die von dem Neurowissenschaftler Chris Shaw aus Vancouver durchgeführt wurde, wurde laut der Pressemitteilung der kausale Zusammenhang zwischen Aluminiumhydroxid in Impfstoffen und den Symptomen der Parkinson-Krankheit, der amyotrophen Lateralsklerose (ALS oder Lou Gehrig-Syndrom) und Alzheimer dargelegt.

Shaw sei sehr überrascht, ... dass seine Untersuchungen nicht schon früher durchgeführt wurden. Seit 80 Jahren injizieren Ärzte ihren Patienten Aluminiumhydroxid ein Zusatz, der eine immunologische Abwehrreaktion hervorruft. So die Pressemitteilung der Gesellschaft für Ernährungsheilkunde.

Dass derartige Untersuchungen und Studien niemals durchgeführt wurden, ist nicht richtig. Im Gegenteil haben verschiedene Studien diverse Erkrankungen zweifelsfrei mit der Belastung von Aluminiumhydroxid in Verbindung gebracht.

Klaus Erb vom Zentrum für Infektionsforschung der Universität Würzburg führte zu diversen Todesfällen von Säuglingen aus, dass es bei geschwächten Kindern sein könnte, dass Aluminiumhydroxid einen entscheidenden Impuls in die falsche Richtung gibt.

45 Veröffentlichungen bestätigen die unerwünschten Wirkungen von Aluminium. Sie befassen sich mit der Frage, ob Aluminium nicht

auf die Dauer eine Allergisierung der Bevölkerung bewirkt. Mit anderen Worten, ob die ständig größer werdende Zahl der Allergiker und Asthmatiker teilweise auf Aluminium zurückzuführen ist.

Auf die Frage der Zeitschrift: QUE choisir bereits im März 1987, ob die Bevölkerung durch Impfungen nicht allergisiert wird, wenn eigentlich ihre Abwehrkräfte gestärkt werden sollen, antwortete Dr. Louis Léry, Chef des Impfdienstes am Institut Pasteur in Lyon: Ich werde mich hüten, diese Frage zu beantworten, wenn man gegen Tetanus, Diphtherie, Polio, Keuchhusten und Hepatitis-B impft, werden 8 mg Aluminiumhydroxid injiziert. Man sollte wenigstens allergische Kinder nicht mit diesem Impfstoff impfen.

Das Auftreten der neuen Krankheit, Makrophagische Myofasciitis, hat den Forscher, Professor Romain Ghérardi, Chefarzt der Abteilung für Histologie am Hôpital Henri Mondor in Créteil auf die Spur von Aluminium in Impfstoffen gebracht.

In der Fachzeitschrift: Brain, A Journal of Neurology, veröffentlichte er die Ergebnisse einer gemeinsam mit Medizinern des Instituts national de la santé et de la recherche médicale, sowie mit Physikern des CNRS (Brain, 2001, 124: 18211831) durchgeführten Studie. Darin wird die Harmlosigkeit von Aluminiumhydroxid, das in Impfstoffen enthalten ist, infrage gestellt. Nach Meinung der Forscher kam für die Muskelerkrankung weder eine Vergiftung noch eine Infektion infrage. 1999 wurden einige an Makrophagischer Myofasciitis erkrankte Patienten über die Impfungen, die sie erhalten hatten, befragt.

Die Impfausweise wurden auf Aluminiumhydroxid enthaltende

Impfstoffe überprüft, was vor allem die Impfungen gegen HepatitisA, Hepatitis-B und Tetanus betraf. Zwischen 94 % und 100 % der Patienten erhielten in den letzten zehn Jahren vor dem Ausbruch der Erkrankung mindestens einmal eine aluminiumhaltige Impfung. Der Zusammenhang zwischen Aluminiumhydroxid-haltigen Impfstoffen und der Muskelkrankheit bestätigte sich also, was auch von der WHO anerkannt wurde.

Die WHO empfahl: Forschungsanstrengungen zu unternehmen, um die klinischen, epidemiologischen, immunologischen und biologischen Aspekte dieser Erkrankung zu bewerten. Seit Juni 2000 drängt das Institut de veille sanitaire nun schon bei der Agence française de sécurité sanitaire des produits de santé (Afssaps) auf die Durchführung dieser Forschung, ohne jeden Erfolg. Professor Patrick Chérin von der Abteilung für innere Medizin de Hôpital de la PitiéSalpêtrière in Paris beklagt: Die WHO fordert diese Untersuchung in Frankreich bereits seit zwei Jahren, doch niemand rührt sich. Professor Ghérardi reagiert entnervt: Wir hätten schon vor über einem Jahr beginnen sollen; die medizinischen Forschungsteams stehen bereit, ich habe die Direction générale de la santé (DGS) und die Afssaps alarmiert.

Jetzt fragt sich in der Pressemitteilung die Gesellschaft für Ernährungsheilkunde, ob die Verbindung von degenerierenden Erkrankungen mit dem Hilfsstoff Aluminiumhydroxid in den Impfstoffen der Industrie bereits bekannt und lediglich niemals publik gemacht wurde.

Die oben aufgeführten Publikationen beweisen, dass der Zusammenhang der krankheitsauslösenden Eigenschaft von Aluminiumhydroxid in Impfstoffen nicht nur der Industrie, sondern auch den medizinischen Behörden und der Weltgesundheitsorganisation schon lange bekannt ist. Warum allerdings die Hinweise, die zu der Forderung von weiträumigen Studien führten, der Printpresse und damit dem Bürger vorenthalten wurde, erklärt sich leicht mit der Feststellung von Professor Löwer, Präsident des Paul-Ehrlich-Instituts, der auf die Frage, warum Aluminiumhydroxid in den Impfstoffen vorhanden sei, antwortete: ..., dass der Hilfsstoff Aluminiumhydroxid den Wirkstoff des Impfstoffs an den Wirkort bringen würde. Was immer auch der Wirkort sein möge. Somit ist für die behauptete Antikörperreaktion nicht der behauptete Wirkstoff im Impfstoff verantwortlich, sondern der Hilfsstoff Aluminiumhydroxid.

Wenn der Hilfsstoff Aluminiumhydroxid nun derart unter Beschuss geraten würde, dass sich Aluminiumhydroxid-haltige Impfstoffe nicht mehr vermarkten lassen, dann hat der Impfstoff keinen Wirkstoff mehr?

Kapitel Nr. 33 – Whistleblower gibt es auch bei der Pharma

(Veröffentlicht auf den Webseiten von 7stern am 12. Nov. 2009)

Interview mit dem ehemaligen Impfstoffentwickler Dr. Mark Randall ("Dr. Mark Randall" ist das Pseudonym eines Impfstoffentwicklers, der viele Jahre in den Labors der größten Pharmahäusern arbeitete und im Nationalen Institut für Gesundheit der US-Regierung (National Institutes of Health NIH) tätig war.

Frage von John Rappoport: Sie waren einst sicher, dass Impfstoffe das Markenzeichen einer guten Medizin wären?

Antwort (Dr. Mark Randall): Ja, war ich. Ich habe bei der Herstellung einiger Impfstoffe mitgeholfen. Ich sage aber nicht, bei welchen.

F: Warum nicht?

A: Ich möchte meine Privatsphäre schützen.

F: Sie denken also Probleme zu bekommen, wenn Sie an die Öffentlichkeit treten?

A: Womöglich verliere ich sogar meine Pension.

F: Es gibt Medizinhistoriker, die behaupten, dass der allgemeine Rückgang von Krankheiten nicht auf Impfungen zurückzuführen sei.

A: Ich weiß. Lange Zeit habe ich deren Arbeit ignoriert.

F: Warum?

A: Weil ich Angst hatte vor dem, was ich herausfinden würde. Ich arbeitete an der Entwicklung von Impfstoffen. Mein Lebensunterhalt hing davon ab, das weiterzumachen.

F: Und dann?

A: Habe ich eigene Nachforschungen angestellt.

F: Zu welchem Schluss sind Sie gekommen?

A: Der Rückgang von Krankheiten hängt mit verbesserten Lebensbedingungen zusammen.

F: Welchen Bedingungen?

A: Reineres Wasser. Hoch entwickelte Kanalisationssysteme. Ernährung. Frischere Lebensmittel. Reduzierung von Armut. Keime mögen überall sein, aber wenn Sie gesund sind, dann erkranken Sie nicht so leicht daran.

F: Welches Gefühl hatten Sie, nachdem Ihre Nachforschungen abgeschlossen waren?

A: Verzweiflung. Ich stellte fest, dass ich in einem Bereich tätig war, der sich auf eine Ansammlung von Lügen gründet(e).

F: Sind manche Impfstoffe gefährlicher als andere?

A: Ja. Die DPT-Impfung beispielsweise (Diphterie-KeuchhustenTetanus). Die MMR (Masern-Mumps-Röteln). Aber einige Posten eines

Impfstoffs sind gefährlicher als andere Posten desselben Impfstoffs. Wenn es nach mir geht, sind alle gefährlich.

F: Warum?

A: Aus mehreren Gründen. Sie beziehen das menschliche Immunsystem in einen Vorgang ein, der dazu neigt, diese Immunität zu schädigen. Eigentlich können die Impfstoffe genau die Krankheit hervorrufen, die sie verhindern sollen.

F: Wieso führt man dann Statistiken an, die zu beweisen scheinen, dass Impfstoffe unerhört erfolgreich wären bei der Auslöschung von Krankheiten?

A: Warum? Um uns die Illusion zu vermitteln, diese Impfstoffe wären nützlich. Wenn ein Impfstoff sichtbare Symptome einer Krankheit unterdrückt, nimmt jeder an, die Impfung sei ein Erfolg. Aber unter der Oberfläche kann der Impfstoff das Immunsystem selbst schädigen. Und wenn er andere Krankheiten verursacht - Meningitis etwa -, so ist dieser Umstand verdeckt, weil niemand glaubt, dass der Impfstoff das bewirken könnte. Der Zusammenhang wird übersehen.

F: Man sagt, dass der Pockenimpfstoff diese Krankheit in England zum Verschwinden brachte.

A: Richtig. Wenn Sie jedoch die verfügbaren Daten aufmerksam betrachten, bekommen Sie ein anderes Bild.

F: Das wäre?

A: Es gab Städte in England, wo ungeimpfte Personen die Pocken nicht bekamen. Dagegen gab es Orte, wo die geimpfte Bevölkerung sogar eine Pocken-Epidemie durchmachen musste. Darüber hinaus waren die Pocken bereits auf dem Rückzug, bevor die Impfung überhaupt eingeführt wurde.

F: Also hat man uns eine falsche Geschichte aufgetischt, sagen Sie.

A: Ja, genau das sage ich. Dies ist eine Geschichte, die erfunden wurde, um die Leute davon zu überzeugen, dass Impfstoffe ausnahmslos sicher und effektiv wären.

Verschmutzung von Impfstoffen

F: Also, Sie haben in Labors gearbeitet, wo Sauberkeit Pflicht war.

A: Die Öffentlichkeit glaubt, diese Labors und Produktionsbetriebe wären die saubersten Orte auf der Welt. Das stimmt aber nicht. Verunreinigung passiert ständig. Die Impfstoffe enthalten so alle Arten von Fremdkörpern.

F: Zum Beispiel gelangt der SV40 Affenvirus in den Polio-Impfstoff.

A: Nun ja, das ist passiert. Aber das meine ich nicht. Der SV40 geriet deshalb in den Polio-Impfstoff, weil dieser aus jungen Affen gewonnen wurde. Aber ich rede von etwas anderem. Den realen Laborbedingungen. Den Fehlern. Den sorglosen Irrtümern. SV40, das man später in Krebstumoren fand ... das war etwas, das ich ein strukturelles Problem nennen würde. Es war ein anerkannter Teil des Herstellungsverfahrens. Wenn Sie junge Affen benutzen, dann öffnen Sie die Tür zu Keimen, von denen Sie noch nicht einmal wissen, dass sie da sind.

F: Also gut, beschäftigen wir uns einen Moment mal nicht mit der Unterscheidung der verschiedenen Verunreinigungen. Welche haben Sie in den vielen Jahren Ihrer Arbeit mit Impfstoffen gefunden?

A: In Ordnung. Hier ein Einblick in Einiges, auf das ich selbst gestoßen bin, und das, was meine Kollegen gefunden haben.

Ein Auszug aus der Liste:

- Im Rimavex Masern-Impfstoff fanden wir verschiedene Hühner-Viren.
- In Polio-Impfstoff fanden wir Acanthamöben, die man als 'Gehirnfresser' bezeichnet.
- Den Zytomegalovirus vom Affen ebenfalls in Polio-Impfstoff.
- Das Foamy-Virus vom Affen im Rotavirus-Impfstoff.
- Vogelkrebs-Viren im MMR-Impfstoff.
- Verschiedene Mikroorganismen im Anthrax-Impfstoff.

Ich fand potenziell gefährliche Enzym-Hemmstoffe in einigen Impfstoffen:

- Enten-, Hunde- und Kaninchen-Viren im Rubella-Impfstoff.
- Den ALV im Grippe-Impfstoff.
- Pestviren im MMR-Impfstoff.

F: Lassen Sie mich das geradeheraus formulieren: All diese Fremdstoffe gehören nicht in den Impfstoff.

A: So ist es. Und wenn Sie versuchen auszurechnen, welchen Schaden all diese Stoffe anrichten können, nun, wir wissen es nicht wirklich, weil keine Tests durchgeführt wurden, oder nur wenige. Es ist ein Roulette Spiel. Sie versuchen Ihr Glück. Viele Leute wissen darüber hinaus nicht, dass einige Polio-Impfstoffe, der AdenovirusImpfstoff, Röteln-, Hepatitis A- und Masern-Impfstoffe mit Hilfe von menschlichem Föten-Gewebe hergestellt wurden, das aus Schwangerschafts-Abbrüchen stammt. Die Bruchstücke von Bakterien sowie Polio-Viren, die ich von Zeit zu Zeit in diesen Impfstoffen fand, könnten von dem Föten-Gewebe herrühren. Wenn Sie nach Verunreinigungen in Impfstoffen suchen, dann können Sie auf verwirrendes Material treffen. Sie wissen, es sollte nicht da sein, aber Sie wissen nicht genau, was Sie da eigentlich vor sich haben. Wie ich glaube, habe ich etwa ein kleines Bruchstück eines menschlichen Haares gefunden, sogar menschlichen Schleim. Ich habe etwas gefunden, was man nur als 'fremdes Protein' bezeichnen kann. Das könnte nahezu alles bedeuten; es könnte das Protein eines Virus bedeuten.

F: Alarmglocken klingeln überall.

A: Was meinen Sie, wie ich mich gefühlt habe? Zur Erinnerung, dieses Material wird ja direkt ins Blut verabreicht - an der regelmäßig vorhandenen Abwehr des Immunsystems vorbei.

F: Wie wurden Ihre Entdeckungen denn aufgenommen?

A: Im Wesentlichen war es "Keine Aufregung, da kann man nichts machen". Bei der Herstellung von Impfstoffen verwenden Sie tierisches Gewebe, wohin diese Art Verunreinigung verschwindet. Und dabei erwähne ich noch nicht einmal die StandardChemikalien wie

Formaldehyd, Quecksilber und Aluminium, die dem Impfstoff mit Absicht beigegeben werden (zur Konservierung).

... und ich spreche dabei nur über biologische Verunreinigungen. Wer weiß, wie viele andere es noch gibt. Andere, die wir nicht finden, weil wir nicht auf die Idee kommen, danach zu suchen. Wenn zum Beispiel Vogelgewebe für die Herstellung eines Impfstoffs verwendet wird, wie viele möglichen Keime können sich darin befinden? Wir haben keine Ahnung. Wir haben weder Ahnung, welche es wohl sind, noch irgendeine Ahnung, welche Auswirkungen sie auf den Menschen haben könnten. Falsche Hypothesen über die Sicherheit von Impfstoffen.

F: Und neben der Sauberkeits-Geschichte?

A: Man handelt unter der grundsätzlich unrichtigen Voraussetzung im Hinblick auf Impfstoffe: Dass sie nämlich auf komplizierte Weise das Immunsystem dazu anregen, die Bedingungen für eine Immunität gegenüber Krankheiten zu schaffen. Das ist schlecht, denn so funktioniert das nicht. Ein Impfstoff soll Antikörper 'entwickeln', die - mittelbar - Schutz gegen die jeweilige Krankheit versprechen. Tatsächlich jedoch ist das Immunsystem viel größer und umfassender als Antikörper und die ihnen verwandten 'KillerZellen'.

F: Das Immunsystem ist ...?

A: Der gesamte Körper, in Wirklichkeit. Und der Geist. Alles ist Immunsystem, könnte man sagen. Aus diesem Grund findet man selbst im Zentrum einer Epidemie Personen, die gesund bleiben.

F: Also ist der allgemeine Gesundheitszustand wichtig.

A: Mehr als das. Lebenswichtig.

F: Auf welche Weise werden denn Impfstatistiken verfälscht präsentiert?

A: Da gibt es viele Möglichkeiten. Nehmen wir an, dass z. B. 25 Personen, die eine Hepatitis B - Impfung erhalten haben, an Hepatitis B erkranken. Nun, Hep-B ist eine Leberschädigung. Die können Sie aber auf vielfältige Art bezeichnen. Sie können die Diagnose entsprechend ändern. Damit haben Sie dann die Grundursache des Problems verheimlicht.

F: Und das findet statt?

A: Ständig. Das geht auch nicht anders, wenn die Ärzte automatisch davon ausgehen, dass Leute, die geimpft werden, nicht an den Krankheiten leiden können, vor denen sie die Impfung angeblich schützt. Und genau davon gehen die Ärzte aus. Es ist ein Zirkelschluss, ein geschlossenes System. Da ist kein Fehler erlaubt, nicht einmal die Möglichkeit eines Fehlers. Wenn eine Person, die eine Impfung gegen Hepatitis erhält, dann Hepatitis oder eine andere Krankheit bekommt, so lautet die selbstverständliche Hypothese, dass der Impfstoff jedenfalls nichts damit zu tun hat.

F: Während der Jahre, in denen Sie im Impfgeschäft tätig waren, wie viele Ärzte sind Ihnen da begegnet, die zugaben, dass es Probleme mit Impfstoffen gibt?

A: Keiner. Ein paar gab es [Forscher, deren Unternehmen Medikamente herstellten], die sich auf privater Ebene fragten, was sie da eigentlich taten. Aber niemals in der Öffentlichkeit, sogar auch innerhalb ihrer Betriebe nicht.

F: Was war für Sie der Wendepunkt?

A: Ich hatte einen Freund, dessen Kind nach einer DPT-Impfung gestorben ist.

F: Und Sie forschten nach?

A: Ja, informativ. Ich fand heraus, dass dieses Kind vor der Impfung kerngesund war. Für seinen Tod gab es keinen Grund außer der Impfung. Natürlich wollte ich glauben, dass das Kind vielleicht eine schlechte Spritze aus einem schlechten Posten bekommen hatte. Bei näherer Betrachtung stellte ich jedoch fest, dass das in diesem Fall nicht zutraf. So wurde ich in einen Sog des Zweifels gezogen, der sich im Lauf der Zeit weiter verstärkte. Ich setzte meine Untersuchungen fort. Ich fand heraus, dass - im Gegensatz zu meiner Überzeugung - Impfstoffe nicht auf wissenschaftliche Art geprüft werden.

F: Was meinen Sie damit?

A: Es gibt zum Beispiel keine ordentlichen Langzeit-Studien für irgendeinen Impfstoff im Hinblick auf eine bestimmte Kontrollgruppe. Ein Teil dessen, was ich meine, ist daher, dass es keine korrekten und tiefer gehenden Folgeuntersuchungen gibt unter Berücksichtigung der Tatsache, dass Impfstoffe - im Lauf der Zeit - verschiedene Symptome und ernsthafte Probleme hervorrufen können; und zwar außerhalb des Bereichs derjenigen Krankheit, gegen die geimpft wurde. Wiederum gilt nur die Hypothese, dass Impfstoffe keine Probleme verursachen. Warum also prüfen? Darüber hinaus ist man einhellig der Meinung, dass - gegebenenfalls ungünstige - Reaktionen auf die Impfung nur sehr bald nach deren Verabreichung auftreten. Das macht aber keinen Sinn.

F: Warum nicht?

A: Weil der Impfstoff im Körper offensichtlich für eine lange Zeit Aktivität entwickelt, nachdem er verabreicht wurde. Eine Reaktion kann stufenweise erfolgen; eine Verschlechterung kann stufenweise erfolgen. Nach und nach können neurologische Probleme auftreten. Das tun sie unter verschiedensten Bedingungen, sogar konventionellen Analysen entsprechend. Warum also sollte das nicht auch der Fall sein bei Impfstoffen? Wenn eine chemische Vergiftung abgestuft auftreten kann, warum sollte das nicht der Fall sein bei einem Impfstoff, der Quecksilber enthält?

F: Und das haben Sie entdeckt?

A: Ja. Die meiste Zeit arbeiten Sie mit Wechselbeziehungen. Die sind nicht perfekt. Aber wenn Sie 500 Eltern haben, deren Kinder im Verlauf eines Zeitraums von einem Jahr nach der Impfung an neurologischen Schäden litten, sollte das ausreichend sein, eine strenge Untersuchung auszulösen.

F: Und, war es ausreichend?

A: Nein. Niemals. Damit verbindet sich eine weitere Aussage unmittelbar.

F: Die wäre ...?

A: Die für die Untersuchungen zuständigen Leute sind nicht wirklich an den Fakten interessiert. Sie unterstellen die Sicherheit von Impfstoffen. Sofern sie also überhaupt untersuchen, endet das regelmäßig mit einer Entlastung der Impfstoffe. Sie sagen "Dieser Impfstoff ist sicher". Doch worauf stützen sie ihr Urteil? Auf Definitionen und Ideen, die eine Aburteilung des Impfstoffs automatisch ausschließen.

F: Es gibt eine Anzahl von Fällen, wo eine Impf-Kampagne fehlgeschlagen ist, wo also Leute die Krankheit bekamen, gegen die sie geimpft wurden.

A: Ja, da haben wir viele Beispiele. Die daraus resultierende Erkenntnis wird jedoch ignoriert, sie findet keinerlei Berücksichtigung. Die Experten sagen, wenn sie überhaupt etwas sagen, es handle sich um einen Einzelfall, aber insgesamt hätte sich gezeigt, dass Impfstoffe sicher wären. Wenn Sie aber all die Impfaktionen zusammenzählen, bei denen Schäden und Krankheiten auftraten, so erkennen Sie, dass das keine Einzelfälle sind.

Konkurrierende Interessen

F: Haben Sie das, worüber wir hier reden, jemals mit Ihren Kollegen besprochen, als Sie noch im Impfgeschäft tätig waren?

A: Ja, das habe ich gemacht.

F: Was geschah?

A: Einige Male riet man mir, den Mund zu halten. Man machte mir klar, wieder zurück an die Arbeit zu gehen und meine Zweifel zu vergessen. Hier und da begegnete mir Angst. Kollegen versuchten, mich zu meiden. Sie dachten wohl, allein durch meine Gesellschaft schuldig zu werden. Alles in allem habe ich mich daher zurückgehalten. Ich stellte sicher, mir nicht selbst Probleme zu bereiten.

F: Wenn Impfungen eigentlich schädlich sind, warum werden sie dann verabreicht?

A: Zuallererst: Es gibt kein 'Wenn'. Sie schädigen. Es wird eine schwierigere Frage, zu entscheiden, ob sie Leute schädigen, die nur keine Schäden zu zeigen scheinen. Dann geht es um die Art von Forschung, die getan werden müsste, aber nicht getan wird. Forscher sollten Untersuchungen durchführen, um so eine Art Karte zu erstellen, oder ein Flussdiagramm, das genau zeigt, was die Impfstoffe im Körper tun vom Zeitpunkt ihres Eintritts. Das ist nicht geschehen. Zu der Frage, warum sie verabreicht werden, da könnten wir hier zwei Tage sitzen und die Gründe diskutieren. Wie Sie schon oft sagten, haben die Leute in den unterschiedlichen Schichten des Systems ihre eigenen Motive: Geld, Angst, einen Job zu verlieren, das Verlangen, Pluspunkte zu gewinnen, Ansehen, Ehrungen, Beförderung, fehlgeleiteter Idealismus, gedankenloses Verhalten usw.

F: Die Aufregung über die Hepatitis B - Impfung scheint eine gute Möglichkeit zu sein.

A: Ja, das denke ich auch. Zu behaupten, dass Babys diese Impfung unbedingt brauchen und im nächsten Atemzug einzugestehen, dass man Hepatitis B durch sexuelle Kontakte oder gebrauchte Nadeln bekäme, ist eine lächerliche Nebeneinanderstellung. Medizinische

Autoritäten versuchen sich bedeckt zu halten, indem sie sagen, dass jedes Jahr etwa 20'000 Kinder in den Vereinigten Staaten Hepatitis B bekämen, aus 'unbekannten Gründen', und deshalb jedes Baby die Impfung bräuchte. Ich bestreite dieses 20'000Modell und die „sogenannten Studien" zu seiner Absicherung.

F: Andrew Wakefield, der britische Arzt, der die Verbindung zwischen der MMR-Impfung und Autismus aufgedeckt hat, wurde gerade aus seiner Anstellung in einem Londoner Krankenhaus entlassen.

A: Ja, Wakefield hat da eine großartige Leistung vollbracht. Seine Wechselbeziehungen zwischen der Impfung und Autismus sind betäubend ...

F: Ich weiß, dass ein Prominenter aus Hollywood, wenn er öffentlich erklärt, sich nicht impfen zu lassen, beruflichen Selbstmord begeht.

A: Hollywood ist sehr stark mit dem Medizinkartell verknüpft. Dafür gibt es verschiedene Gründe, aber einer davon ist einfach, dass ein berühmter Schauspieler große Aufmerksamkeit auf sich zieht, wenn er etwas sagt. Im Jahr 1992 war ich bei Ihrer Demonstration gegen die FDA in Los Angeles anwesend. Ein oder zwei Schauspieler äußerten sich gegen die FDA. Seitdem hätten Sie jedoch Probleme, irgendeinen Schauspieler zu finden, der sich erneut gegen das Medizinkartell gewendet hätte.

F: Wie sieht es eigentlich aus mit der vereinten Zerstörungskraft einer Anzahl von Impfstoffen, die den kleinen Kindern in diesen Tagen verabreicht werden?

A: Es ist eine Travestie und ein Verbrechen. Es existieren keine ernsthaften Studien, die sich gründlich damit beschäftigt hätten. Doch wiederum haben wir die Hypothese, Impfstoffe wären ungefährlich, weshalb jede beliebige Zahl an Impfungen als genauso ungefährlich gilt. Doch die Wahrheit ist: Impfstoffe sind nicht ungefährlich. Aus diesem Grund erhöht sich die Wahrscheinlichkeit von Schäden, wenn viele Impfungen in kurzer Zeit verabreicht werden.

F: Danach kommt dann die Jahreszeit Herbstgrippe.

A: Oh ja. Als ob diese Keime nur im Herbst von Asien in die USA schwebten. Und die Öffentlichkeit schluckt diese Annahme. Im April ist es eine schlimme Erkältung, im Oktober die Grippe.

F: Bedauern Sie eigentlich, in all diesen Jahren auf dem Fachgebiet Impfstoffe tätig gewesen zu sein?

A: Ja. Doch nach diesem Interview etwas weniger. Und ich arbeite ja noch in anderer Hinsicht. Ich versorge bestimmte Leute mit Informationen, Leute, von denen ich glaube, dass sie diese Informationen richtig verwerten.

Beweislast und die Notwendigkeit von Studien über ImpfstoffSicherheit

F: Was ist eine wichtige Sache, die von der Öffentlichkeit verstanden werden soll?

A: Dass die Beweislast bei der Festlegung von Sicherheit und Nutzen der Impfstoffe bei denen liegt, die sie herstellen, und bei denen, die sie für den öffentlichen Gebrauch zulassen. Genau das. Die Beweislast liegt nicht bei Ihnen oder mir. Und um diesen Beweis zu führen, braucht man gut konzipierte Langzeitstudien. Ausgedehnte Nachuntersuchungen sind notwendig. Sie müssen mit Müttern reden und aufmerksam zuhören, was die über ihre Kinder erzählen und wie es diesen nach der Impfung geht. Sie brauchen all diese Dinge - Dinge, die einfach nicht getan werden.

F: Dinge, die nicht getan werden?

A: Genau.

F: Um jegliche Verwirrung zu vermeiden, würden Sie freundlicherweise noch einmal Rückschau halten auf Krankheitsprobleme, die Impfstoffe verursachen können - um welche Krankheiten es geht, wie das passiert ...

A: Nun, grundsätzlich reden wir ja über zwei potenzielle, gesundheitsgefährdende Folgen.

Die Eine: Die Person bekommt die Krankheit durch den Impfstoff. Sie bekommt eben die Krankheit, vor der sie zu schützen der Impfstoff entwickelt wurde, weil er irgendeine Variante der Krankheit enthält, für den Anfang.

Oder zum Zweiten: Sie bekommt diese Krankheit nicht, aber zu irgendeinem späteren Zeitpunkt - sei es plötzlich oder allmählich - entwickelt sie eine andere körperliche Verfassung, für die der Impfstoff verantwortlich ist. Es könnte Autismus entstehen - oder was man so nennt, - es könnte auch etwas Anderes sein, wie etwa Meningitis.

Die Person könnte ihre geistigen Fähigkeiten verlieren.

F: Gibt es eine Möglichkeit, die verhältnismäßige Häufigkeit dieser verschiedenen Folgen miteinander zu vergleichen?

A: Nein. Verfolgung und Nachuntersuchungen sind völlig unzureichend. Wir können nur schätzen. Ausgehend von einer Gesamtheit von hunderttausend Kindern, denen der MasernImpfstoff verabreicht wird, wenn Sie mich da fragen, wie viele der Kinder die Masern bekommen, oder wie viele dann anderen, durch den Impfstoff verursachte Probleme ausgesetzt sind: Es gibt keine zuverlässige Antwort. Das ist es ja, was ich sage.

Impfstoffe sind Aberglaube. Und Aberglaube liefert Ihnen keine Fakten, mit denen Sie arbeiten können. Sie bekommen nur Geschichten, die dazu dienen, dem Aberglauben weiteren Nachdruck zu verschaffen. Aber wir können uns aus vielen Impfkampagnen eine eigene Story zusammensetzen, die einige sehr beunruhigende Dinge zum Vorschein bringt:

- Leute wurden an ihrer Gesundheit geschädigt.
- Dieser Schaden ist real, und
- er kann schwerwiegend sein; - er kann den Tod bedeuten.

Der Gesundheitsschaden ist nicht auf ein paar Fälle beschränkt, wie man uns glauben machen wollte.

In den Vereinigten Staaten gibt es Gruppen von Müttern, die aussagen über Autismus und Impfstoffe der Kindheit. Sie treten hervor und stehen auf bei Versammlungen. Sie versuchen notwendigerweise die Lücke zu schließen, die geschaffen wurde von Forschern und Ärzten, die dem Ganzen einfach den Rücken zuwenden.

F: Lassen Sie mich einmal Folgendes fragen: Wenn Sie ein Kind nähmen in, sagen wir, Boston, und Sie zögen dieses mit gesunder Ernährung auf, es würde Sport treiben und von seinen Eltern geliebt werden, es würde keine Masernimpfung erhalten: Wie wäre dann sein Gesundheitszustand verglichen mit dem eines Durchschnittskindes in Boston, das sich schlecht ernährt, am Tag fünf Stunden vor dem Fernseher sitzt und die Masernimpfung bekommt?

A: Natürlich sind hier viele Faktoren maßgebend, aber ich würde auf den besseren Zustand des ersten Kindes wetten. Wenn es Masern bekommt, etwa mit neun Jahren, so besteht die Aussicht auf einen leichteren Verlauf als beim zweiten Kind. Ich würde jederzeit auf das erste Kind wetten.

F: Wie lange haben Sie mit Impfstoffen gearbeitet?

A: Eine lange Zeit. Länger als zehn Jahre.

F: Wenn Sie jetzt zurückblicken, finden Sie einen guten Grund für die Auffassung, Impfstoffe wären erfolgreich?

A: Nein, keinen. Hätte ich jetzt ein Kind, dann wäre das Letzte, was ich erlauben würde, eine Impfung. Ich würde den Staat verlassen, wenn man mich dazu zwänge. Ich würde den Familiennamen wechseln. Ich würde verschwinden. Mit meiner Familie. Natürlich muss es nicht unbedingt dazu kommen. Es gibt Wege, das System geschmeidig zu umgehen, wenn Sie wissen, was zu tun ist. Sie können sich in jedem Staat freistellen lassen, aus religiösen und/oder philosophischen Gründen. Aber wenn es wirklich hart auf hart käme, würde ich den Staat verlassen.

F: Und dennoch gibt es überall Kinder, die geimpft werden und gesund zu sein scheinen.

A: Das hier bedeutsame Wort ist 'scheinen'. Was ist mit all den Kindern, die sich nicht auf ihre Aufgaben konzentrieren können? Was ist mit den Kindern, die von Zeit zu Zeit durchdrehen? Was ist mit den Kindern, die nicht völlig im Besitz all ihrer geistigen Fähigkeiten sind? Ich weiß, da kann es viele Gründe geben - Impfstoffe sind einer davon. Ich würde es nicht riskieren. Ich sehe keinen Anlass, es zu riskieren. Und offen gesagt, sehe ich keinen Grund, der Regierung zu erlauben, hierbei das letzte Wort zu haben. Nach meiner Erfahrung ist staatlich verordnete Medizin häufig ein Widerspruch in sich; Sie bekommen das eine oder das andere, aber nicht beides.

F: Damit kommen wir jetzt zu den fairen Voraussetzungen.

A: Jawohl. Erlauben wir also denen, die Impfstoffe wollen, sie zu nehmen. Erlauben wir den Andersdenkenden, sie abzulehnen. Aber ich sagte bereits vorhin, es kann keine fairen Voraussetzungen geben, wenn ringsherum lauter Lügen ausgestreut werden. Und soweit es kleine Kinder betrifft, so sind es die Eltern, die alles entscheiden. Diese Eltern brauchen ein gerütteltes Maß an Wahrheit. Was ist mit dem Kind, über das ich gesprochen habe, das an einer DPT-Impfung gestorben ist? Nach welchen Informationen haben seine Eltern gehandelt? Ich sage Ihnen, es war eine große Belastung. Es waren keine ehrlichen Informationen.

F: Leute aus den medizinischen PR-Abteilungen - gemeinsam mit der Presse - erschrecken Eltern zu Tode, mit düsteren Szenarios über das, was geschehen wird, wenn die Kinder ihre Spritze nicht bekommen.

A: Sie tun so, als wäre es ein Verbrechen, die Impfung abzulehnen. Sie stellen es auf eine Stufe mit schlechter elterlicher Fürsorge. Dagegen wehrt man sich nur mit besseren Informationen. Es ist immer eine Herausforderung, gegen die Obrigkeit aufzumucken. Und nur Sie können entscheiden, ob Sie das tun wollen. Es liegt in der Verantwortung jedes Einzelnen, sich darüber klar zu werden. Das Medizinkartell mag diese Wette. Und setzt darauf, dass die Angst gewinnt.

Original-Interviewtext in Englisch: www.vaclib.org/basic/manu.htm

Kapitel Nr. 34 - Wirtschaft auf Kosten der Menschen ist fragwürdig

In der neuesten Sendung von „Ihr Thema ..." berichtet der Toxikologe Dr. Uwe Häcker über seine Tätigkeit und erklärt, welche Probleme ihm seitens Behörden und der Pharmaindustrie gemacht werden. So will beispielsweise die Behörde ihn zwingen, eine kleine Affenart unglaublichen Qualen auszusetzen, bloß um eine zweifelhafte Vorschrift einzuhalten. Worum es dabei geht und warum seine Forschungen von der Pharmaindustrie bisher boykottiert werden, ist nicht nur im folgenden Bericht zu lesen, sondern kann auch in diversen Interviews mit Dr. Häcker (teilweise werden sie bereits als Video zur Verfügung gestellt) angesehen werden.

Die Arbeit eines Toxikologen lässt sich kurz beschreiben: Mittels tierischer oder pflanzlicher Substanzen, die er dem jeweiligen Organismus entnommen hat, versucht der Toxikologe positiv auf die Gesundheit von Mensch und Tier einzuwirken.

Der Schwerpunkt von Dr. Häcker sind tierische Substanzen. Die potentesten Gifte bekommt er von Spinnen, weil diese älter sind als alle anderen bisher bekannten noch lebenden Tierarten. Im Gegensatz zur Homöopathie braucht er für die Entnahme der Gifte die

Tiere nicht zu töten. Dr. Häcker erklärt dazu, dass bei der Homöopathie mit dem toten Tier gearbeitet wird, liegt daran, dass der Begründer der Homöopathie Samuel Hahnemann vor ca. 150 Jahre noch keine Möglichkeit hatte, die einzelnen Substanzen zu trennen. Aus diesem Grund wurde einfach das ganze Tier verwendet. Dr. Häcker sagt, dass er einen anderen Weg geht, da er keinem Tier etwas Böses antun will. Mittels eines speziellen Verfahrens, das er zusammen mit seinem Professor entwickelt hat, melkt er die Tiere. Im Gegensatz zur üblichen Methode mittels Elektroschock, bei der sich das Tier jedes Mal übergeben muss und Qualen erleidet, wählt Dr. Häcker, wie er im Interview ausführlich erklärt, eine natürliche Möglichkeit.

Da die Tiere bei der Entnahme des Giftes nicht betäubt sind, ist Vorsicht geboten. Dr. Häcker hat für sich hierbei die Erfahrungen gesammelt, dass wenn nervös oder ängstlich an das Tier herangegangen wird, das Tier dies wahrnimmt und entsprechend reagiert. Ein solches Verhalten sei auch der Grund dafür, dass es zu Beißunfällen kommt.

Das Gift hat nicht nur eine speziell zugeordnete Aufgabe, sondern ist in seiner Wirkweise vielfältig. Bei der Spinne muss es töten, lähmen und zersetzen. Das Zersetzen ist für die Spinne überlebensnotwendig, da diese nur trinken und nicht im herkömmlichen Sinn „essen“ kann.

Aufgrund der Tatsache, dass es in der Natur kein reines Gift gibt, ist es die Aufgabe des Toxikologen, die einzelnen Bestandteile des Giftcocktails wieder nach seiner jeweiligen Wirkung zu trennen. Das bedeutet beispielsweise: Ein Bestandteil nimmt die Schmerzen und ein anderer löst etwas auf. Im Labor wurde hierzu eine Methode entwickelt, um die Peptide zu trennen und gezielt nach deren Wirkung in der Behandlung beim Menschen oder Tier einzusetzen.

Im Interview mit Extrem News ruft Dr. Häcker dazu auf, Spinnen nicht mit Insektengift zu besprühen, da diese erst jämmerlich leiden, bis sie schließlich sterben. Besser sei es, insofern jemand keine Spinnen mag, diese zu fangen und nach draußen zu bringen. Spinnen bedeuten, so unser Studiogast, dass im Haus ein angenehmes Klima herrscht, und außerdem seien diese Tiere ein Symbol für Glück. Daher sollte jeder froh sein, wenn sich Spinnen im Haus befinden. Eine Spinne hat im Gegensatz zum Volksglauben nichts mit Unsauberkeit zu tun.

Exkursionen in die Heimat der verschiedenen Tiere, um sie in ihrem natürlichen Lebensraum zu beobachten, gehören ebenfalls zum Aufgabengebiet eines Toxikologen. Auf seinen Touren entdeckt Dr. Häcker auch immer wieder Tiere, die bis heute nirgends verzeichnet sind.

Bei der Unterbringung seiner Tiere legt Dr. Häcker großen Wert darauf, dass sie optimale Lebensbedingungen haben. Denn je wohler sich das Tier fühlt, umso qualitativ hochwertiger sind dessen Gifte. So ist es unumgänglich, dass für eine hohe Qualität des Giftes das Tier das gleiche Futter bekommt, das auch auf dem natürlichen Speiseplan steht. Aus diesem Grund sei es zum Beispiel unsinnig, jede Schlange mit weißen Mäusen zu füttern. Wenn nämlich diese nicht in der Region der Schlange vorkommen, wird sich die nicht artgerechte Fütterung massiv auf die Zusammensetzung des Giftes

auswirken und man kann so nicht die gewünschten Ergebnisse erzielen. Häcker führt dazu weiter aus, dass er eine europäische Vipern Art besaß, die als natürliches Futter Zwergmäuse frisst, die allerdings unter Artenschutz stehen. Um die Schlangen zu ernähren, hatte er genau solche Mäuse gezüchtet, wodurch es allerdings aufgrund der hohen Auflagen zu
Streitigkeiten mit der Behörde kam, die schließlich bis zu Gericht führten. Dort bekam unser Studiogast zwar recht, aber bis heute haben die Schikanen nicht aufgehört.

Ein weiteres Thema, das Dr. Uwe Häcker anspricht, ist das Herstellen der Substanzen durch die Pharmaindustrie auf dem chemischen bzw. genetischen Weg. Dass solche „Nachbauten“ nicht die gleiche Wirkung wie natürliche Toxine erzielen, erlebte eine amerikanische Pharmafirma mit dem Gift des Gila-Monsters. Ein Medikament, das aus der künstlich hergestellten Substanz dieser Krustenechse verkauft wurde, musste nach sieben Jahren wieder vom Markt genommen werden, da dessen Wirkung sich nicht wie gewünscht herausstellte. Dr. Häcker erklärt, dass die Entwicklung chemischer Toxine einzig finanziell begründet sind und der Gesundheitsaspekt dabei keine Rolle spiele. Das zeige sich daran, dass natürliche Toxine sogar günstiger seien, aber dass sich aufgrund der fehlenden Patentierbarkeit und dadurch nicht vorhandener Alleinstellungsmerkmale keine hohen Renditen erzielen lassen.

Im Interview wird auch auf die aktuelle Diskussion über Tierversuche an Affen und Mäusen eingegangen. Hier sagt Dr. Häcker, dass solche Tierversuche vollkommen unnötig sind, wozu er auch verschiedene Beispiele anführt. So stirbt eine Maus bereits an einer Tablette Aspirin, kann aber wiederum ein vielfaches der Menge an

Arsen vertragen, die ein Mensch vertragen würde. Das gleiche Prinzip gebe es bei Experimenten mit Affen. Aus keinem der ihm bekannten Versuche lassen sich Rückschlüsse für den Menschen ziehen. Man könnte heutzutage alternative Versuche am Hühnerei durchführen, um die gewünschten Erkenntnisse zu erzielen. Neurologische Versuche, wie sie erst kürzlich wieder von den Tierschutzorganisationen aufgedeckt wurden, seien vollkommen unakzeptabel. "Tiere dürfen nicht gequält oder missbraucht werden", lautet das Fazit des Toxikologen.

Manchmal kann es allerdings auch sein, dass der Tierschutz übers Ziel hinaus schießt und dem Tier eher schadet. So fordert die niedersächsische Behörde von Dr. Häcker, eine 80 Gramm schwere Affenart mittels eines Chips zu kennzeichnen. Selbst Tierärzte sagen, dass so etwas Tierquälerei sei. Trotzdem scheint sich die Behörde nicht dafür zu interessieren und besteht auf der Kennzeichnung der Affen mittels einer Spritze, die größer ist als das Tier selbst. Bei seinem Protest gegen diese Maßnahme wird unser Studiogast von den Tierschutzorganisationen allein gelassen. Obwohl er diese darüber in Kenntnis gesetzt hat, zeigen sie kein Interesse, sich darum zu kümmern.

Da Dr. Uwe Häcker immer wieder solche grotesken Fälle mit Behörden erlebt, dachte er, dass die Informationen auf jeden Fall etwas für die Medien seien. Anfänglich zeigten sich auch namhafte TV-Sender daran interessiert und baten ihn zu einem Gespräch ins Studio. Doch auf der Hinfahrt zum Interview bekam er plötzlich ganz kurzfristig eine Absage. Obwohl es bei den Fällen um Gesundheit, Tierschutz und Behördenwillkür geht, wagen sich aus welchem Grund auch immer kein Journalist und keine Mainstreammedien an die von ihm geschilderten Fälle heran. Im Gegenteil: Man diffamiert ihn noch mit vollkommen haltlosen Anschuldigungen und das, obwohl die von ihm gewonnenen Toxine nachweislich Tumore auflösen können. Irgendwie scheint es jedoch keinen zu interessieren. Die Pharmaunternehmen halten vielmehr an der äußerst zweifelhaften und umstrittenen Chemo-Behandlung fest.

„Wirtschaft auf Kosten der Menschen ist fragwürdig“, lautet hierzu das Statement des Toxikologen. Laut dem Robert Koch Institut wird im Jahr 2020 jeder vierte Mensch an Krebs erkranken. Spätestens nach dieser Erkenntnis müsste sich die Pharmaindustrie eigentlich mal Gedanken machen, ob man sich nach 60 Jahren nicht so langsam darum kümmern will, etwas zu finden, was wirklich hilft. Es gibt Untersuchungen, die beweisen, dass jede Chemotherapie wieder neue Tumore auslösen muss. Dr. Häcker geht es darum, "dass sich jeder über solche Informationen einmal Gedanken macht und dass jedem bewusst wird, was dies eigentlich bedeutet".

Dr. Häcker erlebt - trotz seiner Erfolge - nicht nur einen Boykott der Medien, sondern man nimmt ihm auch Tiere weg oder sie werden sogar getötet. Es werden außerdem noch Unterlagen und Toxine gestohlen. Das ist eine regelrechte Hexenjagd, die gegen ihn ausgeübt wird, wie auch ein von ihm erlebtes Beispiel aus Bayern zeigt, wobei selbst ein diplomatischer Status bedeutungslos war, aber Erpressung und Rechtsbeugung eine Rolle spielte.

Kapitel Nr. 35 - Novartis Japan: Nebenwirkungen gezielt vertuscht

Immer weitere Skandale kommen an die Öffentlichkeit, auch wenn auf den Mainstreams davon so gut wie niemals etwas zu sehen, zu hören oder gar zu lesen wäre. So gut werden die Nachrichtenorgane von der Pharma-Mafia gedeckelt. Hier der jüngste Skandal aus Japan – es betrifft wieder einmal mehr Novartis:

Novartis Japan: Neuer Skandal erschüttert Pharmariesen.

Der japanische Arm des Schweizer Pharmagiganten Novartis hat 2.500 Fälle von ernsthaften Nebenwirkungen bei Leukämie- und anderen Krebspräparaten, darunter auch einige Todesfälle, nicht den zuständigen Behörden gemeldet. Dieser aktuelle Vorfall reiht sich in die Liste von Skandalen ein, in die die japanische Tochter des Konzerns in jüngster Zeit verwickelt war.

Bereits 2013 teilte Novartis mit, die Behörden von insgesamt 2.579 Fällen seriöser Nebenerwirkungen nicht in Kenntnis gesetzt zu haben. Darunter waren laut der japanischen Presseagentur Jiji Press auch einige Fälle mit tödlichem Ausgang. Nun befürchtet man, dass die Zahl der angegebenen Fälle noch um ein Vielfaches steigen könnte. Denn gegen Novartis wird derzeit in 6.000 weiteren Fällen ermittelt.

Skandale häufen sich

Diese Nachricht kommt vier Monate später, nachdem der Pharmakonzern das gesamte Management seines japanischen Armes ausgetauscht hat. Zuvor gab es Vorwürfe darüber, dass Novartis Japan nicht gründlich genug die möglichen Nebenwirkungen der Leukämiepräparate publik gemacht hatte.

Im Juli dieses Jahres beschuldigten japanische Staatsanwälte den Ableger von Novartis, dass falsche Daten propagiert wurden, um den Verkauf eines populären Blutdruckmittels zu forcieren. Auch ein ehemaliger Mitarbeiter wurde bereits angeklagt. Ihm wird vorgeworfen, klinische Studien manipuliert zu haben, die später im Marketing für das Blutdruckpräparat Valsartan Verwendung fanden.

Kapitel Nr. 36 – Die Grenzen verschwimmen

Am Freitag, 19. September 2014, erfahre ich durch eine mir zugetane Quelle, dass die Pharma-Mafia, Monsanto und die GatesFoundation immer enger miteinander verknüpft sind. L.J. Devon publizierte:

Die seltsame Geschichte des Glyphosats, der chemischen Ursache vieler unserer heutigen Krankheiten

Es ist ganz einfach, der Öffentlichkeit Wissen vorzuenthalten, wenn man etwas herstellt, das die Öffentlichkeit zu brauchen glaubt. Viele Informationen über Glyphosat liegen irgendwo vergraben oder werden nicht beachtet, weil die Öffentlichkeit heute meint, „Roundup" sei für die Landwirtschaft und die Pflege des eigenen Rasens notwendig. Dabei stellt dieselbe Industrie, die Glyphosat zu einer vermeintlichen Notwendigkeit macht, auch das gentechnisch veränderte Saatgut her, das gegen das Unkrautmittel Glyphosat unempfindlich ist und somit einen dauerhaften Bedarf für die Chemikalie schafft.

In Wirklichkeit bahnt Glyphosat einer Krankheit unserer Tage den Weg, indem es sowohl das mikrobielle Leben im Ackerboden als auch die Mikroben im menschlichen Darm zerstört. Heute sind praktisch alle Nahrungsmittel in der westlichen Welt mit GlyphosatRückständen belastet. Das mikrobielle Leben im Ackerboden, auf dem unsere Nahrung angebaut wird, ist so weit ausgeschaltet, dass der Nährstoffgehalt der Nahrungsmittel darunter leidet.

Monsanto (heute zu Bayer gehörend) verschafft sich mit Glyphosat ein doppeltes Monopol

Wie konnte sich dieses antibiotische Herbizid in der westlichen Welt dermaßen durchsetzen? Hochintelligente, aber hinterhältige Geschäftsleute haben nach Wegen gesucht, in der Landwirtschaft einen dauerhaften Bedarf für die Chemikalie zu erzeugen. *Und wie haben sie das erzwungen?* Indem sie im Labor das Genom von Pflanzen manipulierten und gentechnisch veränderte Feldfrüchte erzeugten, die resistent gegen Glyphosat waren. Auf diese Weise mussten ganze Landwirtschaftssysteme Glyphosat als Voraussetzung für den Anbau von Nahrungsmitteln akzeptieren.

1974 kam „Roundup" auf den Markt – ein Glyphosat-Gebräu, das zum festen Bestandteil einer neuen Welt patentierter GVO-Samen wurde. Durch geschicktes Geschäftsgebaren wurde erreicht, dass die Landwirtschaft heute sowohl von gentechnisch veränderten Feldfrüchten als auch von der Chemikalie Glyphosat abhängig ist. Die Idee dazu stammte von niemand anderem als dem berüchtigten Konzern *Monsanto.* Heute werden 80 Prozent der genmanipulierten Pflanzen, insbesondere Mais, Soja, Raps, Baumwolle und Zuckerrüben, mit spezifischen Genen erzeugt, die gegen Glyphosat resistent – »Roundup Ready« – sind.

Weltbankchef ruft zu Reduzierung der Bevölkerung durch Krankheit auf – kurz danach kommt „Roundup" auf den Markt

Bevor Glyphosat zu der unheimlichen Notwendigkeit in der Landwirtschaft wurde, die es heute ist, wurde es genutzt, um Industrierohre von Kalk und anderen Ablagerungen zu reinigen. 1970 entdeckte der *Monsanto*-Biochemiker John E. Franz, dass Glyphosat auch ein kräftiges Herbizid ist. Zwei Jahre später unterstützte Weltbankchef Robert McNamara in der französischen Zeitschrift *J'ai Tout Compris* die Reduzierung der Weltbevölkerung:

»Es müssen drakonische Maßnahmen zur demografischen Reduzierung unternommen werden, auch gegen den Willen der betroffenen Bevölkerung. Die Senkung der Geburtenraten hat sich als unmöglich oder unzureichend erwiesen. Also muss die Sterberate erhöht werden. Wie? Mit natürlichen Mitteln. Hunger und Krankheit.«

Noch einmal zwei Jahre später erhielt die Glyphosat-Forschung substanzielle finanzielle Unterstützung von der RockefellerStiftung; Glyphosat wurde von *Monsanto* auf den Markt gebracht und galt schon bald als Segen für die Landwirtschaft.

Der vermeintliche Nutzen des Glyphosats in der Steigerung der Ernteerträge überwog die Schattenseite, dass es die Mikroben im Ackerboden und im Darm des Menschen zerstörte. Damit begann in der westlichen Welt eine Zeit sich schnell ausbreitender Krankheiten, weil überwiegend billige, chemikalienbelastete Lebensmittel gegessen wurden.

Sind genmanipulierte Samen nur eine Vertuschungsoperation, um Glyphosat für Experimente an der Bevölkerung einzusetzen?

Verbraucher fordern heute eine Kennzeichnungspflicht für gentechnisch veränderte Organismen; dabei würde die Kennzeichnung womöglich die Verwendung des transgenen Materials nur legitimieren und vertuschen, dass Glyphosat die wirkliche Triebkraft hinter vielen Krankheiten ist, die die Welt heimsuchen. *Ist die Entwicklung von GVO-Saatgut womöglich nur eine Vertuschungsoperation, um Glyphosat als ein zerstörerisches Mittel zur Bevölkerungskontrolle einzusetzen?* Verbraucher würden vielleicht nicht erkennen, dass Glyphosat die größere Gefahr für die Gesundheit darstellt als das GVO-Masseneugenik-Experiment, das heute mit der menschlichen DNS durchgeführt wird. Dieses Experiment spielt eine viel prominentere Rolle...

Warum Glyphosat der Weg zur Krankheit heutiger Tage ist

Heute beginnen Wissenschaftler zu verstehen, wie Glyphosat vielen Immunstörungen den Weg bereitet, darunter psychische Störungen, Erkrankungen des Magen-Darm-Trakts, Alzheimer und Krebs.

Zum einen hemmt Glyphosat das Cytochrom P450 (CYP-Enzyme). Diese Enzyme spielen in der Biologie der menschlichen Darmbakterien eine wichtige Rolle, sie entgiften so genannte Xenobiotika. Dadurch, dass Glyphosat diese Entgiftung im Darm beeinträchtigt, verstärkt es die Wirkung anderer Umwelttoxine und Chemikalien im Körper, sodass sie das Immunsystem angreifen können. Das bedeutet Entzündung und Schädigung der Zellen.

Gefährliche Substanzen können ins Blut gelangen, wo sie praktisch jedes Organ schädigen und sogar die Blut-Hirn-Schranke überwinden können.

Die Glyphosat-Industrie will Ihnen verheimlichen, dass die Chemikalie als Wegbereiter für Krankheiten wirkt. Wissenschaftler werden dafür bezahlt, in Sicherheitsstudien zu zeigen, dass die Schädigung des Shikimsäurewegs bei Pflanzen, die sie klar benennen, beim Menschen keine Rolle spielt.

Dabei erwähnen sie nicht, dass der Shikimsäureweg auch für menschliche Darmbakterien gilt. Wichtiger noch: Diese Bakterien leben in einer biosemiotischen Beziehung mit dem menschlichen Wirtorganismus, sie helfen bei der Verdauung, bei der Durchlässigkeit des Darmtrakts, der Vitaminsynthese, der Entgiftung von Xenobiotika und der allgemeinen Homöostase des Immunsystems.

Wenn Glyphosat also diese mikrobiellen Prozesse und Organismen angreift, zerstört es die Menschen von innen nach außen – unheimlich und still. Warum hören wir von den Herstellern, den Regierungen oder den Mainstreammedien kein Wort darüber?

Für mich deutet alles darauf hin, dass man mit großer Intensität, ohne weitere Skrupel seit dem Jahr 1913 daran gegangen ist, mit den perfidesten Plänen die Weltbevölkerung zu reduzieren – koste es was es wolle – vor allem Menschenleben.

Kapitel Nr. 37 - Krank durch künstliches Jod in den Nahrungsmitteln

Wie an anderer Stelle bereits über das Fluor beschrieben, ist es auch in Sachen Jod der Pharma-Mafia gelungen, dieses Gift unters Volk zu bringen.

Die Jodbefürworter scheinen ihr Ziel erreicht zu haben: Das normale bundesdeutsche Frühstück ist heute zu einer hochjodierten Mahlzeit geworden: Das Brötchen bzw. Brot ist in der Regel mit jodiertem Salz gebacken, die Butter darauf wurde aus der Milch von Kühen gewonnen, die jodhaltig ist, weil die Tiere mit jodierten Mineralfuttermischungen gefüttert und ihre Euter mit jodhaltigen Desinfektionsmitteln behandelt wurden. Ein Belag in Form von Wurst oder Käse enthält Jod gleich doppelt, einmal durch jodiertes Fleisch bzw. Milch und zusätzlich durch das bei der Weiterverarbeitung verwendete jodierte Salz. Auch das Frühstücksei, von einer deutschen Henne stammend, die jodiertes Futter bekam, bestreut mit Jod-Salz bedeutet „Jod im Doppelpack". Seit 1993 dürfen Lebensmittel auch ohne Kennzeichnung Jodsalz enthalten. In Deutschland gibt es nur eine einzige Firma, die unjodierte Mineralfuttergemische anbietet, aber diese so teuer, dass gerade die im Preiskampf stehenden Bio-Erzeuger kaum darauf zurückgreifen. Somit enthält auch der organische Dünger, wie ihn gerade Bioerzeuger verwenden, das vorher dem Tierfutter zugesetzte künstlich hergestellte Jodid als Ausscheidungsprodukt mit der Folge, dass auch deutsches Bodengemüse und Obst (z. B. Erdbeeren) heute zwangsjodiert sind.

Woher kommt eigentlich das Jod, das in der Jodsalzprophylaxe unter die Leute gebracht wird? Es kommt aus chilenischen Salpetergruppen oder wird in Deutschland recycelt, und zwar aus Druckfarben, Katalysatoren, Röntgenkontrast- und Desinfektionsmitteln. Menschen, die unter einer Jodallergie leiden, vertragen dieses künstlich zugesetzte Jod gar nicht. So können sie z. B. schon durch einen Bissen in ein mit jodiertem Salz gebackenes Brot hoch allergisch reagieren, wogegen sie stark jodhaltige Lebensmittel wie Zwiebeln und Rotwein hervorragend vertragen. Lediglich einige extreme Jodallergiker vertragen auch kein natürliches Jod.

Dagmar Braunschweig-Pauli, die Jodallergikerin ist, schreibt: „Zuerst hatte ich nur einige dicke, eitrige und schmerzhafte Pickel auf dem Rücken. Dann aber kamen dicke Pickel am Hals, in den Ohren, an den Oberarmen und Unterschenkeln hinzu, deren Schmerzen mir die Tränen in die Augen trieben. Bei vielen Jodallergikern werden derartige Symptome als "Altersakne" diagnostiziert, die es aber de facto gar nicht gibt.“

Wer unter einer schmerzhaften Akne leidet, die langsam entstand, auf keines der üblichen Aknepräparate reagiert und tiefe Narben hinterlässt, der gehört möglicherweise auch zu der wachsenden Zahl der Betroffenen, die eine Jod-Akne (Kelp-Akne) haben. Nach einer Erkundigung der Frauenzeitschrift "mini" vom Oktober 97 warnen Hautärzte, dass mittlerweile jeder 10. Aknepatient unter einer Jodakne leidet. Die Jodakne ist altersunabhängig. Oft beginnt sie als Bläschenausschlag am Mund, weswegen häufig die Fehldiagnose "Herpes" gestellt wird. Im Gegensatz zum tatsächlichen Herpes reagiert der Jodausschlag jedoch nicht auf äußerlich und innerlich anzuwendende Virostatika.

Die Zahl der durch Jod kranken Menschen in Deutschland steigt kontinuierlich an, während die Betroffenen meistens nicht wissen, dass ihre Krankheitserscheinungen auf eine Jod-Unverträglichkeit zurückgehen. Sie leiden unter einer in extremer Form auftretenden Akne, unter Hautausschlägen, Bindehautentzündung, Asthma, Herzrhythmusstörungen, Schlafstörungen, Ruhelosigkeit, Depressionen, Zappelbeinen, Impotenz, u.v.a.m. und werden mit ihren Sorgen und Nöten allein gelassen, denn von Ärzten und Gesundheitsbehörden wird, was die Jodgefahren angeht, praktisch keine Aufklärungsarbeit geleistet. Ein Großteil der bundesdeutschen Bevölkerung ist vielmehr der felsenfesten Überzeugung, künstlich mit Jod angereicherte Nahrungsmittel seien gesund, zumal doch auch noch auf vielen von ihnen das Gütesiegel des Bundesministeriums für Gesundheit prangt: „Gesünder mit Jodsalz“.

Gerade die These, die am meisten in aller Munde ist, nämlich dass Jodmangel zur Kropfbildung führt, ist in Wahrheit ein Flopp. Die Studie des Münchner Endokrinologen Helmut Haubold „Der Kropf, eine Mangelerkrankung“ sagt es deutlich: Ein Kropf entsteht niemals allein durch Jodmangel. Auch Bundesbehörden kommen nicht umhin, das in ihren wissenschaftlichen Verlautbarungen zu bestätigen: Das Bundesumweltamt hat in einer Studie schon 1994 die Theorie vom Jodmangel-Gebiet Deutschland grundsätzlich in Frage gestellt und die Kropfbildung auf eine

Jodverwertungsstörung zurückgeführt, die durch überhöhte Nitratwerte in den Böden und Huminsäure im Grundwasser hervorgerufen wird. Die Überbelastung von Nitraten und Huminsäure bewirkt nämlich, dass vom Körper kein Jod mehr aufgenommen werden kann. Erst dies führt zu einem Jodmangel. Das bedeutet also, dass eine künstliche Jodzufuhr bei gleichbleibender Nitratbelastung und Huminsäure im Trinkwasser völlig nutzlos und folglich absolut unsinnig ist.

Und stimmt denn überhaupt die These, Deutschland sei ein Jodmangelgebiet? Kein anderes europäisches Land verfügt über so viele jodhaltige Heilbäder, wie ausgerechnet Deutschland. Bemerkenswert ist, dass ausgerechnet im kropfreichen Süddeutschland so viele jodhaltige Heilbäder vorkommen - Abbach, Gögging, Griesbach, Birnbach, Füssing, Endorf, Tölz, Wiessee, Heilbrunn und Kissingen. Schon dies zeigt, dass die Ursache der Kröpfe kein Jodmangel ist. Die Ursache der Kröpfe liegt vielmehr in den Nitrat- und Huminsäurebelastungen, die neben der Kropfbildung auch einen Jodmangel hervorrufen, der dann aber nicht die Ursache des Kropfes ist. Der Ernährungswissenschaftler Richard Fuchs schreibt in seinem Buch „Functional Food" (Berlin 1999): „Die Aufnahme von zu viel Jod kann sogar die Kropfbildung begünstigen, darum ist die Verwendung von jodiertem Speisesalz (ungekennzeichnet) in Backstuben unverantwortlich." Die Schilddrüse wird jedoch auch geschädigt durch manche Pilz-, Insekten- und Unkrautvertilgungsmittel, die berüchtigten Biphenyle (PCB), Weichmacher, Dioxin, Blei, aromatische Kohlenwasserstoffe und Verbindungen aus Zigarettenrauch, denen wir nicht leicht entgehen können.

Die künstliche Jodierung der Lebensmittel ist eine

Zwangsmedikation, die dem demokratischen Freiwilligkeitsprinzip völlig widerspricht und dazu noch auf wissenschaftlichen Plattfüßen steht. Anstatt für eine Rückführung der Nitratgehalte und der Übersäuerung der Böden zu sorgen, wird eine Jodhysterie erzeugt, deren schädliche Auswirkung noch nicht abzusehen ist. Denn zu viel Jod - vor allem künstlich erzeugtes - macht krank.

Kapitel Nr. 38 - Thema: Morbus Hashimoto

Interview über Morbus Hashimoto mit Professor. Dr. med. Jürgen H. Hengstmann, Berlin.

Die Fragen stellte Dagmar Braunschweig-Pauli M.A. Trier am 12. 01./ 10.04. 2013 Mit freundlicher Genehmigung von Herrn Professor Dr. med. Hengstmann darf dieses Interview in meinem Buch veröffentlicht werden.

„Augen auf im Jodverkehr"

Sehr geehrter Herr Prof. Hengstmann, herzlichen Dank auch im Namen der steigenden Zahl von Jodgeschädigten, dass Sie sich Zeit für dieses Interview zum Thema „Morbus Hashimoto" genommen haben. Sie haben diese Autoimmunerkrankung wiederholt als „die Seuche des 21. Jahrhunderts" bezeichnet, und wer sich heute über diese Schilddrüsenerkrankung informieren möchte, stößt sehr schnell auf Ihren Namen. Auf Grund Ihrer international bekannten wissenschaftlichen Tätigkeit, Vorträgen und Interviews und von Ihnen betreuten Doktorarbeiten gelten Sie als einer der erfahrensten Schilddrüsenspezialisten Deutschlands und darüber hinaus auch im Ausland.

1. *Frage: Sie werden vielfach auch von Jodgeschädigten und Journalisten aus dem europäischen Ausland angerufen und um Ihren medizinischen Rat gebeten. Aber wie kam es dazu, dass unter der Vielzahl von Schilddrüsenerkrankungen ausgerechnet Hashimoto zu Ihrem Spezialgebiet wurde?*

Hengstmann: Das liegt daran, dass ich viele Jahre die Schilddrüsenambulanz des Krankenhauses Am Urban in Berlin geleitet habe.

20 % meiner Patienten dort – das waren immerhin gut 400 Menschen - hatten Hashimoto. Durch die Vielzahl der Hashimoto-Erkrankungen in meiner Schilddrüsenambulanz bin ich auf die Bedeutung von Hashimoto aufmerksam geworden.

2. Frage: Herr Professor Hengstmann, wodurch wird Hashimoto ausgelöst bzw. bei genetischer Veranlagung bereits in jungen Jahren statt im hohen Alter ausgelöst?

Hengstmann: Wie ich bereits in meinem Interview bei RBB Quivive Thema Jod - zu wenig oder zu viel? Aus dem Jahre 2007 (nachzusehen im Internet bei: http://www.y-outube.com/watch?v=hsn19BNmqs8) gesagt habe, ausschließlich durch Jod, und zwar durch die Überjodierung bei genetischer Disposition. Die Menge macht es, weswegen im Schnitt über 170 Mikrogramm Jod/Tag nicht überschritten werden sollen!

Der tägliche Jodbedarf hängt vom Körpergewicht ab, deshalb kann er individuell durchaus auch unter den 170 Mikrogramm liegen.

3. Frage: Herr Professor, wie entwickelt sich Hashimoto, und was sind ihre ersten Warnzeichen? Bei Frauen und bei Männern?

Hengstmann: Hashimoto beginnt mit einer Überfunktion, entwickelt sich dann innerhalb von ca. 10 Jahren meist ohne erkennbare Symptomatik, in denen sich die Schilddrüse selber zerstört, und endet in einer Unterfunktion.

Zu Ihrer Frage nach Hashimoto-Warnzeichen bei Frauen: Wenn junge Frauen mit Kinderwunsch nicht schwanger werden, sollte an Hashimoto gedacht werden. Hashimoto führt zu Unfruchtbarkeit.

Dann sind die TSH-Werte zu hoch, wodurch es unmöglich ist, schwanger zu werden.

Weitere Warnzeichen bei Frauen sind Störungen der Menstruation, eine tiefe, raue Stimme, stumpfe Haare und Haarausfall, ein gestörter Fettstoffwechsel, Fettleibigkeit und Gefäßveränderungen.

Zu Ihrer Frage nach Hashimoto-Warnzeichen bei Männern: gestörter Fettstoffwechsel, Fettleibigkeit und Gefäßveränderungen und eine tiefe, raue Stimme.

4. *Frage: Hashimoto hat sich ja seit Beginn der sogenannten flächendeckenden Jodsalzverwendung mit über 12,5% Betroffenen in Deutschland (Stand von 2009) zu einer der häufigsten Schilddrüsen-Erkrankungen überhaupt entwickelt. Können Sie aufgrund Ihrer Erfahrung sagen, wie häufig HashimotoErkrankungen in Deutschland ohne die Hochjodierung seit über 20 Jahren wären?*

Hengstmann: Ganz ganz selten. Das waren früher – ohne die beweisenden diagnostischen Möglichkeiten die, wie wir Mediziner sagten, „Fälle für den Hörsaal“. Aber bei hoher Jodzufuhr durch Jodsalz und jodierte Lebens- und Futtermittel, wie sie seit über zwanzig Jahren in Deutschland praktiziert wird, tritt Hashimoto sehr viel früher, oft Jahrzehnte früher auf.

Etwa 20-30% der Bevölkerung insgesamt sind Menschen mit der genetischen Veranlagung für die Autoimmunerkrankung Morbus Hashimoto. Diese Erkrankung tritt in jodarmen Gegenden, wie früher Deutschland oder viele andere Gebiete auf der Welt, wenn überhaupt, erst im höheren Alter ab ca. 70 Jahren auf. Das hängt mit der Jodaufnahme zusammen: In jodarmen Gegenden tritt bei genetischer Disposition Hashimoto ganz spät auf.

5. *Frage: Was raten Sie Hashimoto-Patienten?*

Hengstmann: Jodkarenz! Jodkarenz! Mein Satz lautet immer „Augen auf im Jodverkehr!" Ich rate meinen Patienten, ihre Ernährung zu ändern – d. h. kein Jod, keine deutsche Milch, kein Sushi „und nicht nach Japan versetzen lassen". Und bei Frauen im gebärfähigen Alter sind die zwei wichtigsten Fragen, ob eine Schwangerschaft geplant ist und b) ob die Patientin bereits schwanger ist.

6. *Frage: Wie kann Hashimoto diagnostiziert werden?*

Hengstmann: Hashimoto wird über die Antikörperwerte im Blut (TAK und MAK) und mit farbcodierter Ultraschalluntersuchung diagnostiziert. Das ist am Beispiel der unten folgenden Aufnahmen aus dem Aufsatz „Color Doppler sonography in hypothyroidism", von L. Schulz, Uwe Seeberger und Jürgen H. Hengstmann in European Journal of Ultrasound 16 (2003) 183-189, gut zu erkennen.

7. *Frage: Wie therapieren Sie Patienten mit Hashimoto?*

Hengstmann: Ich therapiere Hashimoto-Patienten mit Jodkarenz+Thyroxin+ Selen (unter Kontrolle des Serumspiegels!). Ausschlaggebend für die Dosierung von Thyroxin sind die TSHWerte im Blut, die zwischen 0,4 und 1,0 mU/l liegen sollten.

8. *Frage: Was passiert, wenn Hashimoto-Patienten sich konsequent ohne künstliche Jodzusätze – und natürlich auch ohne Lebensmittel mit hohem natürlichen Jodgehalt – ernähren können*

und von Ihnen die richtige medikamentöse Behandlung erfahren?

Hengstmann: Dann kommen 100% in eine sogenannte euthyreote Stoffwechsellage und es geht nur ganz wenig weitere Schilddrüse kaputt. Die Menschen können uralt werden. Wichtigist eine dreimalige Kontrolluntersuchung von TSH und f-T4 Untersuchung im Jahr und, wenn nötig, Selen. Zeitgleich mit Thyroxin dürfen keine Eisentabletten und keine kalziumhaltigen Lebensmittel eingenommen werden!

9. *Frage: Gibt es auch Kinder, die durch die Hochjodierung bereits Hashimoto entwickeln?*

Hengstmann: Ja, Hashimoto kommt auch bei Kindern vor. Auch bei ihnen dauert es ca. 10 Jahre, bis sich die ersten HashimotoSymptome zeigen.

10. *Frage: Was raten Sie Eltern von Kindern mit Hashimoto?*

Hengstmann: Jodkarenz, denn je früher Hashimoto erkannt wird, umso wichtiger ist die Jodkarenz.

11. *Frage: In meiner SHG wird immer danach gefragt, wie man das zu viel gespeicherte Jod wieder ausleiten kann. Was raten Sie?*

Hengstmann: Ich rate dazu, viel zu trinken, etwa 4-6 Liter Flüssigkeit – am besten ist Wasser oder Tee – zu trinken. Das schwemmt das Überangebot von Jod wieder aus.

12. *Frage: Welche Dissertationen über Hashimoto, die Sie betreut haben, erscheinen Ihnen richtungsweisend?*

Hengstmann: Es ist die Doktorarbeit von Tom Wuchter, mit der er 2007 an der Berliner Charité promoviert wurde. Sein Thema hieß „Einfluss der renalen Elimination auf die Serumspiegel des nicht hormongebundenen Jods bei Patienten mit Morbus Hashimoto", und Wuchters Ergebnisse, zu denen er gelangte, zeigen deutlich, wie sehr die hohe Jodaufnahme über jodierte Lebens- und Futtermittel die Entwicklung von Hashimoto begünstigt. Eine sehr wichtige Dissertation, die jeder Kollege, der Schilddrüsenpatienten hat, kennen sollte.

13. *Frage: Wie gut ist Ihrer Meinung nach der Informationsstand unter Ihren Berufskollegen was Hashimoto und der Zusammenhang dieser Krankheit mit der Hochjodierung angeht?*

Hengstmann: ... bitte die nächste Frage.

14. *Frage: Was wünschen Sie sich von der Gesundheitspolitik im Hinblick auf die ja offensichtlich völlig aus dem Ruder gelaufene „generelle Jodsalzprophylaxe"?*

Hengstmann: Vernunft! Vernunft! Vernunft! Darin, was seit 1531 bekannt ist, endlich zu realisieren: „Sola dosis facit venenum", übersetzt heißt das: „Nur die Menge macht das Gift".

15. *Frage: Was wünschen Sie sich von Ihren Fachkollegen in Bezug auf Hashimoto und anderen jodinduzierten Erkrankungen wie Basedow, Überfunktion etc.?*

Hengstmann: Ich wünsche mir, dass Mediziner mehr Kontakte mit ihren Patienten haben zum Austausch wichtiger Tatsachen, nämlich der Kenntnis von Grundbedingungen, dass z. B. wenig Jod bei Morbus Basedow und Überfunktion erforderlich ist. Wenn man sich als Arzt nicht um die geringe Jodaufnahme kümmert, sind mehr Thyreostatika nötig, bei denen katastrophale Nebenwirkungen möglich sind. Die Mengen der zu verordnenden Thyreostatika bei Basedow und Überfunktion sind abhängig von der aufgenommenen Jodmenge, das bedeutet: Viel Jod – viel Thyreostatika.

16. Frage: Was wünschen Sie sich für die Entwicklung der Medizin in Deutschland?

Hengstmann: Vernunft! Vernunft! Vernunft! und eine gute Ausbildung auch in zwischenmenschlichen Beziehungen.

17. Frage: Was möchten Sie Ihren Fachkollegen, Jungmedizinern und Medizinstudenten ans Herz legen?

Hengstmann: Liebe deinen Nächsten wie dich selbst, sollte das Motto der Medizin sein. Das ist der wichtigste Grundsatz, da bin ich sehr strikt.

18. Frage: Was wünschen Sie sich für Ihre Lebensarbeit, die in besonderem Maße mit der Erforschung von Morbus Hashimoto verknüpft ist?

Hengstmann: Dass das Gerede von der Gefährlichkeit der Therapie nicht das Erste sein sollte, woran man denkt, sondern die vielgestaltige Therapie derart, dass sie möglichst wenig Nebenwirkungen hat. Und erklären, erklären, erklären, nicht befehlen! Der Patient muss wissen, warum etwas geschehen soll.

Schlussbemerkung

Es kann niemanden heiter stimmen, dass ein Industriezweig den gesamten, weltweiten Gesundheitsmarkt, die Krankenhäuser, Arztpraxen und Apotheken, die Gesundheitsämter und Institutionen bis hinauf zur WHO bevormundet, manipuliert, erpresst und aus all diesen Handlungen ungestraft einen unvorstellbaren Milliarden-Nutzen zieht, und das jahrein – jahraus.

Nimmt man die fünf wichtigsten Pharma-Konzerne zusammen, als da wären: Glaxo-Smith-Kline, Sanfi, Merck, Roche, Novartis und Pfizer, so haben sie 2013 gemeinsam einen weltweiten Umsatz von 242,4 Milliarden US-Dollar verzeichnet. Fast eine Viertelbillion, die von den Bürgern für eine äußerst fragwürdige Gesundheitsfürsorge, für Heilung und Gesundung, für überteuerte Medikamente, schlechte bis wirkungslose Impfstoffe, Placebos und Lifestyle-Drogen ausgegeben wird

Wenn der Pharma-Industriezweig bereits solche Macht ausüben kann, wird mir angst und bange, wenn ich mir eine andere Zahlenkolonne anschaue. Allein in Deutschland verzeichneten die fünf größten Energie-Konzerne E.ON, RWE AG, EnBW, Vattenfall und EWE 2013 einen Jahresumsatz von, in US-Dollar umgerechnet, 237,34 Milliarden. Was die Pharma-Industrie weltweit umsetzt, schaffen diese fünf Konzerne allein in Deutschland. Auf die ganze Welt bezogen liegen mir leider keine verlässlichen Zahlen vor, aber es dürfte sich um einige Billionen US-Dollar handeln. Sie erkennen deutlich, sind es nicht die einen, die unsere Regierungen weltweit am Gängelband führen, so machen es die anderen.

Und dabei haben wir noch gar nicht von der Chemischen Industrie, Metallindustrie, Automobilindustrie, Bankkonzernen, Kommunikationsindustrie oder gar der Lebensmittelindustrie gesprochen. Ich gehe davon aus, dass jede Branche ihre eigenen Totengräber am Werk hat, um vorsorglich auch noch das letzte Geheimnis irgendeines windigen Abgeordneten in welchem Parlament auch immer herauszufinden. Man weiß ja nie, wann man es gebrauchen kann.

Die von den Bürgern und Bürgerinnen gewählten Volksvertreter, die sich bemühen, Regierungen zu bilden, hängen letztendlich alle am Tropf der Industrie und führen uns nur ein Marionettentheater vor, welches wir als Demokratie zu empfinden haben. Wie sich beim gegenwärtigen Geldsystem eine Veränderung einstellen soll, ist mir nicht vorstellbar. Entweder wir ändern drastisch das komplette Finanz-, Wirtschafts- und Geldsystem, oder wir werden aufgrund der Schwachstellen unserer Volksvertreter immer aus- und erpressbar bleiben.

Etwas anderes hat sich in den letzten zwanzig Jahren in zahllosen Gerichtsverfahren und Strafprozessen immer wieder gezeigt: Ein Industriekonzern kann nicht zu Gefängnis verurteilt werden, ganz egal, wie kriminell, fahrlässig oder ganz bewusst gegen die bestehenden Gesetze er handelt. Es werden Strafzahlungen auferlegt oder vor Urteilsfindung Vergleiche geschlossen und der Konzern zahlt, Tausende Euro, Millionen Euro, Milliarden Euro. Völlig egal – es tut den Geldquellen der Pharma-Mafia keinen Abbruch. Diese sprudeln dank bester Verflechtung mit Politikern, Ärzten, Instituten, Krankenhäusern, Apotheken, wissenschaftlichen Journalen und einem Heer bereitwilliger Ghostwriter ungehindert weiter, oft basierend auf den gleichen Lügen und Fälschungen, die in den jeweiligen Prozessen verurteilt worden sind.

So, wie es den Amerikanern nach dem Zweiten Weltkrieg nicht wirklich gelungen ist, die IG-Farben zu zerschlagen und deren kriminelle, verbrecherische und menschenverachtende Aktivitäten ein für alle Mal zu beenden, genauso wenig wird es derzeitigen gerichtlichen Institutionen gelingen, der Pharma-Mafia und ihrem unseligen, monströsen Treiben ein Ende zu setzen. Die einzige Hoffnung, auf die ich persönlich setze, ist die Veröffentlichung dieser bodenlosen Gier.

Je mehr Menschen darüber Bescheid wissen, sich frei informieren können, umso kritischer wird man Therapien, Medikamenten, ärztlichen Verschreibungen und Diagnose-Ansätzen gegenüberstehen.

Vielleicht wird der eine oder andere jetzt einwenden: „Aber die Ärzte haben doch hippokratischen Eid abgelegt."

Auch diesen Zahn muss ich Ihnen ziehen. Der Inhalt des hippokratischen Eides wurde 1948 vom Weltärztebund modernisiert („Genfer Deklaration"). Was viele nicht wissen, ist, dass der hippokratische Eid weder von Medizinstudenten noch von Ärzten abgelegt werden muss, um die Zulassung zu erhalten. Diese Zeiten sind unwiederbringlich vorbei. Ich finde, das sagt schon manches aus.

Ich finde, wer als Arzt das Wohlergehen des Patienten im Sinn hat, sollte auch das Beste empfehlen. Und die Ärzte sollten sich in ethischer Hinsicht nicht nur auf Hippokrates berufen, sondern auch an dessen für den Arztberuf aufgestellte Anforderungen halten! Dieser lehrte unter anderem: „Lasst Eure Nahrung Eure Heilmittel sein!" Im „Eid des Hippokrates" ist auch Folgendes zu lesen: „Die diätetischen Maßnahmen werde ich nach Kräften und gemäß meinem Urteil zum Nutzen der Patienten einsetzen, Schädigung und Unrecht aber ausschließen."

Oktober 2014

Dr. h.c. Peter Echevers H.

Literaturempfehlungen und Quellenangaben

Pharmageddon: This definition was agreed following a meeting on 'Pharmageddon', in London on 23 April 2007, attended by Professor Graham Dukes, Dr Andrew Herxheimer, Professor David Healy, Charles Medawar, Susan Powell, Dr Tim Reed and Donna Sharpe.

Illich I., (1976) Limits to Medicine - Medical Nemesis: The Expropriation of Health, London: Marion Boyars

Angell M., (2004) The Truth about the Drug Companies: How They Deceive Us and What to Do about It. Random House

Avorn J., (2004) Powerful Medicines: The Benefits, Risks, and Costs of Prescription Drugs. Alfred A. Knopf

House of Commons Health Committee, (2005) The Influence of the Pharmaceutical Industry. Volume 1: report together with formal minutes; vol 2: Formal minutes oral and written evidence. London: The Stationery Office

Kassirer J.P., (2005) On the Take: How Medicine's Complicity with Big Business Can Endanger Your Health. Oxford University Press
HAI Europe, (1997) Power, Patents and Pills. Seminar Report on

the consequences of GATT/WTO for public health and access to essential drugs, HAI Europe

HAI Europe, (2002) Sustaining Access to medicines in Europe: The Coming Crisis. Report of the HAI Europe/Medico International Seminar held 2 November 2001, HAI Europe 2002

IMS, (2005) World Markets: New products fuel growth and markets, IMS Website http://www.imshealth.com accessed 16. July 2007

Becker-Brüser, W.: Z. Evid. Fortbild. Qual. Gesundheitswesen 2010;

Keller, M.B. et al.: J. Am. Child Adolesc. Psychiat- ry 2001;

Newman, M.: BMJ 2010;

Lund, H.A. et al.: PLoS Medicine 2010;

Smith, R.: BMJ 2003;

Melander, H. et al.: BMJ 2003

Turner, E.H. et al.: N. Engl. J. Med. 2008;

Angell, M.: zit. nach Dtsch. Ärztebl. 2009;

Braithwaite J., (1984) Corporate Crime in the Pharmaceutical Industry; London: Routledge & Kegan Paul

Zawad K., (1985) The fight to ban bogus drugs, volume 6 number 9 Multinational Monitor

Thomas L., The health-care system, in The Medusa and the Snail - more notes of a biology watcher, New York: Bantam, 1979

WHO, (2004) The World Medicines Situation, World Health Organization

Price Waterhouse Coopers, (2007) Pharma 2020: The Vision, PWC
Healy D., (2003) Let Them Eat Prozac; Toronto: Lorimer

Medawar C., (2002) Health, Pharma and the EU: A briefing for Members of the European Parliament on DIRECT-TOCONSUMER DRUG PROMOTION, HAI Europe

Peter C. Götzsche: Deadly Medicines and Organized Crime. How Big Pharma has Corrupted Health Care. Radcliffe Publishing: London, N.Y. 2013.

Medicines Sans Frontieres, (2005) Will the lifeline of affordable medicines for poor countries be cut?

Medicines Sans Frontieres (2005) Amendment to WTO TRIPS agreement makes access to affordable medicines even more bleak

Medicines Sans Frontieres (2007) MSF reaction to G8 declaration on Africa and innovation

Medawar C., Hardon A., (2004): Medicines out of Control? Antidepressants and the Conspiracy of Goodwill, Amsterdam
Aksant, pp 194-197

National Center for Health Statistics (2006): Health, United States, 2006 With Chartbook on Trends in the Health of Americans, Hyattsville

Dooren J.C. (2005) Only 3% of Americans lead a Healthy' Lifestyle, Wall Street Journal

Mintzes B., (1998) Blurring the Boundaries: New Trends in Drug Promotion, HAI Europe

Moynihan R., Cassels A., (2005) Selling Sickness: How the World's Biggest Pharmaceutical Companies Are Turning Us All into Patients, Nation Books

Moore T. J. (1995) Deadly Medicine - Why Tens of Thousands of Heart Patients Died in America's Worst Drug Disaster, New York, Simon & Schuster Wikipedia, 2007

Pressemeldung vom 10.4.2013 des 3E-Zentrums, Gesundheitszentrum für ganzheitliche Therapien, Buocher Höhe, D-73630 Remshalden [Quelle als PDF]

Sun Y et al., "Treatment-induced damage to the tumor microenvironment promotes prostate cancer therapy resistance through WNT16B" Nature Medicine 18, 1359–1368 (2012) (Behandlungsinduzierte Schäden an der Tumor-Mikroumgebung fördert Prostatakrebstherapie Widerstand durch WNT16) [Quelle als PDF]

Fred-Hutchinson-Krebsforschungsinstitut "Researchers discover new mechanism behind resistance to cancer treatment that could lead to better therapies" Seattle USA (Forscher entdecken neuen Mechanismus hinter dem Widerstand von Krebs, der zu besseren Therapien von Krebs führen könnte.) [Quelle als PDF]

Paolo Boffetta and John M. Kaldor "Secondary Malignancies Following Cancer Chemotherapy" Acta Oncologica 1994, Vol. 33, No. 6,

Pages 591-598 (Bösartige Tumorbildung nach Chemotherapie) [Quelle als PDF]

Morton L. M. et al., "Evolving risk of therapy-related acute myeloid leukemia following cancer chemotherapy among adults in the United States, 1975–2008" Blood, February 14, 2013 blood-201208-448068 (Sich entwickelndes Risiko der im Zusammenhang mit der Therapie auftretender akuter myeloischer Leukämie nach einer Chemotherapie bei Erwachsenen in den Vereinigten Staaten, 1975-2008

Angel, Marcia: The Truth about the Drug Companies. How they Deceive Us and what to do about it. Random House: New York 2004

Blech, Jörg: Die Krankheitserfinder: wie wir zu Patienten gemacht werden. S. Fischer Verlag: Frankfurt am Main 2004

Blech, Jörg: Die Psychofalle. Wie die Seelenindustrie uns zu Patienten macht. S. Fischer-Verlag: Frankfurt am Main 2014

Finzen, Asmus: Pharma-Sponsoring: Wir dankbaren Ärzte. Deutsches Ärzteblatt 2002; 99(12: A766. http://www.aerzteblatt.de/v4/archiv/artikel.asp?id=30890

Healy, David: The Creation of Psychopharmacology. Harvard University Press: Cambridge, Mass. 2002

Kassirer, Jerome P.: On the Take. How Medicine`s Complicity with Big Business can Endanger your Health. Oxford University Press: Oxford 2005

Moncrieff, Joanna: The Bitterest Pills: The Troubling Story of Anti-psychotic Drugs. Palgrave Machmillan: London 2013

Smith, Richard: Trouble with Medical Journals. Royal Society of Medicine: London 2006

Whitaker, Robert: Anatomy of an Epidemic. Magic Bullets, Psychiatric Drugs and the Astonishing Rise of Mental Illness in *Americarown Publishers: New York 2010*

http://blog.viciente.at/zitrusfruchte-als-allheilmittel-auch-gegenkrebs/

http://info.kopp-verlag.de/medizin-und-gesundheit/gesundesleben/ethan-evers/natuerlicher-zitronenextrakt-wirkt-zytotoxischauf-brustkrebszellen.html

http://www.mensjournal.com/magazine/the-body-that-healsitself-20140217

http://lupocattivoblog.com/2014/07/22/die-heuchelei-derpharma/

http://www.naturalnews.com/027020_cancer_AMA_treatment.html

www.pressetext.com/Christian Sec

Artikel Frankfurter Rundschau:

http://www.fr-online.de/wirtschaft/pharmaindustrie--risikenwerden-verheimlicht-,1472780,28385012.html

http://www.7stern.info/X_Botschaftensei-
ten/20091112_Nov.Dez/20091106_Pharma-Insider_sagt_aus.htm

Anhang – Impferklärung

Impfbescheinigung

Ärztliche Impferklärung

Ich, der unterzeichnende Arzt, erkläre verbindlich, dass der Impfstoff...
....

Name des Herstellers...

als Vorbeugung gegen folgende Erkrankung(en)...

....
....

gegeben wurde, aus folgenden Inhaltsstoffen besteht: ....

....
....

und dass dieser Impfstoff frei von Verschmutzungen jeglicher Art ist.

Diesen Impfstoff verabreichte ich heute an:

Name des zu Impfenden:

Plz, Wohnort, Straße:

Geburtsdatum:

Zum Zeitpunkt der Impfung war der zu Impfende gesund, wovon ich mich durch eine ausführliche Untersuchung überzeugt habe. Ich versichere, dass er vor der Impfung keinerlei Krämpfe oder sonstigen neurologischen Störungen oder Allergien hatte.

Ich versichere, dass der verabreichte Impfstoff völlig ungefährlich für das Leben und die Gesundheit des Geimpften ist und keine direkten oder indirekten Schäden oder Folgekrankheiten verursachen wird, wie beispielsweise Lähmungen, Gehirnschäden, Blindheit, Tuberkulose, Krebs an der Impfstelle oder anderen Orten, Nierenschäden, Leberentzündungen, Diabetes, usw. mit oder ohne Todesfolge.

Ich versichere weiter, dass der verabreichte Impfstoff .... Jahre lang die Krankheit verhütet, gegen die er gegeben wird. Sollte die Krankheit, gegen die geimpft wurde, dennoch in dieser Zeit auftreten, so werde ich freiwillig und ohne vorigen gerichtlichen Prozess vollumfänglich für den entstandenen Schaden aufkommen.

Wenn irgendein physischer oder psychischer Schaden durch die heutige Impfung entsteht, verpflichte ich mich, dem Opfer oder dessen Familie oder Angehörigen ebenfalls ohne jegliche Verzögerung oder Anrufung eines Gerichts, vollumfänglich für den Schaden aufzukommen.

Vor der Impfung wurde der zu Impfende oder dessen Verantwortliche wie Eltern, Vormund usw. genauestens über die Zusammensetzung des Impfstoffes, alle möglichen Nebenwirkungen und unter Aushändigung des zum Impfstoffe gehörenden Beipackzettels informiert.

....

Ort und Datum

....

Name und rechtsverbindliche Unterschrift des Arztes (Stempel)

Über den Autor

Peter Echevers H. wurde 1954 in Berlin-Zehlendorf in einer alten Berliner Architekten- und Baumeisterfamilie geboren. Er wuchs im Rheinland auf und war bis zur Mittleren Reife eigentlich ein mittelmäßiger Schüler. Danach entwickelte er plötzlich großen Bildungshunger und schrieb sich in ein Aufbaugymnasium und gleichzeitig am Institut Français ein.

Es folgten zwei gegensätzliche Lehren als Notargehilfe und Tischler; danach ein BWL-Studium an der Rheinischen Akademie und Seminare an einer Schule für Bildende Künste. Daneben absolvierte er als externer Schüler mit Erfolg die Fachhochschule für Seefahrt in Elsfleth bei Oldenburg.

Schon sehr früh zog es ihn zur Literatur. Angeleitet durch das Elternhaus, welches eine beachtliche Büchersammlung vorzuweisen hatte, begann sein Einstieg in die geschriebene Welt, kaum dass er die ersten beiden Volksschuljahre hinter sich hatte. Mit Beginn der Pubertät begannen auch seine Versuche, selbst zu schreiben. Seine erste Veröffentlichung in der Lokalpresse im Alter von 15 war sein Aufsatz über die „Reise nach Paris“; es folgte mit 18 sein Reisebericht „Auf nach Brasilien“ in der Lokalpresse.

Immer wieder unterbrach er seine Tätigkeiten, er konnte dem lockenden Ruf der Ferne nicht widerstehen. Zu groß war seine Sehnsucht, andere Länder und andere Menschen und Gebräuche kennen zu lernen. So lebte er für längere Zeit in acht europäischen und fünf außereuropäischen Ländern. Aber seine große Liebe ist und bleibt Südamerika, genauer gesagt Brasilien, wo er sich 2002 nach vielen Einzelreisen niedergelassen hat.

Seitdem hat er die Zeit gefunden, sich ganz dem Schreiben zu widmen. 2013 wurde ihm die Ehrendoktorwürde verliehen. Neben über 650 im Internet veröffentlichten Berichten, Aufsätzen und Stellungnahmen hat er bisher folgende Bücher veröffentlicht:

- Die Gaúchos ISBN978-1-257-96502-1
- Búzios – Mein Paradies ISBN 978-1-4357-8894-7
- Faszination Rio ISBN 978-1-257-95830-6
- Der exzellente Liebhaber ISBN 978-1-257-95244-1
- Die exzellente Liebhaberin ISBN 978-1-257-94957-1
- Konfliktparallelen ISBN 978-1-257-95444-5
- Moderne Lesart ISBN 978-1-257-95674-6
- Der Feminist ISBN 978-1-257-87377-7
- Unvergesslicher Senegal ISBN 978-1-257-97175-6
- Afrikaerfahrung Elfenbeinküste SBN 978-1-257-98790-0
- Der Beweis ISBN 978-1-257-98733-7
- Der Autoresponder ISBN 978-1-4717-0821-3
- Nadelöhr Panama ISBN 978-1-257-99773-2
- Immer wieder Schweden ISBN 978-1-105-02047-6
- Stete Kanaren ISBN 978-1-105-06365-7
- São Paulo ISBN 978-1-105-09363-0
- Das Golfspiel ISBN 978-1-105-02974-5

- Tango – Komplex ISBN 978-1-105-20512-5
- Formel 0-1-in-2 ISBN 978-1-300-05252-4
- Die Paläo-Diät ISBN 978-1-300-13178-6
- Elvis Aaron Presley ISBN 978-1-105-97628-5
- Der Schriftsteller ISBN 978-1-300-20183-0
- Tinnitus... Und nun ISBN 978-1-300-21638-4
- Das Gedächtnis ISBN 978-1-291-20373-8
- Venustropfen ISBN 978-1-291-22324-8
- Tendenzen 3000 ISBN 978-1-300-67248-7
- Sexy Six-Pack ISBN 978-1-300-80704-9
- Top-Tipp – Fibromyalgie ISBN 978-1-291-36125-4
- Top-Tipp – Nie mehr Geldsorgen ISBN 978-1-300-72028-7
- Blue Light – ISBN 978-1-300-99839-6
- Top-Tipp – Der Kellner ISBN 978-1-304-09023-2
- Top-Tipp – Waiter & Waitress ISBN 978-1-304-10065-8
- Impfen? - Der-zweihundert-Jahre-Irrtum ISBN 978-1-29152573-1
- Silvio Gesell – Die Revolution des Geldsystems ISBN 978-1-291-52576-2
- Vitamin D – Der Pharmaskandal ISBN 978-1-291-52930-2
- Ein Mann muss Brot backen können ISBN 978-1-29156517-1
- Slàinte mhath - Schottland aus der Malt-Whisky-Perspektive, ISBN 978-1-291-62424-3
- Jätt de Schnüss geschwaadt ISBN 978-1-291-66476-8

- 3D Visualisierungen - Ernstes und Verspieltes in Cinema4D ISBN 978-1-291-95209-4
- Heilen durch Essen - Ernährung für Multiple Sklerose Patienten ISBN 978-1-291-95085-4
- Pharma-Mafia - Ärzte und Patienten im Würgegriff der Arzneimittelindustrie ISBN 978-1-291-90310-2
- Venustropfen ISBN 978-1-291-22324-8
- Die Liebe kommt aus Panamá ISBN 978-1-326-27509-9
- Annegret 1. Teil ISBN 978-1-326-30273-3
- Anne 2. Teil ISBN 978-1-326-40158-0
- Flucht ISBN 978-1-326-45700-6
- Von Mondstaub und von Feenhaar ISBN 978-1-326-58996-7
- Vom Wolkenschloss und von Zaubererbsen ISBN 978-1-326-66370-4
- De Poeira de Luna e de Cabelo de fadas ISBN 978-1-326-71750-6
- Phalluskult ISBN 978-1-326-73147-2
- Mit Wildkräutern gegen den Krebs ISBN 978-1-326-73148-9
- DAS BÖSE - Lobaczewskis wissenschaftliche Betrachtung ISBN 978-1537610009
- Vom Traumfänger und von der Sonnentänzerin ISBN 978-1-326-79361-6
- Dona Anna ISBN 979-8-498-22457-2
- Corona – Der Wahnsinn hat einen Namen ISBN 979-8-760-67140-0
- Putin–verstehen oder verteufeln ISBN 979-8-431-42956-9
- NATO – Vasallen der USA ISBN 9798351621364
- Klimawandel? – Wie wäre es mal mit der Wahrheit ISBN 979-8-352-08381-9
- Amber Room

www.ingramcontent.com/pod-product-compliance
Lightning Source LLC
LaVergne TN
LVHW021945220826
846091LV00015B/4099

* 9 7 8 1 5 1 1 5 1 1 8 4 1 *